MONOGRAPHIE

THÉRAPEUTIQUE ET PHARMACOLOGIQUE

DE

L'IODURE DE FER

COMPRENANT

Quelques considérations sur la MÉDICATION IODÉE en général, et sur l'HUILE DE FOIE DE MORUE; un BULLETIN BIBLIOGRAPHIQUE de tous les travaux médicaux et pharmaceutiques sur l'iode et ses composés; et de nombreuses observations sur l'application de l'Iodure de fer au traitement de la CHLOROSE, de l'ANÉMIE, de l'AMÉNORRHÉE, des FLUEURS BLANCHES, des ÉCOULEMENTS BLANCS, SIMPLES OU SPÉCIFIQUES, de la SCROFULE, de la PHTHISIE PULMONAIRE, des TUMEURS BLANCHES, de la CARIE, de l'OPHTHALMIE LYMPHATIQUE, de la DYSPEPSIE, du CANCER, etc.;

Par F. GILLE,

PHARMACIEN A PARIS,

Ancien Pharmacien interne des Hôpitaux civils de Paris, Membre de la Société d'émulation, Inventeur des **Dragées**, de l'**Huile** et du **Sirop de proto-iodure de fer inaltérable**.

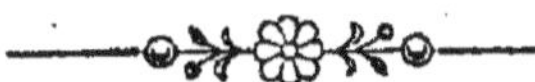

A PARIS,

Chez l'Auteur, rue de Sèvres, 56;

CHEZ LABÉ, LIBRAIRE DE LA FACULTÉ DE MÉDECINE,
Rue et place de l'École de Médecine, 19.

Et au Bureau du MONITEUR DES HÔPITAUX, rue Garancière, no 5.

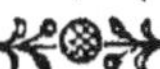

1857.

MONOGRAPHIE

THÉRAPEUTIQUE ET PHARMACOLOGIQUE

DE

L'IODURE DE FER.

CLERMONT-F^d, TYP. DE F^d THIBAUD.

MONOGRAPHIE

THÉRAPEUTIQUE ET PHARMACOLOGIQUE

DE

L'IODURE DE FER

COMPRENANT

Quelques considérations sur la MÉDICATION IODÉE en général, et sur L'HUILE DE FOIE DE MORUE; un BULLETIN BIBLIOGRAPHIQUE de tous les travaux médicaux et pharmaceutiques sur l'iode et ses composés; et de nombreuses observations sur l'application de l'Iodure de fer au traitement de la CHLOROSE, de l'ANÉMIE, de l'AMÉNORRHÉE, des FLUEURS BLANCHES, des ÉCOULEMENTS BLANCS, SIMPLES ou SPÉCIFIQUES, de de la PHTHISIE PULMONAIRE, des TUMEURS BLANCHES, de la l'OPHTHALMIE LYMPHATIQUE, de la DYSPEPSIE, du CANCER, etc.;

Par F. GILLE,

PHARMACIEN A PARIS,

Ancien Pharmacien interne des Hôpitaux civils de Paris, Membre de la Société d'émulation, Inventeur des **Dragées**, de l'**Huile** et du **Sirop** de proto-iodure de fer inaltérable.

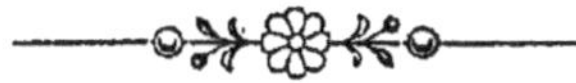

A PARIS,

Chez l'Auteur, rue de Sèvres, 56;

CHEZ LABÉ, LIBRAIRE DE LA FACULTÉ DE MÉDECINE,
Rue et place de l'École de Médecine, 19,

Et au Bureau du *Moniteur des Hôpitaux*, rue de l'Odéon, 22.

1856.

AVIS IMPORTANT.

Quoique peu volumineux, le travail que j'offre au public médical n'en est pas moins le résultat de neuf années d'études cons—ciencieuses et non interrompues, faites sans bruit, dans le principal but de concourir aux progrès de la thérapeutique.

Les médecins encourageront-ils mes efforts en accueillant favorablement cet ouvrage? — Bien des raisons m'autorisent à l'espérer. Qu'une réflexion cependant me soit permise; je ne doute pas qu'elle ne produise d'heureux résultats, si les lecteurs auxquels ce livre est destiné veulent bien la prendre en considération.

Les médecins instruits et honnêtes se plaignent de la publicité extra-scientifique des vendeurs de remèdes, et ce n'est pas à tort, puisque cette publicité a pour résultat, en mettant *directement les remèdes entre les mains du public*, non-seulement *de leur enlever leurs clients*, mais, ce qui est plus grave, *d'exposer ces derniers à tous les dangers que peut occasionner une médication inintelligemment dirigée.*

L'intérêt des malades, autant que celui des médecins, exigerait donc que cette publicité fût sévèrement réprimée. En l'absence d'une répression efficace, les médecins s'appliquent-ils au moins à la décourager autant qu'il est en leur pouvoir? Il nous est pénible d'avouer que la vérité nous oblige à répondre : *non.* Pour ne parler que de ce qui concerne le Proto-Iodure de fer, à peine des expériences multipliées, des travaux suivis m'avaient-ils conduit à conserver, sous la forme solide, ce médicament inaltéré (*dragées de Proto-Iodure de fer inaltérable*), que déjà des imitations plus ou moins grossières se faisaient jour. Prônées par une publicité non scientifique, ces imitations ont d'abord inspiré de la confiance au public, ce qui n'est pas bien difficile ; mais , ce qui est beaucoup plus regrettable , elles ont séduit un certain nombre de médecins , qui les ont prescrites au risque de compromettre , en faisant prendre des préparations infidèles , un des médicaments les plus actifs , les plus précieux de la thérapeutique.

Voilà comment certains médecins, qui se plaignent, à juste titre, de la publicité non scientifique, protégent *leurs propres intérêts* et ceux des malades ; voilà comment ils encouragent les recherches persévérantes , consciencieuses des travailleurs qui n'aspirent au succès que par la voie scientifique, qui ne rendent juges de leurs travaux que ceux qui peuvent les apprécier.

Il faut reconnaître toutefois avec satisfaction que les médecins auxquels nous faisons allusion sont loin de former la majorité du corps médical. Nous savons que le plus grand nombre d'entr'eux ne se prononcent sur les questions de thérapeutique qu'après s'être éclairés par une expérience clinique suffisante, et qu'ils n'adoptent définitivement un médicament qu'après s'être rendu un compte exact de la manière dont il se comporte chimiquement et physiologiquement ; mais, par cela même que ces pages sont adressées à ceux-là spécialement, nous avons dû signaler aux autres les écueils auxquels les expose leur crédulité ou leur irréflexion, écueils dont ils sont eux-mêmes les premières victimes.

Ceux qui liront ces pages pourront s'étonner d'y trouver une partie médicale que j'ai lieu de croire neuve, utile et même importante ; je puis exprimer cet espoir sans beaucoup de vanité, car je me serais bien gardé de me hasarder à la traiter, si j'avais été livré à mes propres forces. C'est grâce aux conseils de mes maîtres dans les hôpitaux, à ceux de mes amis, aux faits cliniques qui m'ont été communiqués par un grand nombre de praticiens ; grâce, en un mot, aux lumières qui m'ont été apportées de toutes parts , que j'ai pu aborder un sujet qui semblait devoir m'être interdit. En écrivant la partie thérapeutique de ce livre, je n'ai donc fait en quelque sorte que rendre aux médecins ce qu'ils m'ont prêté, et payer ainsi une partie de la dette que m'a imposée leur extrême bienveillance (1). J'espère même qu'ayant été jusqu'à ce jour le prin-

(1) Je dois spécialement adresser ici mes remercîments à MM. Monod, chirurgien de la maison impériale de santé (hospice Dubois); Cruveilhier, professeur à la faculté de médecine; Rostan, id; Vigla, professeur agrégé à la même faculté, médecin de la maison impériale de santé; Maillot, inspecteur, membre du conseil de santé des armées, ancien professeur de clinique médicale au Val-de-Grâce; Dumont, médecin de l'hospice des Quinze-Vingts; Abeille, médecin de l'hôpital du Roule; Desmarres, professeur d'ophthalmologie; Gendrin, médecin de l'hôpital de la Pitié, professeur libre de clinique médicale; Favrot, auteur du traité des maladies des femmes; E. Duchesne, auteur du traité de la prostitution en Algérie, membre du conseil de salubrité de la ville de Paris; Ricord, professeur de clinique syphilographique; de Castelnau, rédacteur en chef du *Moniteur des hôpitaux*; Putégnat, de Lunéville, membre correspondant de l'académie de médecine; Depaul, secrétaire de l'académie impériale de médecine, chirurgien des hôpitaux, professeur agrégé en accouchements à la fa-

cipal centre vers lequel ont convergé les documents qu'ils ont recueillis sur l'histoire thérapeutique de l'Iodure de fer, je pourrai transmettre à chacun d'eux quelque chose de plus que ce qu'il m'a individuellement donné, et j'espère aussi qu'en considération des efforts que j'ai faits pour utiliser leurs observations et leurs bons avis, ils voudront bien continuer à me les adresser comme par le passé. C'est à cette condition seulement qu'on arrivera à tracer une histoire thérapeutique complète du Proto-Iodure de fer, médicament qui, à l'opposé de tant d'autres, a tenu, depuis qu'il est bien préparé, beaucoup plus qu'il n'avait promis.

Me sera-t-il permis d'adresser la même

culté de médecine de Paris, qui a employé avec le plus grand succès l'*huile d'Iodure de fer* dans sa clientèle et dans sa propre famille; FLEURY, médecin de l'Empereur, médecin de l'établissement hydrothérapique de Bellevue, agrégé honoraire de la faculté de médecine, etc.; DE SAINT-LAURENT, médecin des hôpitaux de Paris; PARISE, professeur de clinique chirurgicale à l'école préparatoire de Lille; FOUCART, ancien chef de clinique médicale à l'Hôtel-Dieu de Paris, etc., etc.

prière à ceux avec qui je n'ai pas encore eu l'avantage d'établir des relations, et principalement à ceux qui auraient déjà expérimenté sans succès le Proto-Iodure de fer sous d'autres formes que celles dont j'ai donné les formules. Ma conviction, en effet, je puis même dire aujourd'hui ma certitude, est qu'ils obtiendront de tout autres résultats en prescrivant des préparations sortant, soit de ma pharmacie, soit de l'officine d'un pharmacien attentif et instruit, qui aura mis en usage toutes les précautions que j'ai fait connaître.

Ces explications données, je livre cet opuscule au bienveillant accueil de tous les médecins qui aiment le progrès fondé sur des recherches consciencieuses, approfondies et, par-dessus tout, positives.

Paris, 30 mars 1856.

F. GILLE, *pharmacien,*

Rue de Sèvres, 56, Paris.

INTRODUCTION.

L'Iode, introduit depuis 35 ans à peine dans la thérapeutique, y a déjà pris une si grande extension, que son importance dépasse celle des médicaments les plus légitimement renommés, sans en excepter le quinquina, l'opium et le fer lui-même : seul ou combiné à divers autres agents, il forme plus du dixième des préparations magistrales. — Et cependant, loin de diminuer, cette importance s'accroît de jour en jour.

En présence d'un progrès incessant et aussi rapide, on comprend que les traités généraux de thérapeutique et de matière médicale, dans le peu d'espace dont ils disposent, ne puissent donner que des notions fort incomplètes de la médication iodique, et qu'il doive régner une certaine confusion dans l'esprit des praticiens touchant la valeur relative de toutes les formules que cherche à introduire dans la pratique, un esprit d'initiative plus ou moins heureux et inspiré par des mobiles divers.

Les monographies nous semblent seules capables de dissiper cette confusion et de fixer nettement les limites dans lesquelles le progrès s'est accompli, au moment de leur publication : c'est dans ce but que nous avons conçu celle que nous soumettons aujourd'hui à l'appréciation des médecins et des pharmaciens éclairés.

Déjà le même but a été tenté par un pharmacien instruit, en ce qui concerne l'Iodure de potassium ; mais les considérations de chimie transcendante et philosophique auxquelles l'auteur a cru devoir se livrer (1), et qui portent sur des matières par trop étrangères à la plupart des médecins, et fort peu utiles d'ailleurs pour les pharmaciens, ont rendu l'ouvrage de notre savant prédécesseur d'une lecture difficile, et l'ont empêché de se répandre autant qu'on aurait dû le désirer parmi les praticiens, et d'introduire dans la pratique générale les améliorations qu'on pouvait en espérer.

Comme c'est principalement pour les praticiens que nous avons voulu écrire, parce que c'est seulement en écrivant pour eux qu'on peut être utile aux malades, nous avons dû nous résigner à être moins

____

(1) Afin qu'on n'établisse pas une confusion qui nous paraît d'ailleurs impossible, nous croyons devoir informer le lecteur que ces lignes ont été écrites en janvier 1855, et que nous avons eu en vue le remarquable travail de M. Dorvault.

savant, et adopter une voie plus facile, mais en même temps plus fructueuse pour la médecine.

Nous éliminerons donc de ce travail toutes les considérations de pure chimie, relatives à l'Iode et la composition atomique de ses composés, et nous ne nous occuperons que de l'histoire pharmaceutique et médicale des iodiques, en nous bornant à quelques indications sommaires pour toutes les préparations autres que l'Iodure de fer, et en entrant dans tous les détails possibles sur ce dernier et important composé, objet spécial de nos études depuis 10 ans.

Nous diviserons notre travail en deux chapitres distincts : l'un consacré à la partie pharmaceutique, l'autre à la partie médicale, afin que les médecins et les pharmaciens puissent immédiatement consulter ce qui les concerne, s'ils ne veulent pas prendre connaissance de l'ensemble de l'ouvrage.

Chaque chapitre sera divisé à son tour en plusieurs parties dans lesquelles nous exposerons : 1° quelques généralités sommaires, pharmaceutiques et thérapeutiques sur les Iodiques; 2° un historique pharmaceutique et médical de l'Iodure de fer; 3° pour la partie pharmaceutique, une indication des véritables procédés pour conserver inaltéré l'Iodure de fer, et pour la partie médicale, un exposé détaillé du mode d'action physiologique et thérapeutique de cet Iodure, convenablement conservé.

A la suite des deux chapitres médical et thérapeutique, nous placerons une notice bibliographique sur les travaux dont l'Iode et ses composés ont été l'objet.

Cette notice sera, nous l'espérons, utile à ceux de nos lecteurs qui voudront se livrer à quelques recherches sur la thérapeutique ou la pharmacologie de l'Iode.

Enfin, nous terminerons par un court appendice sur les huiles de foie de morue.

MONOGRAPHIE

THÉRAPEUTIQUE ET PHARMACOLOGIQUE

DE

L'IODURE DE FER.

PREMIÈRE PARTIE.

THÉRAPEUTIQUE.

CHAPITRE PREMIER.

DE L'ACTION DES IODIQUES EN GÉNÉRAL.

Quoiqu'il y ait assez d'analogie entre le mode d'action des divers iodiques, il s'en faut cependant que cette analogie soit suffisante pour permettre de résumer, dans des considérations générales, leurs propriétés thérapeutiques essentielles. Il est néanmoins quelques remarques médicales sur l'ensemble des iodiques que les praticiens ont de l'intérêt à ne point perdre de vue, et qui doivent être présentées à part, suivant que l'on considère l'action physiologique et l'action thérapeutique des préparations iodées.

1

§ 1er. ACTION PHYSIOLOGIQUE. — PATHOGÉNIE. — TOXICOLOGIE.

On sait que l'action dite physiologique d'un médicament est celle qu'il produit sur les divers systèmes de l'organisme en dehors de son action curative, et par conséquent celle qu'il produit ou qu'il produirait sur un individu en état parfait de santé. Tout le monde sent que si cette action ne rentre pas dans celle des substances alimentaires, c'est une véritable action pathogénique, qui devient toxique lorsque les phénomènes morbides produits acquièrent un haut degré d'intensité. L'action dite physiologique serait donc mieux appelée action pathogénique ou toxique; mais, comme il ne nous appartient pas de réformer le langage médical, nous nous conformons à l'usage, tout en en montrant l'irrationalité. La seule infraction que nous y ferons, ce sera d'étudier en même temps l'action dite physiologique avec celles qu'on désigne plus spécialement sous le nom de pathogénique et toxicologique.

Ce qu'il y a d'analogies dans l'action physiologique des diverses préparations d'Iode dépend, comme on peut d'ailleurs le prévoir d'après une règle fort générale mais qui n'est cependant pas sans exception, de l'action propre et plus ou moins prédominante du métalloïde : plus le corps avec lequel est combiné le puissant métalloïde a par lui-même d'influence, plus l'action du corps combiné devient spéciale, moins elle se rattache à l'action générale des iodiques. L'amidon, par exemple, qui n'a par lui-même aucune action, et qui ne forme avec l'Iode qu'une combinaison des plus instables, laisse au métalloïde presque toute son action ; aussi, rien ne ressemble plus à l'action de l'Iode que celle de l'Iodure d'amidon. Le mercure, au contraire, qui est un agent puissant, et qui forme avec l'Iode des combinaisons stables, donne aux composés une action hydrargirique prédominante, et rien ne ressemble moins à l'action de l'Iode que celle des iodures de mercure. On peut en dire autant, et à plus forte raison, de l'Iodure d'arsénic.

Entre ces deux extrêmes, se placent toutes les préparations d'Iode que nous avons énumérées dans le chapitre suivant ; mais il faut remarquer seulement que presque toutes se rapprochent beaucoup plus de l'Iodure d'amidon que de l'Iodure d'arsénic, c'est-à-dire que, dans la plupart, l'action de l'Iode est prédominante, presqu'exclusive ou même tout à fait exclusive. Parmi ces préparations, deux seules ont l'immense avantage d'enlever à l'Iode son action physiologique et pathogénique, tout en lui conservant à peu près intégralement son action médicatrice, et en lui en associant une nouvelle non moins précieuse ; ces deux préparations sont l'Iodure de potassium et l'Iodure de fer.

On comprend, d'après ces seules données, combien il est difficile de soumettre, à des remarques générales, l'action des iodiques ; mais ce que l'on comprendra moins encore, c'est que ceux qui ont tenté cette généralisation aient cru y réussir en décrivant purement et simplement l'action connue de l'Iodure de potassium, et un peu celle moins connue de l'Iode pur. Aucun des auteurs qui ont écrit sur les iodiques, ou sur un iodique spécialement, n'a fait autre chose. Ne pouvant avoir la prétention de suppléer, pour tous les iodiques, à des expériences qui manquent le plus souvent complétement, et à des observations qui, à chaque pas, font défaut, nous serons bien obligé de suivre la voie commune, mais du moins après avoir signalé l'écueil aux praticiens, et en faisant çà et là quelques restrictions qui, nous l'espérons, les empêcheront d'être induits en erreur par des analogies imaginaires.

Les auteurs de thérapeutique et de matière médicale, les iodographes, en particulier, étudient le plus habituellement l'action des médicaments sur les divers organes, ce qui est une méthode fort imparfaite, et quelquefois sur les divers systèmes, ce qui vaut déjà beaucoup mieux. Mais ils négligent ordinairement, et c'est le cas des iodographes, de faire la distinction la plus importante, celle de l'action générale et de l'action locale, ou si l'on aime mieux, celle qui s'exerce sur les grands systèmes de l'organisme, par suite de l'absorption des médicaments, et celle qui s'exerce sur les points avec lesquels ces médicaments se trouvent en contact ou dans leur voisinage.

A. — ACTION GÉNÉRALE.

a. — *Action sur le système vasculaire sanguin.*

Sous ce nom, on n'a guère étudié que l'action de l'Iodure de potassium sur le sang, et encore sur le sang extrait de la veine, quoiqu'il paraisse très-possible d'admettre une action propre sur les vaisseaux eux-mêmes, sur leur nutrition, leur tonicité, leur contractilité, etc. Ainsi se confirment, dès le premier détail , les remarques que nous venons de présenter.

Tous les expérimentateurs qui ont eu la curiosité de recevoir le sang d'une saignée dans une solution d'Iodure de potassium (on n'a même pas pris soin d'indiquer les proportions exactes des deux liquides , ni le degré précis de concentration de la solution), ont vu que ce sang ne se coagulait point ; qu'il prenait une couleur rutilante , et qu'il laissait déposer, au bout de quelques heures , les globules , reconnaissables à tous leurs caractères. Après quelques jours , globules et liquide prennent une couleur rouge-brun. Lorsqu'on analyse le mélange, on retrouve l'Iodure de potassium non décomposé ; il ne faisait donc que tenir en dissolution la fibrine, par une action qu'on a appelée force, vertu *catalytique*. De là, quelques auteurs se sont empressés d'induire que l'Iodure de potassium agissait en fluidifiant le sang, par une action catalytique, et que les iodiques étaient des *catalytiques*. C'était trancher, sans beaucoup de façon , trois questions fort importantes, l'une thérapeutique, que nous examinerons un peu plus loin , et les deux autres, physiologico-pathogéniques , qu'il convient de discuter ici même.

Tous les iodiques partagent-ils cette propriété fluidifiante de l'Iodure potassique ? Nous répondrons : non certainement, en ce qui concerne l'Iodure de fer, qui a même une action toute contraire ; et non, très-probablement en ce qui concerne la plupart des autres Iodures et de l'Iode lui-même. On sait, d'après les expériences de MM. Bonnet et Rey, et de plusieurs autres expérimentateurs, que ce qui maintient le sang fluide, quand il est extrait de la veine, ce sont les alcalis ou leurs carbonates, ou même quelques-unes de leurs combinaisons neutres. Il est donc très-probable que l'Iodure de potassium doit à la potasse la propriété de maintenir fluide le sang extrait des vaisseaux, et que cette propriété n'appartient ni à l'Iode, ni à aucun autre Iodure, si ce n'est peut-être à l'Iodure de sodium, qui n'est pas encore entré dans la thérapeutique, et à l'Iodure d'ammonium qu'on n'emploie guère davantage, malgré les avantages que lui ont attribués quelques rares praticiens.

Lors même que la propriété anti-coagulante ne serait pas due à l'influence de la potasse, et qu'elle appartiendrait à tous les Iodures ou à la plupart d'entre eux, s'ensuivrait-il que ces préparations agiraient, par absorption, sur le sang vivant et circulant dans les vaisseaux comme sur le sang mort recueilli dans un vase? Voilà une seconde question bien plus importante encore que la première, que l'expérience seule pourrait résoudre, mais qu'elle n'a point résolue encore. Sans doute, on a cité à profusion les expériences de M. Poiseuille, desquelles il résulte que l'azotate de potasse, l'acétate, le chlorhydrate et l'azotate d'ammoniaque, le bromure et l'*Iodure de potassium; la plupart* (1) des

____

(1) Il est bien difficile de croire que, même sur la circulation capillaire, l'action des eaux ferrugineuses soit la même que celle des eaux sulfureuses;

eaux minérales accélèrent la circulation dans les capil-
laires, tandis que l'alcool, l'acide sulfurique, tartri-
que, oxalique, le chlorure de sodium et de magné-
sium, la ralentissent; sans doute M. Poiseuille paraît
avoir démontré que cette accélération ou ce ralentisse-
ment est indépendant de l'action du cœur et des vaisseaux, et qu'il dépend conséquemment d'une modification dans la constitution physico-chimique du sang.
Mais quelle est au juste cette modification? en quoi
consiste-t-elle? combien dure-t-elle chaque fois qu'on
introduit l'Iodure de potassium dans la circulation?
l'absorption de ce sel ou des autres substances produit-
elle indéfiniment le même résultat ou seulement pendant un temps limité? C'est ce que ni M. Poiseuille,
ni aucun de ceux qui l'ont cité, n'ont songé à établir;
c'est-à-dire qu'ils ont omis ce qu'il y avait de plus important dans ces expériences, relativement aux induc-
tions thérapeutiques qui auraient pu en ressortir. Tout
ce qu'on peut dire, c'est que si cette modification consiste dans une fluidification du sang, cette fluidification ne dépend pas d'une diminution de la fibrine,
ainsi que nous le verrons un peu plus loin, en parlant
de l'action thérapeutique. Au reste, il en est de cette
action de l'Iodure de potassium comme de celle sur le
sang mort : rien ne dit qu'elle soit possédée par tous
les iodiques, ni même par la plupart d'entr'eux. En

l'action de ces dernières, la même que celle des eaux acidules. *La plupart*
est donc une indication trop vague pour ne pas jeter un grand discrédit sur
les expériences auxquelles elle se rapporte. Ce sont autant d'expériences à
recommencer.

outre, cette action a bien été observée sur des animaux plus ou moins éloignés de l'homme ; mais se produit-elle sur l'homme lui-même, et à quelles doses d'Iodure? On l'ignore entièrement. Il est très-difficile, pour ne pas dire impossible, sur l'homme, de juger de l'activité de la grande circulation autrement que par l'exploration du cœur et du pouls ; or, la plupart des iodiques n'ont aucune influence sur le cœur et les gros vaisseaux, quand on ne les donne pas à des doses exagérées, et qu'on se contente de celles qui sont nécessaires pour obtenir des résultats thérapeutiques. L'Iode pur, soit en inspirations, soit sous une autre forme, pris par les voies digestives supérieures, fait, le premier, exception à cette règle : même aux doses les moins élevées, il produit l'accélération des battements du cœur ; mais c'est là un phénomène secondaire qui dépend, soit d'une action directe sur le système nerveux, que nous discuterons dans un instant (et beaucoup plus souvent il en est ainsi), soit d'une irritation locale sur les organes digestifs ou respiratoires, qui réagit, comme toujours, sur la circulation.

Les préparations qui ne neutralisent pas l'action de l'Iode et qui en contiennent, par conséquent, une certaine quantité à l'état libre, conservent à un degré plus ou moins considérable les propriétés de l'Iode pur. L'Iodure d'amidon les conserve presque dans leur intégrité ; il en est de même de diverses teintures, même de celle de chloroforme proposée récemment, et aussi, quoique dans des proportions moindres du tannate d'Iode et des huiles iodées. Il serait d'ailleurs impossible qu'il en fût autrement, alors même que l'Iode par lui-même n'aurait aucune action irritante, ce qui n'est pas, puisque c'est au contraire un caustique énergique. En effet, son extrême affinité pour l'hydrogène le fait se transformer promptement, au contact des liquides aqueux de l'organisme, en acide iodhydrique, et l'on sait que cet acide ne le cède que peu à l'acide chlorhydrique en fait de causticité. Ajoutez à cela que dans quelques préparations, telles que les huiles iodées, les préparations liquides d'Iodure d'amidon et de tannate d'Iode, les teintures, l'acide iodhydrique se trouve déjà tout formé, ce qui doit suffire pour faire à jamais proscrire ces préparations, au moins quant à leur usage interne.

Ou a attribué aux iodiques la propriété de disposer aux hémorrhagies, et ici encore on a conclu de l'action de l'Iodure de potassium à celle des iodiques en général. Il est certain, quoi qu'en ait dit un iodographe récent, que si l'Iodure avait, en effet, la propriété de dissoudre la fibrine du sang vivant, ou, ce qui revient au même, de l'empêcher de se solidifier dans les tissus, il devrait très-fréquemment occasionner des hémorrhagies, puisqu'il est parfaitement démontré aujourd'hui que c'est à la diminution de la quantité normale de fibrine ou à son état de plus grande fluidité que sont dues les hémorrhagies, ce que paraît avoir oublié l'iodographe dont il s'agit. Mais la vérité est que ces hémorrhagies sont rares, sans cependant être sans exemple, comme semble le croire le même iodographe, qui croit pouvoir les attribuer à divers états cachectiques, et notamment à la chlorose. Or, il n'est pas un praticien qui ne sache que l'état chlorotique ne prédispose nullement aux hémorrhagies, et que rien n'est plus rare que cet accident dans le cours d'une chlorose. Les mêmes recherches qui ont démontré que la diminution de la fibrine produit les hémorrhagies, ont d'ailleurs parfaitement expliqué les résultats de l'observation clinique. Les analyses de MM. Andral et Gavarret, celles de MM. Becquerel et Rodier en France, celles de Rees en Angleterre, et beaucoup d'autres ont montré que les globules étaient seuls diminués dans la chlorose comme dans la plupart des anémies, et que la diminution des globules est absolument sans aucune influence sur la production des hémorrhagies, tant que la fibrine conserve à peu près son chiffre normal, ce qui précisément s'observe aussi dans la chlorose et la plupart des anémies.

Une autre considération qui ne permet pas d'attribuer aux cachexies (qui d'ailleurs n'existaient pas toujours) les hémorrhagies observées pendant l'administration de l'Iodure de potassium, c'est que ces hémorrhagies n'ont jamais été observées pendant l'administration de nos dragées d'Iodure de fer, quoique celles-ci aient été prescrites bien plus souvent que l'Iodure de potassium dans les cas de cachexie anémique de toutes sortes. Toutefois, si, à l'exemple de M. Trousseau (*Traité de thér.*, t. 1, *p.* 247) on prenait pour des hémorrhagies l'augmentation considérable du flux menstruel qui a lieu chez les femmes chlorotiques, cachectiques ou anémiques à un titre quelconque, il est certain qu'on devrait admettre, avec ces auteurs, que les iodiques provoquent souvent chez les femmes des métorrhagies; mais, nous le répétons, depuis que nous voyons administrer nos dragées, notre huile et notre sirop de Proto-Iodure de fer inaltérable, préparations qui à notre seule connaissance ont été administrées à plus de 15,000 malades, pas une seule fois, d'après les rapports de tous les médecins avec qui nous nous sommes mis en relation, on n'a observé un flux sanguin utérin qu'on pût caractériser d'hémorrhagie, et jamais non plus les menstrues n'ont été notablement augmentées, quand elles avaient, avant l'administration de l'Iodure de fer, une abondance normale. Les auteurs du traité de thérapeutique ont donc confondu un effet thérapeutique avec un effet physiologique, et ils n'ont pas songé d'ailleurs à rapporter un seul fait à l'appui de leur manière de voir. Il est donc incontestable que l'Iodure de potassium dispose aux hémorrhagies, sans que toutefois cette fâcheuse influence soit aussi grande que l'ont admis quelques observateurs. C'est d'ailleurs une propriété qu'il partage avec les Iodures de mercure, quand on en continue l'usage pendant longtemps. Il n'existe pas, à notre connaissance, d'autres iodiques qui possèdent la même action, si ce n'est ceux qui agissent comme irritants locaux, tels que l'Iode et l'acide chlorhydrique; mais en dehors de cette action locale, l'Iode pur, soit entre les mains de Lugol, qui en a tant usé, soit entre les mains d'autres praticiens, n'a jamais produit d'hémorrhagies. Certains auteurs ont pensé que les hémorrhagies tenaient, dans ces cas, à ce qu'on avait exagéré la dose du médicament.

Nul doute que cet accident ne fût, en effet, plus fréquent, si l'on exagérait les doses des Iodures; mais il n'en est pas moins vrai que ce n'est pas dans ces conditions que les hémorrhagies ont été observées, d'autant plus que l'Iodure de potassium n'a jamais été donné à des doses aussi élevées qu'aujourd'hui, et que les hémorrhagies qu'il détermine ont été constatées depuis longtemps. Quant aux Iodures de mercure, personne ne les a jamais prescrits à des doses immodérées, par la raison qu'alors ils auraient déterminé de bien autres accidents que des hémorrhagies. Celles qu'on a observées le plus souvent sont les épistaxis et la maladie tachetée de Werloff; plus rarement on a observé des hémoptysies et des entérorrhagies.

b. — Action sur le système lymphatique.

Quoiqu'on n'ait pas, tant s'en faut, porté au dernier degré de perfection nos connaissances touchant le mode d'action des iodiques sur le système vasculaire sanguin, il s'en faut que l'étude soit aussi avancée touchant l'action physiologique sur les vaisseaux blancs et le liquide qu'ils renferment. Ici tout se borne à ce que nous a appris l'expérience clinique, c'est-à-dire que nous ne connaissons que l'action thérapeutique. On répète cependant que l'Iodure de potassium rend la lymphe plus fluide, de même que le sang; mais il est probable qu'on entend la lymphe morte, comme on a parlé du sang mort; encore disons-nous qu'il est probable, car nous ne connaissons personne qui ait rap-

porté des expériences décisives. Quant à l'action directe
ou indirecte sur la lymphe vivante, nous le répétons,
rien n'est connu sur ce point. Une action plus connue
est celle que les iodiques exercent sur les aggloméra-
tions de lymphatiques qui forment les ganglions ; mais
cette action est à peu près exclusivement, sinon tout-à-
fait exclusivement thérapeutique ; elle sera donc étudiée ailleurs.

ç. — Action sur le système glandulaire et sécrétoire.

On insistait beaucoup naguère sur l'action spéciale
des iodiques sur les glandes, et on leur attribuait l'inconvénient de déterminer souvent l'atrophie de ces
organes sécréteurs, lorsqu'on en continuait longtemps
l'emploi. Depuis, on est revenu de cette exagération ;
on est même trop revenu suivant nous, au moins
en ce qui concerne certains iodiques, car on doit remarquer une fois de plus, qu'on avait jugé de l'action
des iodiques en général par l'action de l'Iode et de l'Iodure de potassium. Il n'est pas douteux en effet, malgré les doutes élevés récemment, que ces agents n'aient
déterminé nombre de fois des atrophies mammaires et
testiculaires, et les cas nombreux cités par M. Cullerier
dans un mémoire publié en 1848, ne sont pas, loin de là,
les seuls que les praticiens aient pu observer. On a ob-
jecté à ces faits qu'on avait pris dans ces cas l'action
atrophique de la syphilis, pour celle de l'Iode ou de
l'Iodure de potassium ; mais cette opinion, qu'on pourrait à la rigueur accepter comme une hypothèse possi-

ble pour un certain nombre d'observations, ne saurait en aucune façon s'appliquer à toutes : elle ne saurait d'abord s'appliquer aux atrophies des glandes mammaires que la syphilis n'atteint à peu près jamais, ni aux atrophies de la thyroïde, ni enfin à celles des atrophies testiculaires qui se sont manifestées sur un testicule, sain avant l'emploi de l'Iodure. Nous ne considérons pas comme sérieuse cette autre objection de Lugol, que les malades de l'hôpital St-Louis qui prennent de l'Iode, et surtout les scrofuleux, sont fort enclins à la lubricité, d'abord parce qu'il n'est nullement démontré que les scrofuleux de l'hôpital St-Louis soient plus lubriques que les malades d'un hôpital quelconque, que ceux des vénériens par exemple, et secondement parce qu'il n'est nullement surprenant que les appétits génitaux se manifestent sur des jeunes gens, dont l'alimentation et la santé s'améliorent pendant qu'ils restent dans l'abstinence et dans l'oisiveté. Que les faits d'atrophie soient rares, c'est ce que nous accordons volontiers ; mais qu'ils soient constants, c'est ce qu'on ne saurait sérieusement contester. Au reste, le testicule, la glande mammaire et la thyroïde, sont les seuls sur lesquels l'atrophie ait été constatée, ce qui semble prouver une élection pathogénique non moins remarquable que l'élection physiologique, sur laquelle nous allons insister dans un instant.

L'Iode et l'Iodure de potassium, nous l'avons déjà dit, sont aussi les seuls iodiques dont on ait constaté l'influence atrophique. Les Iodures de mercure ne la possèdent évidemment pas, aux doses thérapeutiques, et nous ne sachons pas qu'on les ait expérimentés à d'autres doses. L'observation est encore plus concluante relativement à l'Iodure de fer. Les seuls médecins avec qui nous entretenons des relations, ont maintenant administré à plusieurs milliers de malades, nos dragées et notre huile de Proto-Iodure de fer inaltérable, et dans aucun cas le moindre symptôme d'atrophie ne s'est manifesté, quoique l'Iodure de fer, comme l'Iodure de potassium, ait été prescrit dans des cas où la syphilis constitutionnelle avait envahi les testicules. Tous les autres Iodures ont été trop peu expérimentés pour qu'on puisse avoir une idée motivée touchant leur action atrophique sur les glandes ; mais il est probable que ceux d'entre eux qui renferment l'Iode pur ou qui le laissent dégager trop abondamment dans l'estomac, ont la même action que l'Iode lui-même. C'est ce que nous avons déjà plus d'une fois fait remarquer.

Ce serait peut-être étendre beaucoup ce que l'on doit entendre par action physiologique que de comprendre sous cette dénomination les modes d'élimination des divers agents thérapeutiques. Ce mode d'élimination comprend cependant tout un ordre de phénomènes qui sont loin d'être sans intérêt pour le thérapeutiste, et qui ne peuvent être étudiés nulle part mieux qu'ici, puisqu'ils se rattachent aux fonctions des glandes ou organes des sécrétions. La pathologie et surtout la thérapeutique avaient déjà révélé des faits bien curieux de cet ordre ; la physiologie en a tout récemment révélé d'autres qui ne sont pas moins dignes d'être connus.

Les physiologistes les plus recommandables répé-

taient, il y a peu de temps encore, que l'excrétion urinaire était le grand émonctoire général; les toxicolo-
gistes, M. Orfila en tête, professaient la même opinion;
enfin, les pathologistes et les thérapeutistes suivaient l'o-
pinion commune, qui semblait basée sur des expériences
toxicologiques concluantes. Certes, cette opinion n'est
pas plus fausse aujourd'hui qu'il y a vingt ans, mais
elle est devenue incomplète, et l'on nous permettra
d'entrer ici dans quelques détails qui, pour beaucoup
de lecteurs, auront peut-être l'intérêt de la nouveauté,
et qui, dans tous les cas, ne seront pas sans une heureuse
influence sur la pratique.

Oui, sans doute, les reins sont le grand émonctoire;
mais sont-ils l'émonctoire exclusif? La physiologie normale et pathologique nous avait déjà appris le contraire. Mais, du moins, si d'autres organes excréteurs
font aussi l'office d'émonctoires, le font-ils dans tous
les cas et aveuglément pour toutes les substances, et
les reins eux-mêmes éliminent-ils avec la même facilité tous les éléments étrangers introduits dans la circulation? Voilà ce que l'ancienne physiologie n'avait
pas songé à rechercher, et voilà ce que la physiologie
d'aujourd'hui est en train de nous apprendre, tout en
confirmant des prévisions qui n'avaient point échappé
au véritable esprit médical de tous les temps.

Dans ses remarquables et fructueuses leçons faites à
la Sorbonne (Voy. *Moniteur des hôpitaux*, 1854, t. 3,
p. 178 et suiv.), M. le professeur Cl. Bernard a établi,
par des expériences directes, que si toutes les substances solubles et non assimilables sont excrétées avec les

urines, elles sont loin de l'être toutes avec la même rapidité, elles sont loin surtout de l'être également par d'autres émonctoires, la sécrétion salivaire, biliaire, pancréatique, la transpiration. L'élimination de la plupart des substances non assimilables par ces dernières voies, était même plutôt à l'état de probabilité qu'à l'état de démonstration. Aujourd'hui on fait plus que de soupçonner que ces substances passent *probablement* avec la salive, la sueur, la bile, le suc pancréatique; on sait positivement qu'elles passent; de plus, qu'elles ne passent pas toutes indistinctement par toutes les voies, et que, dans les voies qu'elles choisissent, elles ne sont pas toujours éliminées avec la même rapidité. C'est d'ailleurs ce que nous avait déjà appris un habile chimiste, M. le professeur Milon, du Val-de-Grâce, en ce qui concerne certains poisons qui, d'après ses recherches, se retrouvent encore dans certains organes (foie, reins, etc.) plusieurs mois après leur absorption. M. Louis Orfila a, depuis, contrôlé plusieurs des expériences de son savant prédécesseur.

Les iodiques expérimentés, c'est-à-dire, jusqu'à ce jour, l'Iode, l'Iodure de potassium, le Proto-Iodure de fer et le bi-Iodure de mercure (il est très-probable que le Proto-Iodure de ce métal est dans le même cas), ont offert cette circonstance remarquable qu'ils sont non-seulement éliminés à la fois par les reins et les glandes salivaires, mais encore que, lorsqu'ils sont donnés à très-petites doses, leur présence peut être constatée dans la salive, quand il est tout à fait impossible de la constater dans l'urine.

Cette prédilection des iodiques pour les glandes sa-livaires et notamment des Iodures de fer et de potas-sium, est une circonstance d'une haute importance pour un médicament, ainsi que le feront suffisamment comprendre les faits et les considérations qui suivent :

Si, comme nous venons de le dire, quelques subs-tances toxiques séjournent pendant fort longtemps dans les organes, il n'en est pas moins vrai que la plupart des médicaments sont très-promptement éliminés par les urines, de sorte qu'après 36 ou 48 heures, il n'en reste plus dans l'économie. Ce passage rapide, à travers le système circulatoire, est évidemment une condition peu favorable à l'action d'un médicament qui n'a pas le temps d'agir intimement, soit sur les tissus, soit sur les liquides. Au contraire, les médicaments qui, comme les iodiques, ont une affinité spéciale pour les glandes salivaires, reportés dans l'estomac au fur et à mesure de leur expulsion dans la bouche, par la salive, parcourent, ainsi que le fait judicieusement observer M. Claude Bernard, un cercle en quelque sorte indé-fini, beaucoup plus étendu que s'ils se dirigeaient ex-clusivement vers l'excrétion urinaire, par conséquent beaucoup plus favorable à l'action thérapeutique. En ce qui concerne le Proto-Iodure de fer, cette affinité élective pour les glandes salivaires est d'autant plus précieuse, *qu'aucune* des autres préparations ferrugi-neuses usitées ne la possède, ce qui explique sans doute en partie la supériorité des dragées de Proto-Iodure de fer inaltérable sur toutes les autres préparations ferru-gineuses, soit sous le rapport de la rapidité, soit sous le rapport de la puissance d'action ; cette supériorité sera amplement démontrée par les faits qui seront rapportés ci-après.

Les iodiques, et en particulier l'Iodure de potassium et le Proto-Iodure de fer, font aussi partie des rares médicaments dont on a constaté la présence dans la sueur et le lait ; mais trop peu de médicaments ont été recherchés avec un soin suffisant dans ces produits, pour que nous osions attribuer aux iodiques une affinité aussi spéciale que pour la sécrétion salivaire. Nous devons insister seulement sur ce fait que l'on pourra compter sur le passage de l'Iodure de potassium et de l'Iodure de fer dans le lait, lorsqu'on voudra administrer un de ces médicaments à des enfants à la mamelle à qui on ne voudrait pas le prescrire directement.

Nous devons faire remarquer aussi que cette direction multiple vers toutes les excrétions que prennent les iodiques, doit jeter des doutes sérieux sur cette assertion du docteur Scharlau, de Stettin, qui dit avoir retrouvé journellement 345 centigrammes d'Iodure de potassium dans les urines d'un malade qui en prenait 350 centigrammes par jour. Nous craignons que l'auteur n'ait pesé un peu avec les yeux.

Malgré l'affinité dont nous venons de parler, il n'est pas bien démontré que les iodiques aient une influence marquée sur l'activité des fonctions secrétoires, et pour les glandes salivaires, c'est le contraire qui est démontré. M. Dorvault a pourtant répété que l'Iodure de potassium « provoque *la sécrétion et l'exhalation générale.* » Mais d'abord l'on ne connaît pas, que nous sachions, en physiologie *la sécrétion* et *l'exhalation générale*, et puis, à supposer qu'on ait entendu par ces mots *toutes* les sécrétions, il est parfaitement certain que ni les iodiques en général, ni l'Iodure potassique en particulier, ne provoquent toutes les sécrétions, et il est encore à démontrer qu'ils en provoquent ou plutôt qu'ils en activent une seule d'entr'elles.

Un ancien interne distingué de nos hôpitaux, M. le docteur Huette, a-t-il été suffisamment autorisé à affirmer que l'Iode *rend le sens génital plus exigeant* (thèses de Paris, 1850, p. 28). Aucune observation ne nous permet de l'admettre, et nous ne pourrions, pour expliquer cette opinion, que répéter ce que nous avons déjà dit ailleurs (voy. p. 14).

Nous ne considérons pas même bien démontrée l'assertion, reproduite cependant par beaucoup de médecins, que l'Iodure potassique augmente très-notablement la sécrétion urinaire. M. Ricord a cité, il est vrai, l'observation d'un individu qui, sous l'influence de ce médicament, rendait de 40 à 50 litres d'urine dans les 24 heures, et dont la polyurie cessait dès que l'usage de l'Iodure était suspendu. Mais ce fait, sans précédent et jusqu'à ce jour sans conséquents dans l'histoire des iodiques, ne peut avoir que l'importance d'un fait curieux et isolé. Des recherches plus précises sont indispensables pour établir les propriétés diurétiques, non des iodiques, mais de l'Iodure potassique, le seul d'entre tous auquel ces propriétés, à tort ou à raison, mais à tort suivant nous, aient été attribuées.

Stedman a gratifié les iodiques (ou du moins l'Iode)

de la propriété de donner ou de rendre la souplesse et le luisant aux cheveux que la scrofule a rendus ternes et secs. Il n'y a qu'une petite difficulté à cela : c'est que la sécrétion capillaire s'accomplit ordinairement d'une manière remarquable chez les scrofuleux, et qu'ils se distinguent souvent par la beauté de leur chevelure. Au reste, il serait plus rationnel d'expliquer les modifications qui pourraient s'accomplir sous ce rapport au rétablissement de la santé, qu'à une seule action spéciale de l'Iode sur la sécrétion épidermique et capillaire.

d. — Action sur le système nerveux.

Avec une bonne foi qui n'appartient pas toujours aux inventeurs ou aux prôneurs d'une médication, Coindet avait déjà signalé des accidents nerveux produits par l'Iode et auxquels on a, depuis, donné le nom d'iodisme. Ces accidents consistent dans une excitation, une agitation générale, accompagnée d'augmentation de la chaleur de la peau et de la fréquence du pouls, de céphalalgie, habituellement sus-orbitaire, d'insomnie, plus rarement de toux, de tremblements des extrémités, d'hypéristhésie, de vertiges, d'ambliopie (laquelle dans un cas serait allée jusqu'à l'amaurose complète), de palpitations. Quelques observateurs disent avoir, en outre, observé l'œdème des extrémités inférieures, des sueurs visqueuses, la lividité de la peau, l'amaigrissement général, et une prostration de plus en plus prononcée. Mais ces derniers accidents doivent être bien rares, car pendant notre long séjour dans les hôpitaux, il ne nous a été donné ni de les voir, ni d'apprendre d'aucun de nos chefs de service qu'il les eût jamais vus. Quant aux accidents de la première catégorie, quelques auteurs, en revanche, les nient ou les attribuent à une autre cause qu'à l'action des iodiques, ou, enfin, pensent que l'Iode peut bien les déterminer, mais non pas les autres iodiques, en particulier l'Iodure de potassium. Les faits que nous avons observés ne nous permettent pas de douter que ces accidents ne soient très-réels, et de plus qu'ils ne soient presque exclusivement dus à l'Iodure de potassium ; l'Iode pur, avant de causer des accidents nerveux généraux, en produit ordinairement de locaux qui engagent les praticiens à suspendre l'emploi du métalloïde, de sorte que ces accidents généraux ne se montrent nécessairement que par de rares exceptions. L'Iodure de potassium, au contraire, qui ne détermine presque jamais d'effets locaux directs, occasionne, assez fréquemment, non pas tous les symptômes de ce qu'on est convenu d'appeler l'iodisme, mais quelques-uns ou la plupart d'entr'eux. Les Iodures de mercure ne déterminent jamais ces accidents ; mieux encore que l'Iode, ils n'en causent aucun ou ils en provoquent de plus graves. L'Iodure de fer, lorsqu'il a été administré pendant longtemps, occasionne quelquefois une légère excitation générale, mais qui tient toujours à la tonicité qu'il donne aux tissus, à la richesse qu'il imprime au sang. Jamais nous ne l'avons vu produire aucun autre phénomène de l'iodisme.

Suivant que les phénomènes cérébraux prédominent

ou restent dans l'ombre, quelques auteurs ont désigné les accidents qui précèdent sous les noms d'*ivresse iodique* ou *d'iodisme*. Lugol qui était un assez bon quoique grossier observateur, disait n'avoir observé que la première de ces deux formes morbides. Mais ces formes reposent sur des distinctions subtiles que ne saurait pas plus accepter la clinique la plus attentive que la plus saine pathogénie. Iodisme et ivresse iodique sont deux états parfaitement semblables quant à leur expression extérieure, et, ce qui est plus important, parfaitement identiques quant à leur nature ; il n'y a donc pas lieu de les séparer.

Nous ne nous arrêterons pas à l'opinion de quelques médecins qui ont pu croire que les accidents d'iodisme ne se développent que lorsque les iodiques ont été données à doses excessives. Tous les faits témoignent contre une telle opinion, inspirée surtout par une présomption peu modeste de faire mieux que les autres. Quant à ceux qui attribuent ces accidents à une idiosynchrasie des malades, il est certain qu'ils ont raison, puisque la grande majorité des malades n'éprouve rien de semblable ; mais ajouter avec quelques-uns de ces auteurs que cette idiosynchrasie est une contre-indication à l'emploi des iodiques, ce serait le plus souvent dire une puérilité ; car pour qu'une idiosynchrasie pût servir de contre-indication, il faut pouvoir la reconnaître d'avance, ce qu'on ne peut *jamais* faire, quand on prescrit le médicament pour la première fois. Tout au plus peut-on la soupçonner quand, à une première administration, un malade a éprouvé les accidents qu'on voudrait prévenir. Ceci est un principe de pathogénie, de pronostic et de thérapeutique, applicable tout aussi bien à la première médication venue (opium, belladone, strychnine, etc.) qu'à l'Iode ou à l'Iodure de potassium, et qui par conséquent n'a rien de spécial ici.

Ce qu'il y a de plus consolant, dans les phénomènes morbides qui constituent l'iodisme, c'est qu'ils se dissipent assez promptement et sans autre remède que la suspension de la préparation iodée mise en usage. Toutefois, dans quelques cas, les bains, les purgatifs, les calmants, et même la saignée ont été nécessaires pour faire disparaître les phénomènes causés par l'Iodure de potassium.

Dans certains cas très-rares, ces moyens n'ont triomphé qu'après plusieurs semaines, et même quelques mois; ce sont alors habituellement les phénomènes du côté des yeux, des fosses nasales et de la tête, qui persistent le plus longtemps.

e. — Action sur le système cutané et muqueux.

Il ne s'agit pas, bien entendu, ici, de l'action locale que peuvent exercer certains iodiques appliqués sur les tissus, et dont nous dirons plus loin quelques mots, mais bien de l'action sur le système dermoïde, par suite de l'absorption des iodiques et de leur présence dans les fluides circulatoires. Cette action, quoique circonscrite dans un cercle assez restreint, n'en est pas moins des plus remarquables, en ce qu'elle dénote de la part des iodiques un mode d'action physiologico-pathogénique non moins spécial que le mode d'action thérapeutique, quoique d'un caractère trop différent, pour que l'un pût faire prévoir l'autre.

Sur la peau, l'action des iodiques est à peu près générale, quoique toujours prédominante vers les parties supérieures, c'est-à-dire vers la peau de la tête du thorax et des membres pectoraux. Sur les muqueuses, au contraire, cette action se localise à peu près exclusivement sur la pituitaire et la conjonctive, ou tout au plus sur la muqueuse laryngo-trachéale.

En parlant de l'action des iodiques sur le système circulatoire, nous avons signalé l'affection ecchymotique, désignée sous le nom de maladie tachetée de Werlhof; cette affection a évidemment son principal siége dans le tissu dermoïde; mais elle n'est que le symptôme d'une tendance hémorrhagique plus générale, et c'est pour cela que nous avons dû nous en occuper ailleurs et que nous ne devons plus nous en occuper ici. Ce phénomène, ainsi que nous l'avons dit, est d'ailleurs fort rare. Ceux dont il va être question sont non-seulement d'une toute autre nature, mais surtout beaucoup plus intéressants à connaître à cause de leur grande fréquence. Ils se rattachent à la principale action des iodiques, qui est surtout une action irritante, ou du moins excitante, sur tous les systèmes. Ainsi, sur la muqueuse oculo-nasale ou oculo-naso-laryngienne se manifestent des symptômes plus ou moins caractérisés d'inflammation (1), du larmoiement, un véritable coryza,

____

(1) L'inflammation conjonctivale, dans des cas rares, est assez intense

accompagnés ou non de toux. Ces accidents, qui précèdent habituellement ceux de l'irritation cutanée, s'accompagnent assez souvent de quelques-uns des phénomènes nerveux que nous avons décrits, notamment de céphalalgie et d'une certaine accélération du pouls. Cet ensemble simule assez bien la période prodromique d'une fièvre éruptive, et il est peu de praticiens qui ne s'y soient trompés, même parmi les hommes d'une vaste expérience avec lesquels nous nous sommes trouvés dans les hôpitaux de Paris.

Lorsque l'irritation se manifeste du côté de la peau, la méprise, au lieu de cesser, augmente le plus souvent ; cette irritation se traduit par de petites rougeurs dispersées çà et là, principalement vers les parties supérieures ; il est fréquent alors de voir le praticien croire à une rougeole ou à une variole commençante. Mais l'illusion ne dure plus longtemps à partir de ce moment. En effet, aux rougeurs ne tardent pas à succéder des papules ou papulo-pustules se rapportant à l'acné simplex, des vésicules d'eczéma, d'herpès, plus rarement des pustules d'impétigo, et plus rarement encore des bulles de rupia. L'herpès et l'eczéma sont, avec

pour occasionner une tuméfaction considérable, un chémosis très-prononcé et une sécrétion séro-muco-purulente, qui pourraient en imposer et faire craindre une ophthalmie purulente au praticien non prévenu de ce genre d'accident. Mais la nature un peu séreuse de l'écoulement ne le laisse pas longtemps dans le doute, et la suppression de l'Iodure potassique (qui serait contre-indiqué en tout état de cause, en présence d'une ophthalmie), achèvera promptement de l'éclairer. Cette ophthalmie, observée par MM. Ricord, P. Bernard, et que nous avons aussi eu l'occasion de voir, ne s'est jamais, à notre connaissance, terminée d'une manière fâcheuse.

l'érythème papuleux, les formes les plus fréquentes ; mais ils offrent presque toujours cette particularité que l'éruption offre rarement un caractère uniforme, et qu'à l'instar des éruptions syphilitiques, deux ou plusieurs groupes anatomiques se développent simultanément.

Comme les phénomènes d'excitation nerveuse avec lesquels ils coïncident souvent, ceux qui précèdent disparaissent habituellement au bout de quelques jours de suspension de la préparation qui les a produits ; néanmoins ils exigent plus souvent que les premiers l'intervention d'une thérapeutique appropriée, et il n'est pas rare que, malgré l'emploi d'un traitement rationnel, ils résistent encore pendant plusieurs semaines avant de disparaître.

L'Iode, diversement administré, de même que les composés iodiques desquels le métalloïde peut se dégager en abondance (Iodure d'amidon, tannate d'Iode, etc.), peut déterminer les phénomènes que nous venons d'étudier ; mais la préparation qui les cause incomparablement le plus souvent, est l'Iodure de potassium, et non pas l'Iodure de potassium inconsidérément administré, mais dans les cas même où il est donné d'après les règles les plus conformes à la saine expérience. Aussi est-ce vraiment là l'inconvénient sérieux de l'Iodure de potassium, celui qui en contre-indique l'emploi dans tous les cas où il peut être suppléé par une autre préparation iodée ou autre, et même dans les cas où il n'a pas de succédanés, si les malades ont une affection cutanée, ou s'ils y sont prédisposés, de même que s'ils ont de la tendance aux inflammations de la conjonctive et de la muqueuse pituitaire, laryngienne ou trachéale. Les Iodures de mercure et l'Iodure de fer ont sur l'Iodure de potassium cet immense avantage de ne jamais provoquer le développement des phénomènes précédents, circonstance d'autant plus remarquable, en ce qui concerne l'Iodure de fer, qui possède à un bien plus haut degré que l'Iodure potassique la propriété de déterminer cette excitation générale, bienfaisante, qui, par cela même qu'elle ne dépasse presque jamais les bornes physiologiques, pourrait être désignée avec justesse et avantage sous le nom de tonicité.

Nous nous sommes occupé, à propos de l'action sur le système glandulaire, de la propriété sudorifique des iodiques; nous n'y reviendrons ici que pour ajouter que cette propriété a surtout été reconnue aux teintures d'Iode, et que, dans ces préparations, il est plus naturel de la rapporter à l'alcool ou à l'éther qu'à l'Iode lui-même.

B. — ACTION LOCALE.

L'action locale des iodiques est beaucoup plus diverse encore que leur action générale, et d'ailleurs beaucoup moins importante, surtout en tant qu'action physiologique. Comme action thérapeutique, elle a au contraire une grande importance que nous indiquerons plus loin. La seule action locale physiologique qu'il soit utile d'étudier est celle qui a lieu sur la peau et sur le tube digestif. La première appartient à peu près exclusivement à l'Iode ou aux préparations, d'où il se dégage en abondance (pommades avec Iodures divers additionnés d'Iode, teintures appliquées en topiques, etc.); cependant les topiques formés avec l'Iodure de potassium seul déterminent quelquefois des symptômes analogues, quoique toujours moins prononcés.

L'Iode pur est un caustique énergique; sauf des nuances qu'il est inutile d'étudier ici puisqu'il n'est jamais employé à ce titre, il ressemble donc à tous les caustiques; mais quand son action est affaiblie à l'aide de corps interposés comme l'axonge, l'alcool et l'eau, etc., l'action caustique se transforme en action excitante, qui se traduit d'abord par des démangeaisons, par des picottements, de la chaleur, puis, par une rougeur à laquelle peuvent succéder des éruptions plus graves, si l'usage du topique iodé n'est pas suspendu. Mais lorsque la suspension a lieu dès le début des premiers symptômes, ceux-ci disparaissent au bout de quelques jours, et il est extrêmement rare qu'un véritable érysipèle, encore moins une inflammation plus grave, aient succédé à des applications iodées non prolongées intempestivement.

Mais, après les applications les plus ordinaires, l'épiderme jaunit d'abord, puis, brunit et noircit; il se ride bientôt, se fendille et tombe en écailles plus ou moins larges, mais seulement lorsqu'un épiderme nouveau est déjà formé au-dessous de lui; en sorte qu'il n'y a jamais après la chute de surfaces à vif, encore moins de surfaces enflammées et suppurantes. L'appli-

2.

cation des diverses teintures, même sans addition d'eau,
ne produit que ces effets. Sur les muqueuses, l'effet
est moins prononcé encore, et c'est là une propriété
des plus remarquables des iodiques que de déterminer
des irritations, des inflammations superficielles sans
suppuration. Un des habiles praticiens de Paris, M. le
docteur Boinet, a tiré de ce fait des conséquences d'une
haute importance pratique, que nous signalerons dans
la partie thérapeutique de ce travail.

Les effets qui précèdent appartiennent presque exclusivement à l'Iode pur, qu'il soit à l'état de simple
mélange dans les topiques que l'on emploie, ou qu'il
se dégage des composés qui forment la base de ces topiques. Cependant la pommade d'Iodure de plomb,
mais surtout celle d'Iodure de potassium, provoquent
quelquefois des phénomènes analogues, quoique toujours infiniment moins intenses que ceux dus à la pommade d'Iode pur ou d'un Iodure iodé.

Les phénomènes locaux produits sur le tube digestif
appartiennent presqu'exclusivement à l'Iodure de potassium, non assurément que l'Iode n'en déterminât de
semblables et de beaucoup plus intenses, s'il était administré à l'intérieur, mais on a renoncé, avec raison,
à cette manière de l'administrer, depuis que l'on possède des composés pour le moins aussi efficaces que lui
et qui sont loin d'en avoir les inconvénients ; tels sont
l'Iodure de potassium dont les inconvénients sont incomparablement moindres, et l'Iodure de fer qui n'en
a absolument aucun sous les formes que nous sommes
parvenu à lui donner. — Les phénomènes qui nous

occupent s'expliquent en partie par l'action dissolvante
de l'Iodure de potassium sur le mucus du tube digestif, action que ce sel ne possède pas seulement à l'é-
gard du sang mort, mais aussi à l'égard de tous les
produits albuminoïdes ou protéiques de l'économie (mucus, lymphe, synovie, etc.). La muqueuse buccale d'a-
bord se trouvant ainsi dépouillée d'une partie du mucus qui la baigne et la lubréfie, devient sèche et s'irrite
plus ou moins, suivant le degré de concentration de la
solution Iodo-Potassique, et suivant la quantité que le
malade en prend. Les mêmes symptômes se propagent
jusqu'à l'estomac, et même plus loin ; mais en s'affai-
blissant de plus en plus à partir de l'œsophage, non-
seulement parce que la solution excitante traverse beaucoup plus rapidement ce conduit que la bouche, mais
aussi parce qu'elle s'affaiblit à mesure qu'elle se délaie
dans une plus grande quantité de fluides animaux.
Néanmoins, lorsque les malades prennent au delà d'un
gramme d'Iodure potassique, il n'est pas rare de voir
l'estomac ressentir un degré d'irritation qui trouble assez la digestion pour obliger à suspendre le médicament.
La dose d'un gramme suffit assez souvent pour produire dans la bouche une sècheresse fort incommode,
quelquefois suivie assez promptement d'une hypersécrétion salivaire abondante, qui incommode beaucoup
les malades, qui persiste souvent plusieurs jours et
même quelques semaines après la suspension du médicament, et qui pourrait en imposer au praticien peu
attentif pour une salivation mercurielle, quoiqu'elle ne
s'accompagne pas de stomatite, encore moins d'ulcéra-

tions buccales, non plus que de l'odeur fétide de la salivation hydrargyrique.

L'action fluidifiante n'est cependant pas absolument la seule qui concoure à produire l'hypersécrétion salivaire, car on l'observe quelquefois, à un très-léger degré il est vrai, à la suite de l'administration de l'Iodure de fer (dont l'action, on se le rappelle, est coagulante), et aussi à la suite de l'emploi externe des teintures ou des pommades iodées. Il ne paraît donc pas douteux que l'affinité spéciale de l'Iode pour l'excrétion salivaire ne contribue un peu à accroître l'activité de cette excrétion. Lorsque les malades crachent dans des vases d'étain, on peut d'ailleurs s'assurer, par la couleur que prend le vase, que l'Iode se trouve en dissolution dans la salive. Mais quand il n'y a qu'une légère hypersécrétion, ce qui arrive quelquefois (et constamment avec l'Iodure de fer qui ne détermine jamais d'accidents gastriques), ce phénomène n'exige nullement que l'on suspende l'usage du médicament.

L'introduction récente des inspirations iodées dans le traitement de la phthisie pulmonaire a permis d'observer l'action locale de l'Iode sur la muqueuse laryngo-bronchique. Cette action n'a pas été moins irritante que sur les autres tissus, et l'irritation a été assez intense, pour qu'on ait été obligé de suspendre la médication après quelques tentatives. Divers procédés et appareils ont cependant été imaginés dans ces derniers temps pour enlever aux inspirations leurs inconvénients; nous en dirons quelques mots dans la partie thérapeutique de ce travail.

RÉSUMÉ DE L'ACTION PHYSIOLOGICO-PATHOGÉNIQUE DES IODIQUES.

Si l'on a suivi avec quelque attention les détails qui précèdent, on a pu voir combien l'étude de l'action dite physiologique des iodiques est incomplète, et combien elle restera incomplète encore après le petit nombre de faits nouveaux que nous avons signalés; on a pu voir aussi combien les phénomènes produits par les diverses préparations iodiques diffèrent entr'eux, et combien même une seule préparation peut déterminer des effets divers, suivant les doses auxquelles on l'administre, et son degré de concentration. Ce que nous avons vu de plus général dans les divers composés iodiques, est leur action excitante, irritante pour quelques-uns, sur la plupart des systèmes organiques, leur affinité pour l'élimination par la sécrétion salivaire, sécrétion que plusieurs iodiques ont plus ou moins de tendance à activer. D'après ces faibles liens, dans quelle catégorie classique de médicaments convient-il de placer l'Iode et ses composés? et, avant tout, les catégories classiques sont-elles basées sur des données positives, et d'une utilité quelconque pour la médecine théorique ou pratique?

« En vérité, dit M. Trousseau, nous ne savons s'il existe, dans la matière médicale, un seul agent qui puisse se ranger dans une classe déterminée. » Et ailleurs: « Outre ses propriétés altérantes, l'Iode (1),

(1) Et sous cette dénomination les auteurs entendent tous les composés iodiques.

par exemple, est excitant emménagogue. Ce que nous disons ici a ce double but, d'abord de faire voir la vanité des classifications, et en outre de bien faire apprécier aux praticiens les qualités complexes des médicaments, pour qu'ils puissent se mettre sur leurs gardes, avertis qu'ils sont que les agents de la matière médicale sont souvent des armes à deux tranchants, et qu'il faut savoir à propos utiliser une des propriétés du médicament et neutraliser celle qui, dans la circonstance présente, pourrait être nuisible. »

Il y a dans les paroles qui précèdent deux choses qui n'en font guère qu'une, et que nous acceptons complétement : c'est l'impossibilité de faire rentrer *un seul agent* dans une classe déterminée, d'où résulte évidemment *la vanité des classifications*. Il est à regretter qu'imbus de cette opinion si juste, les auteurs du traité de thérapeutique aient cru devoir se soumettre à un usage qui, s'il a un effet quelconque, ne peut être que nuisible à la thérapeutique, car nous sommes loin d'admettre le correctif que donnent les auteurs à l'erreur commune, « qu'il faut savoir à propos utiliser une des propriétés et neutraliser celle qui, dans la circonstance présente, pourrait être nuisible. » Ce correctif indique que le praticien peut se laisser guider par les effets dits physiologiques d'un médicament pour obtenir des effets thérapeutiques analogues, ce qui est la plus radicale et une des plus funestes de toutes les erreurs thérapeutiques. Cette vérité sera suffisamment démontrée plus loin en ce qui concerne l'Iode. Il y a encore une autre chose que nous ne pouvons accepter dans les paroles de **MM.** Trousseau et Pidoux, c'est que, décidés à suivre l'usage adopté touchant les classifications, ils aient adopté aussi celui de placer l'Iode et les iodiques parmi les altérants. Quelles sont, d'après ces auteurs, les propriétés des altérants? « Ces médicaments *dénaturent* le sang et *les humeurs diverses*; ils les rendent moins propres à la nutrition intersticielle et à fournir des éléments aux phlegmasies aiguës ou chroniques; peut-être agissent-ils en rendant impossible la génération des produits accidentels épigénétiques. » (loc. cit. t. 1, p. 295.)

Les praticiens qui auront quelquefois dans leur vie employé l'Iode, demanderont peut-être où et comment **MM.** Trousseau et Pidoux se sont assurés que ce métalloïde et ses composés *dénaturent le sang* et *les humeurs diverses*, et les rendent moins propres à la nutrition *intersticielle* (il paraît que les auteurs connaissent plusieurs espèces de nutrition), quand ces praticiens auront vu que, sous l'influence des iodiques, le sang des goîtreux, des scrofuleux, des chlorotiques, des individus affaiblis par une cause quelconque, devient plus coloré, que leurs chairs deviennent plus fermes, leur teint plus vif, leur appétit meilleur, leurs forces plus grandes, etc. ? **MM.** Trousseau et Pidoux n'ont pas jugé à propos de satisfaire d'avance à la curiosité des praticiens; mais ils leur auraient sans doute donné pour raison que l'*Iodure de potassium* rend plus fluide le sang *mort !*

C'est en se basant sur la même propriété que notre honorable confrère **M.** Dorvault, après avoir repoussé justement la propriété altérante des iodiques, comme caractère prédominant, les a classés dans une catégorie nouvelle qu'il a créée, celle des agents *chimico-catalytiques*, subdivision de la classe des agents *physiologico-chimiques* du même auteur. Nous avons déjà démontré que rien n'était moins certain ni même moins probable que la prétendue action (*fluido-catalitique*) de *l'Iodure potassique* sur les humeurs *vivantes*; il est certain que cette action n'a rien de réel pour la plupart des autres iodiques; enfin, qu'elle est tout-à-fait opposée en ce qui concerne l'Iodure de fer; à supposer que la classification de notre savant confrère fût bonne (1), elle ne serait donc applicable qu'à l'Iodure potassique, considéré dans son action sur les fluides *morts*; or, c'est en considération de leur action sur les fluides et tissus *vivants* que les classifications sont habituellement faites.

Dans la classification fantastique de Giacomini, l'Iode

---

(1) C'est là du reste une concession que nous ne saurions faire. Il suffira, pour montrer à tous les médecins combien nous y sommes autorisé, de laisser l'auteur exposer sa classification : « Parmi les médicaments, les uns agissent *sympathiquement* sur nos organes, dont ils modifient les états morbides, en vertu d'un effet de simple transmission PAR CONTINUITÉ DE TISSU; tels sont les émollients... Ce sont les médicaments *physiologico-SYMPATHIQUES*! » Transformer ce qu'on entend en médecine et en physiologie par *sympathie* en une action *par continuité de tissu*, et les cataplasmes en médicaments *sympathiques*, c'est juste le renversement de toutes les idées admises, et, il faut bien le dire, le renversement de toutes les notions de physiologie et de pathologie. Nous croyons que cet échantillon de classification nous dispense d'examiner le reste, et qu'il démontrera suffisamment que notre distingué confrère, dont nous apprécions généralement le talent, s'est complétement égaré ici, en se hasardant sur un terrain qui n'était pas le sien.

et ses composés font partie des hyposthénisants ou con-
tre-stimulants, ordre troisième, *hyposthéniques lym-
phatico-glandulaires*. La classification du romantique
thérapeutiste est aujourd'hui aussi inutile à discuter
dans sa généralité que dans son application spéciale à
l'Iode.

Enfin, quelques classificateurs ont placé l'Iode parmi
les excitants, et ce ne sont pas ceux-là qui ont été les
moins bien inspirés. Toutefois, si cette classification
convient assez bien à l'Iode pur, on doit reconnaître
qu'elle convient peu aux iodiques en général. Quant
aux deux plus importants d'entre eux, l'Iodure de potassium et l'Iodure de fer, une des classes dans laquelle
personne n'a songé à les placer, et qui leur conviendrait
le mieux, est assurément celle des médicaments *recons-
tituants* ou *reconstitutifs*. Mais nous ne ferons ni même
ne proposerons cette réforme ; car, on ne saurait trop
le répéter, les classifications *physiologiques* des médicaments, outre qu'elles sont toutes fondées sur des
données entièrement ou presqu'entièrement hypothé-
tiques et sur des analogies trompeuses, ne peuvent
absolument conduire à rien en thérapeutique, si ce
n'est à des indications aventureuses et quelquefois funestes. Quiconque donc voudra connaître l'action physiologique d'un médicament n'aura d'autre moyen que
de l'expérimenter sur les animaux et sur l'homme sains,
et à tenir rigoureusement compte de tous les effets produits ; de même que celui qui voudra connaître l'action
thérapeutique de ce même médicament n'aura qu'à
faire les mêmes expériences sur les animaux et l'homme

malades, sans chercher dans les effets physiologiques déjà connus autre chose que de vagues indications.

§ 2. ACTION THÉRAPEUTIQUE.

Que des pharmaciens, qui sont ou qui peuvent se croire plus ou moins chimistes, aient pu ignorer ou méconnaître les principes qui précèdent, et qu'ils aient eu l'idée d'expliquer l'action des Iodiques par celle de l'Iodure de potassium sur le sang et sur divers fluides organiques morts, cela se conçoit à la rigueur : les chimistes, quand ils s'aventurent dans le domaine des sciences biologiques, doivent nécessairement courir le risque de ne pas voir plus loin que leurs cornues. Mais que la même pensée soit venue à des médecins, avant d'avoir même tenté aucune expérience sur le vivant, et tout récemment encore à un médecin *iodographe*, après les expériences et observations aujourd'hui connues (1), c'est ce qu'il est plus difficile de comprendre, et nous éprouvons vraiment quelque embarras à rap-

---

(1) « L'action de l'Iodure de potassium sur le sang est remarquable *parce qu'elle* semble donner la clé de l'action intime *des iodiques*, » telle est l'idée exprimée par ce médecin. Il y aurait d'abord à lui faire observer :

1º. Qu'il n'est pas démontré que tous les iodiques aient sur le sang mort la même action que l'Iodure de potassium (nous avons vu que pour l'Iode et pour l'Iodure de fer, c'est tout le contraire);

2º. Que la soude, qui empêche aussi le sang de se coaguler dans un vase, et qui même le dissout quand il est pris en caillot, le *coagule* au contraire *quand on injecte cet alcali dans les vaisseaux.*

Si l'auteur dont il s'agit avait réfléchi à ces deux circonstances et à quelques autres, il se serait aperçu que l'action de l'Iodure de potassium sur le

peler à ces médecins, et à répéter encore une fois, que
l'action physiologique des médicaments ne peut que
fort imparfaitement, et même le plus souvent, en
aucune façon, faire prévoir leur action thérapeutique ;
à plus forte raison ne saurait-on déduire cette dernière de l'action des substances médicamenteuses sur
les tissus ou les fluides organiques passés *à l'état de
cadavre*. C'est donc à l'expérience seule qu'il faut en
appeler pour apprécier la vertu curative des agents

sang *mort* ne pouvait nullement expliquer son action sur le sang circulant
et sur diverses maladies, encore moins l'action physiologique et thérapeutique des iodiques en général.

Pour ajouter à ces remarques quelques faits qui, certes, seront loin de les
compléter, mais qui du moins montreront dans quelles erreurs grossières
doivent nécessairement tomber ceux qui veulent faire à la physiologie, à
la pathologie et à la thérapeutique l'application directe des faits chimiques,
nous extrairons le passage suivant des leçons remarquables de M. Cl. Bernard, publiées dans le *Moniteur des hôpitaux*.

« Les réactions ne se passent pas dans l'économie comme dans le laboratoire. Si l'on prend le sérum du sang et qu'on y ajoute deux substances
bien connues, on verra qu'elles ne se comporteront pas comme on aurait
cru. Si l'on met du chlorure de fer, il se dissoudra dans le sang ; or, on
sait qu'il a la propriété de se combiner avec le prussiate de potasse ; si l'on
fait, d'un autre côté, la même expérience avec de l'eau, on peut s'attendre
à ce que, dans l'un et dans l'autre cas, le prussiate de potasse avec le sel
de fer produise du bleu de Prusse. Eh bien, les choses ne se passent pas
de même dans l'eau et dans le sérum. Dans l'eau, la réaction a lieu, la
liqueur devient bleue ; dans le sérum, rien de semblable ne se produit.

» Pourquoi ? Quelle est l'action qui intervient ici ? On voit qu'on se
tromperait si l'on croyait, en introduisant du prussiate de potasse dans
une veine et du chlorure de fer dans l'autre, que l'on produira du bleu de
Prusse. J'ai fait cette expérience sur des animaux, et j'ai vu que ces deux
substances pouvaient circuler dans le sang, sans produire d'accidents....
.... » (*Cours de physiologie générale fait à la faculté des sciences ;*
(MONITEUR DES HÔPITAUX), t. II, p. 1089, 18 novembre 1854).

thérapeutiques; l'expérimentation physiologique sur les animaux et sur l'homme mort, ou même vivant, ne peut que servir d'indication lointaine. Nous n'avons pas la prétention, en rappelant ces principes, de rien apprendre à ceux pour qui ce livre est écrit, c'est-à-dire aux praticiens; mais seulement de leur montrer, une fois de plus, dans quel esprit est conçu notre ouvrage. C'est donc uniquement d'après l'observation clinique que nous jugerons l'action thérapeutique des iodiques, et notamment celle de l'Iodure de fer, à l'étude duquel nous nous sommes spécialement consacré.

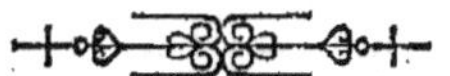

CHAPITRE II.

DE L'ACTION DES IODURES EN PARTICULIER.

ART. 1er. — IODURE DE FER.

§ 1er. ACTION PHYSIOLOGIQUE.

Nous n'avons pas à ajouter ici à l'action physiologique l'action pathogénique, encore moins l'action toxique. L'Iodure de fer, à une dose dix fois plus élevée que celle qui est nécessaire pour produire des effets thérapeutiques, produit seulement quelques phénomènes de pléthore, et de congestion cérébrale et quelquefois pulmonaire. C'est ce qu'observèrent, en 1842, MM. Andral et Piédagnel qui, pour répéter les expériences de Dupasquier, donnèrent jusqu'à un gramme et plus d'Iodure de fer, sans observer d'autres phénomènes que ceux que nous venons de mentionner ; il est vrai que ces honorables praticiens donnaient l'Iodure préparé par le procédé ordinaire, ce qui rend impossible la détermination exacte de la dose administrée. Quant à des effets toxiques, nous avons pu en administrer à des chiens jusqu'à dix grammes à la fois, sans déterminer autre chose que des vomissements qui ont été suivis du rétablissement immédiat de la santé.

Nous avons assez indiqué les effets physiologiques de l'Iodure de fer, en étudiant cette action dans les iodiques en général, pour n'avoir pas besoin d'y revenir. Nous rappellerons seulement ces deux faits, dont le second est d'une grande importance pour la pratique :

1°. Les effets physiologiques de l'Iodure de fer sont ceux de la médication tonique et reconstitutive par excellence ;

2°. L'Iodure de fer est la seule préparation ferrugineuse connue dans laquelle le fer passe dans la sécrétion salivaire et dans la sécrétion lactée (1), circonstance qui multiplie les points de contact, conserve le médicament plus longtemps dans la circulation, en facilite ainsi l'action intime, et permet d'administrer le fer aux jeunes enfants, à l'aide du lait de la mère, d'une nourrice ou d'une ânesse. (Voir : leçons de M. le professeur Cl. Bernard, *Moniteur des Hôpitaux*, 20 février 1855.)

Est-il nécessaire, après ces faits constatés expérimentalement, de discuter l'opinion de M. Trousseau, qui a écrit en 1851 :

(1) Cette circonstance que nous avons pu vérifier plusieurs fois, qu'une autorité plus compétente, celle de M. Cl. Bernard, a vérifiée comme nous, répond pour nous à cette hypothèse que M. Trousseau a formulée dans son livre, où, si souvent les hypothèses tiennent la place des démonstrations : « ...... Encore est-il que l'Iodure ferreux *doit être* en partie décomposé par les acides de l'estomac, et ce qui parvient dans le sang DOIT, en présence du carbonate de soude, *donner naissance à de l'Iodure de sodium et à du carbonate de fer.* » On voit que l'habile professeur raisonne assez bien chimie pour un physiologiste, mais qu'il raisonne malheureusement physiologie tout au plus comme un chimiste. S'il avait assisté à une leçon expérimentale de M. Bernard, il aurait vu comment on peut raisonner des phénomènes chimiques que les médicaments produisent dans le sang et dans les fluides de l'économie.

« Encore est-il que l'Iodure ferreux *doit être* en partie décomposé par les acides de l'estomac, et ce qui parvient dans le sang *doit*, en présence du carbonate de soude, donner naissance à de l'Iodure de sodium et à du carbonate de fer. *Il semble* donc plus rationnel d'administrer concurremment l'Iodure de potassium et les bonnes préparations martiales, que d'avoir recours à l'Iodure de fer, dans les cas où la chlorose se complique d'une affection scrofuleuse, etc. »

Si M. Trousseau, au lieu de se hasarder dans les *on doit* et dans les *il semble*, avait pris le plus court chemin et fait directement une seule expérience, il se serait assuré que l'Iodure de fer passe indécomposé dans les urines, dans la salive et dans le lait, et il se serait gardé de donner un fâcheux conseil aux praticiens, quand il est démontré aujourd'hui par des milliers d'observations que l'Iodure de fer peut être comparé, sous le rapport de l'innocuité, à la plus innocente des préparations martiales, tandis que, comme puissance thérapeutique, il est supérieur à la plus savante association d'Iodure de potassium et d'un composé ferrugineux.

§ 2. DE L'ACTION THÉRAPEUTIQUE DE L'IODURE DE FER.

1º. PARTIE HISTORIQUE.

A voir l'extension qu'a prise aujourd'hui en thérapeutique l'Iodure de fer, qui ne le cède pas en importance a l'Iodure de potassium lui-même, et qui bientôt aura dans la thérapeutique un rang supérieur à ce dernier, on pourrait croire qu'il a fallu une longue suite d'années pour lui donner un tel crédit. Il n'en est rien cependant, et l'Iodure de fer date presque d'hier. C'est en 1834 seulement que Dupasquier, ayant fait des expériences du plus haut intérêt pratique sur l'emploi de cette préparation dans le traitement de la phthisie pulmonaire, publia les premiers résultats de ses recherches, et proposa une nouvelle préparation iodo-ferrée qu'on trouvera plus loin. Pour qui connaît la sincérité d'observation de Dupasquier, professeur à l'Ecole de médecine de Lyon, à la fois médecin habile et chimiste distingué, il n'est pas permis de révoquer en doute l'exactitude des faits qu'il a publiés; il est évident qu'il a obtenu plusieurs fois la guérison de malades affectés de tubercules pulmonaires à l'état de crudité, et plusieurs améliorations considérables chez des malades dont les tubercules avaient subi un commencement de ramollissement.

Toutefois, les essais de Dupasquier ne donnèrent pas les mêmes résultats entre les mains de **M.** Piédagnel, qui expérimenta, en 1842, l'Iodure de fer, mais en suivant la formule défectueuse du *Codex*. Ses résultats ne furent pas heureux; mais plusieurs circonstances peuvent en rendre raison.

La dose excessive (de 75 centigr. à 1 gramme au début) à laquelle **M.** Piédagnel donna le médicament, fut cause de légers accidents de congestion pulmonaire et cérébrale qui, tout légers qu'ils étaient, suffisaient

cependant, chez des individus très-affaiblis, pour obliger à suspendre le médicament.

Ce n'est pas que le gramme d'Iodure prescrit arri-
vât tout entier dans l'estomac à l'état d'Iodure ferreux
(ce résultat est impossible avec la formule du *Codex*,
qui ne donne qu'un Iodure à composition très-varia-
ble), mais il y en arrivait encore une trop grande
quantité pour que l'effet thérapeutique ne fût pas dépassé, surtout lorsqu'à l'Iodure surabondant se joignait
encore l'action d'une certaine quantité d'Iode libre qui
se transforme promptement dans l'estomac en acide iodhydrique. En outre, la formule du *Codex*, comme
toutes les autres, contient toujours une certaine quantité de peroxide de fer, qui est aussi d'une digestion
fort difficile pour des estomacs aussi susceptibles que
ceux des phthisiques.

M. le professeur Andral expérimenta, de son côté,
la solution de Dupasquier, mais dans les conditions dé-
favorables des préparations qui se rencontrent dans un
service d'hôpital. Malgré ces conditions, sans obtenir
les succès de Dupasquier, il se trouva néanmoins assez
bien de ses tentatives pour qu'il ait considéré l'Iodure
ferreux comme le médicament le plus précieux contre
la phthisie et qu'il l'ait conservé dans sa pratique.

Il faut d'ailleurs remarquer que tous les malades
traités par MM. Andral et Piédagnel étaient parvenus
au troisième degré de la phthisie; or, on sait trop ce
que peuvent les médications les plus puissantes sur des
phthisiques qui se trouvent dans cette circonstance ag-
gravante d'être traités dans les hôpitaux de Paris.

3.

Au reste, la meilleure preuve, que même dans cette situation fâcheuse l'Iodure ferreux peut encore manifester son influence, c'est que dans cette année 1842, M. Louis, en répétant aussi les expériences de Dupasquier, obtenait quelques bons résultats à l'hôpital Beaujon, grâce au zèle extrême de son interne en pharmacie, M. Paty, aujourd'hui professeur honoraire de l'école secondaire de Reims, pharmacien des prisons de la Seine. Certes, ces résultats ne furent pas comparables à ceux de Dupasquier, puisque M. Louis n'obtint aucune guérison que l'on ait pu considérer comme définitive; mais il obtint plusieurs améliorations remarquables, et si l'on tient compte de la différence des conditions où MM. Louis et Dupasquier ont expérimenté, on verra que les résultats ont plus d'analogie qu'on ne pourrait le croire au premier abord.

En 1844, M. Bricheteau répéta à son tour les mêmes expériences à l'hôpital Necker, et, comme ses collègues, MM. Andral et Louis, il eut à se féliciter de ses résultats. (Voy. *Bull. de Thér.*, *année* 1844.)

Avant que les essais de l'habile professeur lyonnais eussent été répétés à Paris, un praticien, à qui la thérapeutique doit tant de progrès, chercha à faire profiter des travaux de Dupasquier, une branche importante de l'art de guérir. — En 1837, M. Ricord publia, dans le *Bulletin de thérapeutique*, un mémoire sur l'emploi de l'Iodure de fer dans la *syphilis constitutionnelle anémique*, dans lequel il citait plusieurs cas de cette forme de vérole, guéris avec une rapidité inconnue par tous les autres modes de

traitement. Cependant la difficulté d'avoir des préparations iodo-ferrées sur la pureté desquelles il pût
compter, refroidirent beaucoup l'éminent syphiliographe, jusqu'au moment où nous fîmes connaître
à l'Académie la formule de nos dragées, dont il fait
aujourd'hui un fréquent emploi, et dont il obtient les
meilleurs résultats, non-seulement dans la syphilis
constitutionnelle, mais aussi dans la blennorrhagie in-
dolore et la blennorrhée, ainsi qu'on le verra plus loin.

Depuis que les formules que nous avons proposées
sont connues, et que les premières expériences faites
par MM. Monod et Sandras dans les hôpitaux de
Paris, en 1846 et 1847, en ont fait connaître toute
l'utilité, les applications de l'Iodure ferreux sont deve-
nues tellement nombreuses, que l'Iodure de potassium
n'occupe déjà plus, dans la série des iodiques, que la
seconde place, quoique l'importance de l'Iodure de
fer soit encore loin d'être parvenue à son apogée. Ces
applications, nous n'avons, nous ne pouvons avoir la
prétention de les faire connaître toutes ; l'initiative et
la sagacité de chaque praticien en découvriront chaque
jour de nouvelles, qui naîtront des cas particuliers,
et qu'il serait impossible et d'ailleurs inutile de prévoir:
les meilleurs principes de thérapeutique ne peuvent
avoir pour but de suppléer à la sagacité du praticien ;
tout ce qu'ils peuvent faire, c'est de l'éclairer sur les
principales applications, et c'est là ce que nous allons
tenter, en reproduisant quelques-unes des opinions et
des observations publiées par les médecins et chirurgiens
les plus éminents de nos hôpitaux.

2°. PARTIE CLINIQUE.

Ainsi que nous l'avons dit, l'Iodure de fer possède cet avantage extrêmement précieux de réunir à la fois les avantages du meilleur des martiaux et du meilleur des iodiques; on ne sera donc pas surpris qu'il ait été principalement employé par nos maîtres en clinique, dans les maladies où ces deux catégories de médicaments sont spécialement indiquées. C'est dire que ces maladies forment des espèces assez diverses, pour que nous ne cherchions pas à les classer nosologiquement; nous nous contenterons donc de les énumérer.

Les maladies dans lesquelles on a, jusqu'à présent, employé le Proto-Iodure de fer, soit avec un succès remarquable, soit avec des résultats qui doivent seulement faire naître de l'espoir, et encourager de nouvelles tentatives, sont :

1°. Les affections *chloro-anémiques;*

2°. La *phthisie tuberculeuse;*

3°. La *scrofule* et les différentes affections locales qu'elle engendre, et parmi lesquelles il convient de mentionner séparément les deux catégories suivantes;

4°. Les *ophthalmies* scrofuleuses et lymphatiques;

5°. Les *abcès froids* et *par congestion,* les *inflammations des os* simplement lymphatiques ou tuberculeuses, les *tumeurs blanches,* les *caries,* etc. ;

6°. Les *écoulements* et *flux chroniques* dépendant, soit d'une atonie générale ou locale, soit d'une inflammation chronique, simple ou spécifique;

7°. La *syphilis constitutionnelle* ;

8°. Les *gastralgies*, les *dyspepsies*, et, en général, les altérations de la *digestion* et de la *nutrition*, qui sont sous l'influence d'une débilité congéniale ou acquise ;

9°. Les *kystes de l'ovaire* ;

10°. Le *diabète*... la *diathèse furonculeuse* ;

11°. *L'albuminurie* ;

12°. Le *porrigo favosa* ;

13°. Le *cancer* ;

14°. Les *engorgements chroniques de la rate* ;

15°. Le *goître* ;

16°. *Varia.*

1°. Chlorose. — Anémie.

La première de nos formules de Proto-Iodure de fer inaltérable, c'est-à-dire nos dragées, a été d'abord employée contre la chlorose et contre diverses cachexies que cette altération du sang complique si souvent.

C'est à MM. Monod, chirurgien de la maison nationale de santé, et Sandras, alors médecin de l'hôpital Beaujon, que ces essais sont dus. Ils répondirent si bien à l'attente de ces habiles praticiens, que presque tous leurs collègues, les médecins des hôpitaux, suivirent bientôt leur exemple, et que plusieurs firent connaître, dans leurs leçons cliniques, les avantages que leur avait procurés l'emploi de la nouvelle préparation.

Voici ce qu'on lit dans un des comptes-rendus cliniques de la *Gazette des Hôpitaux*, à la date du 8 février 1851 :

« La chlorose est du petit nombre de ces maladies dont le traitement est arrivé au point que la science et la pratique n'ont pour ainsi dire plus de désirs à former. Cette assertion, toutefois, n'est vraie d'une manière générale que pour les chloroses simples; elle ne l'est pas pour les chloroses compliquées, spécialement pour celles qui sont compliquées d'hystérie, ce qui est loin d'être rare, ainsi que le savent tous les praticiens. Dans ces cas, il arrive assez fréquemment que les préparations ferrugineuses ordinaires déterminent des douleurs abdominales plus ou moins vives, accompagnées tantôt de diarrhée, tantôt, au contraire, d'une constipation opiniâtre; mais on observe plus souvent encore des symptômes gastriques et, en particulier, des vomissements. C'est dans ces cas que le thérapeutiste est heureux d'avoir à sa disposition plusieurs préparations analogues; car, par une de ces bizarreries qui ne sont que trop fréquentes en pathologie, et même en physiologie, pendant qu'une préparation ou ne réussit pas ou ne peut être supportée, une autre préparation analogue réussit au contraire parfaitement et ne détermine aucun accident. C'est dans ce sens que les préparations mercurielles, quelque nombreuses qu'elles soient, trouvent cependant toute leur application ; c'est ce qui paraît être vrai aussi de l'Iodure ferreux. Outre les avantages précieux que ce sel possède dans le traitement des diverses formes de scrofules et dans les affections dépendantes d'un tempérament lymphatique exagéré, ainsi que dans toutes les cachexies anémiques, il est destiné encore à rendre des services dans le traitement de plusieurs formes de chlorose. Dans un cas que nous avons observé récemment sur un malade de notre service à la Charité, et dans lequel les diverses préparations ferrugineuses provoquaient des vomissements, soit qu'on les associât ou non à l'opium, les *dragées iodo-ferreuses* de Gille ont été parfaitement supportées par la malade. Elles ont produit, dès les premiers jours, une amélioration sensible; malheureusement la malade, voulant profiter de cette amélioration légère, a aussitôt demandé à quitter l'hôpital, et il est arrivé, ce qui arrive si souvent dans les hôpitaux, qu'on n'a pas pu prolonger une observation qui devait être si intéressante pour la pratique. Mais nous espérons pouvoir compléter prochainement ce que l'expérience a laissé à désirer dans ce cas, plusieurs médecins des hôpitaux expérimentant en ce moment l'Iodure ferreux, conservé suivant la formule que M. Gille a fait connaître, et sur laquelle l'Académie de médecine a fait un rapport favorable. » (*Gazette des Hôpitaux*, revue clinique hebdomadaire, 8 février 1851.)

Le fait principal signalé d'une manière spéciale par le savant professeur, dans l'observation qui précède, c'est la facilité avec laquelle les dragées de Proto-Iodure de fer ont été tolérées par un estomac qui s'était montré réfractaire à toutes les autres préparations de fer. Ce qui a été observé dans ce cas n'est point un accident qui peut se présenter et qui se présente effectivement quelquefois, dans l'administration de tous les médicaments. C'est, au contraire, une des propriétés essentielles du Proto-Iodure de fer, *convenablement conservé*, d'être si admirablement toléré par l'estomac, que depuis huit ans que nous le voyons administrer sur la plus vaste échelle, à peine nous a-t-on signalé quatre ou cinq malades dont l'estomac avait été réfractaire à nos *dragées*. Il n'en est pas tout à fait de même de notre *huile*; nous nous expliquerons plus loin à cet égard. La généralité, on pourrait même dire la constance du fait que nous signalons, avait d'ailleurs frappé l'éminent médecin de la Pitié, M. Gendrin, qui, dans sa leçon du 12 août 1851, s'exprimait ainsi :

« Dans le traitement de la chlorose, les préparations que l'on ait préconisées à plus juste titre, ce sont sans contredit les sels de fer : ainsi, la solution d'acétate de fer avec l'alcool est surtout usitée en Allemagne; les sulfates et les carbonates de fer ont été tour à tour employés; le chlorure de fer, pouvant être administré dans l'éther, a eu de même un instant de vogue, puis, on l'a presque oublié, car il présente un grave inconvénient : l'éther se volatilise, et le fer se dépose sur le collet des dents qu'il noircit. Certaines préparations sont plus facilement absorbées, et mettent plus rapidement en jeu l'irritabilité de l'estomac; ce sont les préparations solubles. Ainsi les dissolutions de sulfate de fer, de tartrate de potasse et de péroxyde de fer, connues sous le nom de boules de Nancy, procurent de bons résultats.

» Les eaux minérales ferrugineuses rendent également d'éminents services ; il ne faut cependant pas se faire illusion sur leurs propriétés ; le bien que les malades en retirent provient aussi, on n'en peut douter, des distractions, de l'air vif, de l'exercice modéré, du contentement d'esprit que trouvent aux eaux les personnes qui s'y rendent..............................

» On a cherché et l'on a réussi à unir les préparations ferrugineuses aux substances toniques ; c'est ainsi qu'on a fait réagir l'acide cyanhydrique sur le fer, pour obtenir un cyanure de fer. Lorsque l'irritabilité nerveuse est considérable, qu'il y a des palpitations, ce médicament exerce un effet sédatif bien constaté, en même temps qu'il est tonique ; toutefois, n'employez ce cyanure qu'avec la plus grande réserve, à cause de l'acide qu'il contient.

» Mais la préparation *la plus utile* dans les cas de chlorose compliquée de scrofule ou seulement d'un tempérament lymphathique, comme cela arrive si souvent, c'est le Proto-Iodure de fer. Malheureusement ce sel se décompose avec la plus grande facilité, et, pour employer le sirop de Dupasquier avec avantage, il fallait que ce sirop fût préparé au moment même où il allait être pris.

» M. GILLE a imaginé un procédé de conservation qui remplit parfaitement les vues des praticiens. Il confectionne des dragées qui contiennent de l'Iodure de fer enveloppé d'une couche de sucre qui empêche d'une manière absolue la pénétration de l'air. Ces dragées ont pu être conservées pendant plus de deux ans sans que l'Iodure fût en rien altéré.

» Nous avons pu constater l'*extrême efficacité* de cette préparation, qui est précieuse non-seulement parce qu'elle permet la conservation indéfinie d'un des médicaments les plus actifs, mais aussi parce qu'elle en rend l'administration facile, ce qui n'est pas d'un médiocre avantage dans une maladie qui est si souvent accompagnée de caprices et d'indocilité chez les malades. Mais le *Proto-Iodure de fer* a encore sur les autres préparations, l'*avantage d'être beaucoup plus facilement supporté*, avantage qu'il doit, sans doute, à une solubilité très-grande qui en permet l'absorption immédiate. » (Gendrin, *leçon clinique sur la chlorose et les affections nerveuses;* leçon du 12 août 1851, recueillie et rédigée par **M.** le docteur Hugot.)

Si c'est un grand avantage pour un médicament d'être facilement supporté par les voies digestives, il en est un autre qui n'est guère moins considérable, c'est la promptitude de son action curative. Comme préparation martiale, le Proto-Iodure de fer possède d'une manière très-manifeste ce dernier avantage sur tous les autres composés ferrugineux. C'est ce que **M.** le professeur avait remarqué dès les premières applications qu'il fit de nos *dragées*, et ce qu'il signalait dans les termes suivants, dans sa clinique du 25 février 1852, recueillie et publiée par **M.** le docteur **A.** Foucart, son chef de clinique.

« Les préparations de fer ne manquent pas contre la chlorose, et c'est à bon droit que cette maladie, d'ailleurs peu dangereuse, est considérée comme l'une de celles sur lesquelles la médecine a le plus de prise. Mais si la guérison d'une chlorose est assurée à peu près dans tous les cas, il s'en faut que cette guérison se fasse toujours *dans un court espace de temps*. Rien n'est plus fréquent, dans la pratique, que de voir des malades chlorotiques auxquelles il faut continuer pendant *des années entières* le régime et la médication tonique avant de triompher définitivement du mal dont elles sont atteintes. Dans ces cas, qui sont loin d'être rares, si la chlorose ne met pas les jours en danger, elle n'en est pas moins *une source féconde de souffrances*, et, pour les malades qui ont besoin de se servir de leurs bras, *une grande cause de misère*. A ces deux points de vue, qui ne sont guère moins importants l'un que l'autre, il est *de la plus grande utilité*, malgré la richesse de l'arsenal thérapeutique antichlorotique, de trouver *des préparations plus actives* que celles dont on fait généralement usage. A ces deux points de vue donc, on ne peut que louer les efforts du savant et regrettable Dupasquier pour introduire dans la thérapeutique un médicament aussi actif que le Proto-Iodure de fer. Si le sirop d'Iodure de fer n'a pu devenir un médicament vulgaire, à cause de son peu de stabilité, on n'en doit pas moins reconnaître qu'il constitue déjà un progrès important, qui a servi de point de départ aux préparations beaucoup plus parfaites que nous possédons, et en particulier aux *dragées d'Iodure de fer* préparées par M. GILLE. Grâce à cette préparation, l'administration de l'Iodure de fer est devenue aussi facile que celle de l'oxyde ou du sous-carbonate de même métal. On ne sera plus obligé d'en réserver l'usage pour les maladies graves, comme la phthisie, les affections profondes des os, etc. ; on pourra aussi l'appliquer aux *simples chloroses et aux anémies*. Les deux faits suivants, que nous venons d'observer dans notre service, montrent tout ce qu'on peut en attendre dans ces circonstances.

» Au n° 30 de la salle St-Antoine a été couchée la nommée Catherine Septfontaine, âgée de vingt-deux ans, domestique, entrée le 11 janvier 1852.

» Cette femme, d'un tempérament lymphatique, d'une assez bonne constitution, avait toujours joui d'une très-bonne santé jusqu'à l'âge de dix-neuf ans, époque à laquelle parurent les règles pour la première fois. Depuis ce moment, elle a toujours été assez mal portante. Elle éprouve presque continuellement des douleurs épigastriques. Ses digestions sont difficiles ; céphalalgie fréquente, éblouissements, tintements d'oreilles, etc. La menstruation, qui s'était établie difficilement, a continué à se faire d'une manière peu régulière ; les règles sont à peine marquées par quelques gouttes d'un sang pâle et toujours précédées pendant plus d'une semaine d'un écoulement leucorrhéique abondant.

» Au moment de son entrée à l'hôpital, on constate l'état suivant :

» Visage généralement un peu jaunâtre ; pommettes colorées ; légères bouffissures de la face ; céphalalgie fréquente, accompagnée de bouffées de chaleur dans le côté droit de la tête seulement. Eblouissements, tintements d'oreilles ; la malade se plaint d'avoir les pieds constamment froids, tandis que la paume des mains est

chaude et le siége d'une transpiration presque continuelle. Douleurs vives à l'épigastre, n'augmentant pas
à la pression. *Digestions difficiles, peu d'appétit.* Ni
nausées ni vomissements. Désirs des mets acides , du
vinaigre, etc. Selles régulières.

» Le pouls est normal ; palpitations quand la malade
marche vite ou monte un escalier. Pas de souffle au
cœur. Un peu de bruit de diable à droite, mais non con-
tinu. Quelques douleurs névralgiques dans les parois
de la poitrine. Petite toux nerveuse sans expectoration ;
rien du côté de l'appareil respiratoire.

» On prescrit quatre *dragées d'Iodure de fer* de GILLE.
Deux portions d'aliments (1).

» Le 24, il y a eu dans la journée un léger mouvement fébrile ; quelques nausées , inappétence ; ce malaise n'a pas de suites et se dissipe dès le second jour.

» Dans les premiers jours de février , la malade se
sent beaucoup mieux. *L'écoulement leucorrhéique a diminué* sensiblement ; dans la crainte de perdre sa place,
la malade demande sa sortie, disant se sentir assez forte
pour reprendre son service. Elle se propose d'ailleurs
de suivre dehors le traitement dont elle s'est si bien
trouvée à l'hôpital.

» On le sait, rien n'est difficile comme d'obtenir des
malades qui ont déjà éprouvé un certain soulagement
qu'ils prolongent leur séjour à l'hôpital jusqu'à la guérison complète. Dès qu'ils sont ou qu'ils croient être en
état de reprendre leurs occupations , ils se hâtent de

(1) On sait que, dans le langage des hôpitaux de Paris, *une portion*
veut dire *un cinquième* de la portion d'un individu en état de santé ; donc,
au lieu de *deux portions*, lisez : *deux cinquièmes* de portion. — *Note de
l'auteur.*

partir. Il est donc extrêmement difficile d'étudier d'une manière complète dans les hôpitaux l'influence des médications diverses sur les maladies chroniques. On ne saurait dire en particulier si dans l'observation précédente la guérison aurait continué à marcher avec la même rapidité que dans les premiers jours. Toutefois, d'après quelques faits empruntés à la pratique civile et d'après ceux qu'a observés M. Gendrin et qu'il a consignés dans une de ses leçons cliniques, on peut logiquement penser qu'il en aurait été ainsi (1).

» Dans le fait suivant, on voit l'action favorable du Proto-Iodure de fer se produire d'une manière rapide dans un cas d'anémie, suite de perte de sang :

» La nommée Roussel (Adèle), âgée de vingt-quatre ans, chemisière, est entrée le 28 décembre 1851 à l'Hôtel-Dieu, salle Saint-Antoine, n° 9.

» Cette malade, sans être d'une forte constitution, se porte habituellement bien.

» Elle est accouchée le 15 novembre ; l'accouchement s'est bien passé. Environ douze jours après, dans l'intervalle d'une semaine, elle a eu trois pertes ; elle rendait d'énormes caillots. La dernière fut si forte, que la malade perdit connaissance ; on employa la glace, et enfin le tamponnement.

» C'est environ dix jours après ces pertes qu'elle entre à l'hôpital. Elle est d'une faiblesse extrême ; elle ne peut se tenir sur ses jambes, ni même les remuer dans son lit.

» L'appétit est conservé ; mais la malade a des goûts

(1) On a vu ci-dessus un extrait de cette leçon.

bizarres ; ses digestions se font mal ; elle a quelques rapports acides et des éructations fréquentes ; il existe un peu de diarrhée. Elle urine difficilement ; il lui semble, quand on la tient debout, qu'un corps pesant lui tombe sur la vessie. Elle a quelques sueurs la nuit. Ses règles ne sont pas encore revenues. Elle perd toujours en blanc ; mais elle perdait déjà un peu avant son accouchement. La figure est très-pâle ; les lèvres sont décolorées ; la corps entier est d'un blanc mat ; les veines sont à peine apparentes. Elle ne tousse pas ; elle n'a pas de palpitations. On trouve, à l'auscultation du cœur, un bruit de souffle non râpeux au premier temps. Les bruits respiratoires sont parfaitement normaux.

» Cette malade prend pendant dix jours du sirop d'Iodure de fer de la pharmacie des hôpitaux, que, *vu son peu d'efficacité*, l'on remplace ensuite par les *dragées d'Iodure de fer* de GILLE. — Deux portions.

» Le 20 janvier, *sous l'influence de ce traitement, la malade recouvre* RAPIDEMENT *ses forces.* Elle peut se lever ; *ses digestions se font mieux ; elle perd moins en blanc*, mais elle n'a pas encore vu ses règles. Le visage est plus coloré ; enfin il y a dans la santé générale une amélioration notable.

» Forcée, dit-elle, pour des affaires de famille de quitter l'hôpital, elle a demandé sa sortie, il y a quelques jours, et nous nous sommes assuré que l'amélioration a persisté.

« On peut suivre actuellement dans le même service quelques maladies analogues aux précédentes, et contre lesquelles le *Proto-Iodure de fer* est employé avec les mêmes avantages. » — (Rostan, compte-rendu clinique du 25 février 1852.)

Des observations semblables à celles qui précèdent n'ont pas seulement été faites en France ; la plupart des médecins célèbres de l'étranger en ont publié d'analogues qu'il serait sans doute inutile de rapporter ; nous dirons cependant quelques mots des remarques que le docteur Krieg, de Berlin, a soumises à l'appréciation de ses confrères sur ce qu'il appelle la *chlorose prématurée*. Voici comment le *magazin fier phys. und Klin, arzn* (1845, t. 1, p. 49) de Leipzig résume les observations de ce médecin :

« On observe souvent chez les enfants des deux sexes, et surtout chez les filles de 10 à 14 ans, appartenant aux classes élevées, par suite de scrofules, de constitution faible, d'une croissance rapide, et d'une éducation urbaine, un état particulier que l'auteur (le docteur Krieg) appelle *chlorose prématurée*.

» L'aspect des malades est chlorotique ; leur digestion est difficile, leur appétit déréglé ; ils ont de fréquentes éructations aigres, le matin à jeun, et ils vomissent souvent après leur repas ; leur peau est délicate, sèche et fraîche ; leur pouls est le plus ordinairement faible, souvent même à peine perceptible, sujet à des agitations capricieuses ; leur urine est blanche, tantôt épaisse, tantôt claire ; ils maigrissent ; ils ont froid au milieu de l'été, principalement aux pieds et aux mains ; le plus petit mouvement les fatigue ; ils sont dégoûtés de tout, paresseux et endormis. Ces symptômes sont accompagnés de douleurs nerveuses à la tête, à l'estomac, aux bras, aux jambes et au thorax, et d'une impressionnabilité hystérique, qui se manifeste d'abord

par des caprices et des colères, puis, par un rire invo-
lontaire, dont le malade n'a pas conscience ; puis, sans
qu'aucune circonstance extérieure ait provoqué ce changement, par des larmes et des soupirs nombreux. Les
facultés intellectuelles de ces enfants sont affaissées la
plupart du temps ; rarement on observe le contraire.
Nous devons dire pourtant que les petites filles souf-
frantes montrent une maturité au-dessus de leur
âge. »

L'auteur a traité, à peu près à la même époque,
cinq petites filles de 11 à 14 ans et les a guéries en
peu de temps en employant le Proto-Iodure de fer. Il
a, d'une manière générale, obtenu de très-bons résultats de ce médicament dans la gastrodynie chlorotique.

Un médecin, et à la fois un écrivain, dont tout le
monde apprécie le talent, le docteur Casper, rendant
compte des observations des docteurs Hiller et Krieg,
les confirme ainsi qu'il suit :

« J'ai moi-même vérifié l'action du Proto-Iodure de
fer dans la *quasi-chlorose* des petites filles de 10 à
14 ans. L'effet du médicament est *surprenant* dans
beaucoup de cas de spasmes hystériques et autres accidents de cette maladie. » (Casper, médecin Wocheusch.
1843, p. 67.)

Depuis que les éminents professeurs dont nous venons de citer les paroles ont fait et publié leurs observations, celles-ci se sont multipliées à un tel point,
qu'il nous serait impossible de les rapporter, ce qui serait d'ailleurs inutile. La seule chose qui nous paraisse

désormais importante pour la pathologie et pour la thérapeutique, ce sera de résumer dans un tableau statistique la durée comparative d'un grand nombre de chloroses et d'anémies, traitées par des préparations diverses et par le Proto-Iodure de fer inaltérable. Mais tous les détails consignés dans les observations que les médecins ont bien voulu nous transmettre ne sont pas assez précis pour nous permettre un pareil travail ; parfois même, quelques-uns de ces détails sont absents. C'est pour cette raison que nous avons fait de nouveau appel à leur zèle scientifique et nous accueillerons avec reconnaissance les documents qu'ils voudront bien nous adresser.

Mais, s'il nous est impossible de déterminer rigoureusement dans quelles proportions précises le *Proto-Iodure ferreux inaltérable* a une supériorité sur les autres préparations martiales, dans le traitement de la chlorose, il est impossible aussi de méconnaître que cette supériorité existe, et aucun des praticiens qui l'ont mis en usage (du moins ceux qui l'ont prescrit d'après l'une de nos formules) ne l'ont mis en doute.

2o. **Phthisie pulmonaire.**

La phthisie pulmonaire, on le sait, a été l'occasion de toutes les recherches qu'on a faites pour trouver des préparations pharmaceutiques qui conservassent intact le Proto-Iodure ferreux. C'est dans cette maladie terrible qu'on fait encore aujourd'hui la plus importante des applications de ce médicament. Avant d'exposer les observations rigoureusement recueillies, qui démontrent de la façon la plus irrécusable tous les avantages qu'on peut en attendre, *lorsqu'il est conservé chimiquement pur* et donné à des doses convenables, il nous paraît intéressant, ne fût-ce qu'au point de vue historique, de remonter aux travaux de Dupasquier, et de montrer, par une courte citation, combien ce sage médecin avait mis de réserve dans la manière d'exposer le résultat de ses expériences, et combien, par conséquent, des opinions aussi sagement exprimées devaient inspirer de confiance.

« En proposant un nouveau traitement contre la maladie tuberculeuse, disait cet habile observateur en terminant son important mémoire, je ne m'appuie pas seulement sur deux ou trois faits plus ou moins vrais, plus ou moins bien observés, mais sur *six années de pratique continuelle dans un grand hôpital*, en présence des internes et des élèves qui assistent aux visites. Je puis, d'ailleurs, appeler en témoignage de l'exactitude des faits que je vais publier, dans les recueils spéciaux, plusieurs des membres les plus honorables de la médecine pratique lyonnaise.

» Les résultats que j'ai obtenus sont effectivement connus des médecins de Lyon depuis plusieurs années. En 1836, j'ai publié une longue note à ce sujet dans le *Compte-rendu des hôpitaux civils de Lyon* pour l'année 1835.

» Depuis, j'ai parlé plusieurs fois de ces résultats aux séances de la *Société de Médecine* de Lyon; il en est assez longuement question dans le dernier *Compte-*

rendu des travaux de cette Compagnie, publié en 1838 par M. le docteur ROUGIÈRE. Aussi, l'usage du Proto-Iodure liquide, préparé suivant les doses et d'après le procédé que j'ai indiqué, est-il très-répandu aujourd'hui dans la pratique des médecins de Lyon. Parmi les praticiens qui l'emploient chaque jour, je puis citer M. DE POLINIÈRE, *médecin de l'hospice de la Charité* (1); M. BONNET, *chirurgien en chef de l'Hôtel-Dieu;* M. BOTTEX, *ex-médecin de l'hospice de l'Antiquaille* (2).

» Je serais mal compris cependant si, d'après ce que je viens de dire, on allait penser que je répande ce nouveau moyen comme un *spécifique de la phthisie pulmonaire.*

» C'est tout simplement un *remède infiniment plus utile que tous ceux employés jusqu'à ce jour.* » (Journal de Pharmacie, t. 1 et 2, 1841.)

Une conclusion faite dans des termes aussi réservés ne pouvait manquer d'être prise en grande considération par les hommes sérieux. Beaucoup de praticiens répétèrent donc les expérimentations de Dupasquier, mais avec moins de succès que lui. Toutefois tous en obtinrent assez de bien pour avoir jugé utile de conserver l'Iodure ferreux au premier rang dans la thérapeutique de la phthisie, et M. Andral, en particulier,

(1) On sait que ce célèbre praticien est aujourd'hui médecin honoraire et membre du conseil des hôpitaux et hospices de Lyon, honneur dignement conquis par une longue, honorable et laborieuse carrière. — F. G.

(2) Comme l'habile auteur du travail que nous rappelons, M. Bottex a été enlevé à la science, après lui avoir payé d'honorables tributs qui en faisaient espérer de plus précieux encore. — F. G.

le conseille de préférence à tout autre moyen. Mais, ainsi que nous l'avons déjà donné à entendre, les résultats constatés par les expérimentateurs s'expliquent facilement par l'instabilité du médicament qu'ils employaient. Dupasquier, qui était, non-seulement médecin distingué, mais encore chimiste habile; qui, de plus, voulait juger avec rigueur un remède nouveau, prenait la peine de le préparer lui-même et de le faire administrer avant qu'il ne commençât à se décomposer. Dans les hôpitaux, tout le monde sait que rien n'est plus rare que d'avoir une formule magistrale bien préparée, pour peu qu'elle offre de difficulté ou seulement qu'elle demande du temps. La meilleure preuve que le Proto-Iodure ferreux n'a que très-rarement été administré pur dans les hôpitaux, ailleurs que dans les services de Dupasquier, à Lyon, et de M. Louis, à Paris, c'est que la dose qu'on a très-souvent prescrite n'aurait été que difficilement supportée, si le sel iodique avait été bien conservé. On sait que M. Piédagnel, qui, par une routine injustifiable, continue à prescrire le Proto-Iodure du Codex, en donne jusqu'à deux grammes, quand la dose de 60 centigrammes est déjà une dose qui produit des effets aussi marqués qu'on puisse les désirer chez les individus les plus difficiles à émouvoir. Néanmoins, même avec ces préparations infidèles, de bons résultats ont été obtenus, grâce au peu d'Iodure pur qu'elles pouvaient contenir. Aux résultats de MM. Louis, Andral, Bricheteau, Piédagnel, etc., que nous avons mentionnés, nous devons ajouter ceux de M. Bricheteau, médecin de l'hôpital Necker, qui a

rapporté en détail deux faits que le *Bulletin de théra-
peuthique* résume ainsi :

« Dans le résumé du service de M. Bricheteau pendant le premier semestre de 1843, on trouve deux cas
remarquables de phthisie qui méritent de n'être pas
passés sous silence. L'un était dans le service au 1er
janvier, jeune homme d'une vingtaine d'années, gros
et grand, avec toutes les apparences de la plus floris-
sante santé. Certes, à le voir, nul n'aurait pu le soupçonner phthisique. Ce malade était pourtant entré précédemment maigre et chétif, avec tous les signes locaux et généraux de la tuberculisation pulmonaire.
Cela n'avait pas empêché le retour à la santé. Mais le
phénomène le plus remarquable, c'est qu'au moment
où existait cet état si satisfaisant, on a pu entendre du
tintement métallique à la partie postérieure d'un des
poumons, et cela dans une assez grande étendue.

» Le second malade a été amputé de la cuisse par
M. Bonnet, de Lyon, il y a deux ans. Une voiture lui
avait écrasé la jambe. Entré dans les salles le 7 janvier,
il en est sorti le 7 mai. Une caverne a été reconnue
sous la clavicule droite, lorsque le malade est entré.
Plus tard, *les signes de cette caverne avaient disparu ;*
le malade allait bien, toussait à peine ; en un mot, il
paraissait sur la voie d'une parfaite guérison. Tout à
coup, cet état satisfaisant a cessé ; il y a eu comme une
nouvelle éruption tuberculeuse, et cette fois encore on
a pu aisément retrouver les signes un moment disparus.
Ces alternatives se sont répétées deux fois, et lorsque
le malade est sorti, il était bien pour la troisième fois.

» Le traitement, dans les cas qui précèdent, avait consisté en un cautère sous la clavicule droite et dans le *sirop d'Iodure de fer*, de 15 à 25 grammes, qu'il fallait
suspendre de temps en temps, parce que les malades en
étaient dérangés. » (*Bullet. de thérap.*, t, 26, 1844.)

Dans ces deux observations sommaires se montrent
à la fois les avantages du Proto-Iodure de fer et les
inconvénients de la mauvaise préparation dont M. Bricheteau pouvait alors disposer : avantages, par l'amélioration évidemment produite, inconvénients, pour les
difficultés avec lesquelles le médicament a été supporté.
Ces difficultés sont d'autant plus remarquables, que
c'est le sirop de Proto-Iodure qui a été prescrit ici, et
que jamais, aujourd'hui, avec le sirop bien préparé,
d'après notre formule, les malades n'éprouvent le
moindre dérangement d'estomac. Une légère intolé-
rance se manifeste quelquefois, quoique rarement, avec
l'*huile*, mais jamais, nous le répétons, avec le sirop,
qui, par cette raison précisément, est habituellement
réservé pour les enfants jeunes et débiles; tandis que,
pour les malades adultes, les praticiens préfèrent généralement les *dragées* ou l'*huile*.

Quelque importantes que fussent les expérimentations de Dupasquier, de MM. Andral, Piédagnel, Bricheteau, Louis, etc., les difficultés d'avoir une préparation de Proto-Iodure ferreux sur laquelle on pût
compter, les firent sinon tomber dans l'oubli, du moins
classer parmi les faits qui ne peuvent se reproduire que
dans des conditions spéciales où il est impossible à tous
les praticiens de se placer.

Trois ans après les expériences de M. Bricheteau, j'avais déjà trouvé un procédé pour conserver le Proto-Iodure sous forme solide ; mais les praticiens attachant déjà à cette époque une certaine importance aux corps gras dans le traitement de la phthisie, je dus chercher à dissoudre dans l'huile, et après trois années de recherches, j'y parvins enfin. C'est alors seulement que les médecins des hôpitaux se livrèrent à de nouvelles expérimentations sur l'efficacité du Proto-Iodure ferreux dans le traitement de la phthisie, et ces expérimentations confirmèrent pleinement celles de Dupasquier. Plusieurs notes rendant compte de ces expérimentations furent remises au rapporteur de l'Académie, M. Caventou ; nous ne reproduirons ici que les deux suivantes, que le savant rapporteur a placées à la suite de son rapport, et qui ont ainsi un caractère officiel :

Note sur l'emploi de l'huile de Proto-Iodure de fer dans la phthisie par M. Vigla, médecin de la Maison nationale de santé, professeur agrégé à la Faculté de médecine de Paris.

« J'ai donné l'*huile de Proto-Iodure de fer* depuis cinq ou six semaines à une quinzaine de malades environ, dont huit mentionnés dans une note ci-jointe.

» La dose a été presque toujours de deux cuillerées à bouche en vingt-quatre heures, administrées : la première, une heure environ avant le repas du matin ; la seconde, avant le repas du soir.

» La première appréciation que je puisse en faire est relative à la *manière dont elle a été supportée* par les malades.

» Sous ce rapport, il faut reconnaître que cette préparation est *d'un emploi des plus faciles.* Quoique les malades fussent des phthisiques pour la plupart à un degré très-avancé, je n'en ai vu que deux éprouver un léger dérangement gastro-intestinal. Dans ces cas, l'huile ayant été suspendue dès la première apparition de ces accidents, nous avons vu que ceux-ci se produisaient aussi bien en l'absence de l'huile, qui, plus tard, a pu être donnée, lorsque l'estomac était remis, sans que ces accidents se reproduisissent. *Je puis donc assurer que, sous le rapport de la tolérance de la part de l'estomac ou des intestins, l'huile de Proto-Iodure de fer que j'ai expérimentée ne le cède à aucun médicament.*

» *Les malades la prennent sans répugnance ;* ils n'éprouvent, après son ingestion, *ni mauvais goût dans la bouche, ni rapports désagréables ; ils en continuent l'emploi sans en être rebutés ;* ceux qui avaient pris antérieurement de *l'huile de foie de morue* montrent, à ces différents égards, une *préférence très-manifeste pour l'huile de Proto-Iodure de fer.*

» Quant à une seconde appréciation, celle qui consiste à se prononcer sur sa valeur thérapeutique dans le traitement de la phthisie pulmonaire, il faudrait un beaucoup plus grand nombre de faits et beaucoup plus de temps pour se prononcer d'une manière définitive ; je doute même qu'un seul homme, consacrant à cette étude plusieurs années de sa vie, pût arriver à résoudre d'une manière absolue ce problème, tant l'expérimentation est difficile en général, et lorsqu'il s'agit de la phthisie pulmonaire en particulier. Aussi, me bornerai-je

à dire purement et simplement ce que j'ai observé, à savoir : que deux malades entrés pour des pleurodynies
avec bronchite et soupçon de tuberculisation, *ont
éprouvé de bons effets de l'huile de Proto-Iodure ;*
qu'un scrofuleux (**M.** Soliman) est dans le même cas ;
qu'une jeune malade phthisique a vu, *pendant l'usage
de ce médicament, reparaître deux fois ses règles,*
APRÈS CINQ MOIS D'INTERRUPTION.

» En résumé, il résulte de mes observations que
l'*huile de Proto-Iodure* de fer de **M.** GILLE, a été administrée par moi chez un certain nombre de malades au
lieu d'huile de foie de morue ; qu'elle a été supportée
avec la plus grande facilité ; que quelques-uns d'entre
ceux qui avaient préalablement pris l'*huile de foie de
morue, ont exprimé leur satisfaction du changement de
médicament,* et que, dans tous les cas, l'*huile de Proto-
Iodure de fer* produit comme résultat thérapeutique
*tout ce que j'avais le droit d'attendre d'un médicament
qui contient l'*IODURE DE FER SOUS FORME LIQUIDE, sans
aucune saveur, et au sein d'un corps gras qui en rend
l'assimilation facile et qui constitue peut-être lui-même
un médicament avantageux. Dans une maladie (Phthisie
pulmonaire confirmée) où l'emploi des médicaments
actifs est si souvent rendue impossible par l'état d'irritation habituel de l'estomac et des intestins, une préparation telle que l'*huile de Proto-Iodure de fer est
une conquête thérapeutique* DES PLUS UTILES.

» Voici maintenant en quelques mots le résumé de
quelques-unes des observations que j'ai faites jusqu'à ce
jour (mars 1852).

» 1ᵉʳ *Fait*. — Mademoiselle Martin, entrée le 7 septembre 1851, encore dans le service. — *Phthisie pulmonaire au troisième degré. Amélioration.*

» Chez cette jeune malade, âgée de 27 ans, la phthisie fait des progrès locaux sans que l'état général soit proportionnellement aussi grave ; elle a pris de nombreux médicaments, surtout l'huile de foie de morue, qui a été continuée jusqu'au mois d'avril ; elle a dû y renoncer à cause du retour assez fréquent de vomissements et de diarrhées qu'elle provoquait. De plus, cette huile lui inspirait beaucoup de dégoût, lui donnant des pesanteurs d'estomac et des digestions pénibles. — Depuis le 15 janvier, l'huile d'Iodure de fer a été donnée et prise sans répugnance et digérée facilement.

» Le 10 février et le 9 mars, l'écoulement menstruel, *supprimé depuis le mois de septembre,* a reparu au grand soulagement de la malade dont l'état local et général est considérablement amélioré. Elle continue sans la moindre répugnance l'usage du médicament.

» 2ᵉ *Fait.*— M. Chrestien, couché chambre commune, nᵒ 3, lit 1, entré le 5 février, sorti le 19 février. — *Phthisie au troisième degré.* — Huile d'Iodure de fer, facilement prise et sans répugnance ; sorti toussant moins, crachant peu, respirant librement et se croyant guéri. En résumé, amélioration très-marquée.

» 3ᵉ *Fait.* — M. Adet, salle 3, lit 3 ; entré le 18 février, mort l'un des premiers jours de mars. — *Maladie du cœur ; épanchement pleurétique ; albuminurie ; mort.* — L'huile d'Iodure de fer qui fut administrée parce que l'interne crut à une phthisie, fut parfaitement supportée et continuée, parce que le malade s'en trouvait bien et lui trouvait un goût agréable d'huile d'amandes douces.

» *4e Fait.* — M. Moreau, salle 4, lit 7 ; entré le 8 février, sorti le 6 mars. — *Phthisie pulmonaire au troisième degré.* — Huile d'Iodure de fer bien digérée, après avoir été avalée sans nausées ni répugnance. Il lui trouve seulement un goût fade. Dans les derniers jours de l'administration du médicament, il se manifeste quelques vomissements ; on suspend l'huile ; mais les vomissements se répètent et le malade sort dans un état fort grave.

» 5e *Fait.* — M. Chardon, salle 4, lit 8 ; entré le 28 janvier ; encore dans la salle (11 mars). — *Phthisie laryngée et pulmonaire avancées.* Avait renoncé, par une répugnance invincible et par l'absence de tout bon effet, à prendre de l'huile de foie de morue qui lui avait été donnée avant son arrivée à l'hôpital. Il prend l'huile d'Iodure de fer depuis son entrée sans répugnance, sans avoir vomi, sans avoir de la diarrhée. — *Amélioration,* marquée surtout par moins de toux et d'expectoration et par des digestions meilleures.

» 6e *Fait.* — M. Colin, salle 1, lit 2 ; entré le 2 février, sorti guéri le 16 mars. — *Pleurodynie ; grave soupçon de tubercules.* — Huile d'Iodure de fer prise d'abord avec quelque répugnance, mais sans nausées ni vomissements ; le malade s'habitue bientôt au goût du médicament qui lui paraissait d'abord désagréable ; la douleur disparaît sous l'influence des révulsifs, et la toux cesse bientôt sous celle de l'huile. Les digestions et l'état général *s'améliorent considérablement.* Il y a une augmentation sensible d'embonpoint.

» 7e *Fait.* — M. Soliman, salle 3, lit 5, entré le 8 décembre 1851 ; encore dans les salles aujourd'hui (12 mars). — *Diathèse scrofuleuse ; abcès froids sous-cutanés nombreux. Toux ancienne et sèche ; aspect des plus chétifs.*

» L'huile d'Iodure a toujours été prise avec répugnance par le malade (c'est le seul qui ait eu un dégoût très-marqué). Vomissements ; de temps en temps diarrhée qui disparaît promptement, malgré la continuation de l'huile ; aujourd'hui le malade prend encore ce médicament et le supporte bien. Son état est fort grave ; cependant il s'améliore sensiblement depuis son séjour à l'hôpital. Quoique cet homme ait un mouvement fébrile continuel et que la nutrition se fasse mal chez lui depuis longtemps, les digestions s'améliorent et les forces augmentent notablement. L'huile est d'ailleurs très-bien supportée aujourd'hui.

» 8e *Fait.* — Madame Manin, salle 2, n° 4 ; entrée le 16 février 1852, morte le 25. — *Phthisie asphyxique.* — Huile de Prot. de fer, facilement *supportée malgré l'état presque agonique de la malade.* Pas d'effet sensible. »

Note sur l'emploi de l'huile de Proto-Iodure de M. GILLE *, dans le service de clinique de l'hôpital du Val-de-Grâce, par* M. *le professeur* MAILLOT *, inspecteur membre du Conseil de santé des armées.*

« Depuis deux mois, j'ai administré à plusieurs malades l'*huile de Proto-Iodure de fer* de M. GILLE, dans les cas où l'on prescrit l'*huile de foie de morue.* Ces cas étant toujours constitués par des affections chroniques, il est indispensable, pour apprécier d'une manière complète l'action d'un médicament, de prolonger l'expérimentation pendant un temps très-long ; je ne puis donc que constater ici les effets immédiats du nouvel agent thérapeutique.

» Sous le rapport de la *facilité de son administra-*

tion, ce médicament remplit toutes les conditions désirables. Les malades auxquels je l'ai prescrit l'ont pris sans la moindre répugnance, *contrairement à ce qui a lieu, dans la grande majorité des cas*, pour *l'huile de foie de morue.*

» Jamais, après avoir été pris, il n'a occasionné le moindre accident du côté des voies digestives. Je n'ai pas même constaté la plus légère nausée.

» Dans les cas de phthisie avancée, quelques symptômes, tels que la toux, les sueurs et l'insomnie, ont paru favorablement influencés; mais la lésion pulmonaire n'a pas été améliorée sensiblement; souvent même elle a continué ses progrès, ainsi que l'amaigrissement.

» Mais dans un cas où la phthisie, quoique parfaitement caractérisée, était à sa première période, et dont l'observation est jointe à cette Note, *tous les symptômes, y compris les signes sthétoscopiques,* se sont améliorés, et le poids du corps (que j'ai toujours eu soin de noter dans mes expériences) a augmenté de près de 2 kilogrammes en six semaines.

» Ces résultats sont insuffisants pour juger d'une manière définitive l'influence de *l'huile de Proto-Iodure de fer* sur la marche de la phthisie pulmonaire; mais ils suffisent certainement pour encourager les praticiens à expérimenter un médicament qui offre le grand avantage d'être supporté avec une extrême facilité dans une maladie où les voies digestives sont si souvent irritables et réfractaires à une foule d'agents thérapeutiques.

» La dose à laquelle j'ai prescrit l'*huile* de M. GILLE est de 30 grammes par jour, contenant un décigramme (2 grains) *de Proto-Iodure de fer*. Nous avons appris que la dose prescrite par les médecins qui expérimentent dans les hôpitaux civils est moins élevée. Cela tient sans doute à la différence du personnel maladif. Chez nos jeunes soldats, il faut prescrire les médicaments à des doses assez élevées pour obtenir des effets marqués ; tous les médecins militaires sont édifiés sur ce point, qu'il ne faut pas perdre de vue pour comparer les résultats des divers expérimentateurs.

» Voici maintenant la relation du fait dans lequel l'huile d'Iodure de fer a été donnée au début de la phthisie :

Phthisie au début. — Emploi de l'huile d'Iodure de fer. — Amélioration marquée.

» Le nommé Hubert (Jean), fusilier au 31ᵉ de ligne, âgé de 24 ans, n'étant arrivé au corps que depuis trois mois, né dans le département du Bas-Rhin, de parents bien portants, entré à l'hôpital du Val-de-Grâce, salle 30, n° 19, 5 janvier 1852.

» Il a les cheveux blonds et les membres assez grêles ; sa poitrine est régulière, mais le sternum est un peu saillant. Avant son entrée au régiment, ce malade toussait quelquefois ; mais il n'avait jamais fait de maladie grave, ni même été obligé d'interrompre ses occupations. C'est seulement trois semaines avant son entrée au Val-de-Grâce qu'il a été pris de toux, d'insomnie, d'anorexie, d'un malaise général et d'un affaiblissement des forces. A son entrée, on diagnostiqua une *tuberculi-*

sation au premier degré affectant le poumon droit. On prescrivit un régime aussi succulent que possible et des préparations ferrugineuses ordinaires.

» L'état du malade reste le même.

» Le 19, voulant expérimenter chez ce malade l'Iodure de fer, on examine avec le plus grand soin les organes, et l'on note l'état suivant :

» *Auscultation.* — A gauche, sous la clavicule et dans la fosse sus-épineuse , la respiration est un peu dure ; mais l'expansion vésiculaire se fait complétement ; à la partie inférieure du même côté, tant en avant qu'en arrière, respiration un peu faible, mais offrant d'ailleurs des caractères normaux. Du côté droit, le bruit respiratoire est en général diminué ; postérieurement et en bas, on entend quelques râles secs disséminés et lointains ; sous la clavicule , les mêmes râles se font entendre, mais plus abondants et plus superficiels ; ce sont, à proprement parler, des craquements.

» *Percussion.* — La différence de sonoréité n'est pas bien sensible entre les deux côtés de la poitrine ; cependant, sous les clavicules, le son paraît moins clair à droite qu'à gauche.

» *Palpation.* — Les vibrations locales sont , au contraire, plus prononcées à droite, ainsi que le retentissement de la voix apprécié à l'auscultation. Cette différence est surtout appréciable sous les deux clavicules.

» Toux assez fréquente ; expectoration médiocrement abondante, n'ayant pas de caractères particuliers. Fièvre légère, surtout le soir. Peu d'appétit.

» *Poids du corps :* 45 k. 975 grammes.

» On prescrit le même régime , c'est-à-dire les trois quarts de portion en aliments et en vin , de la tisane amère , et , en outre, 15 grammes d'huile d'Iodure de fer.

» Le 23, un nouvel examen attentif fait constater ce qui suit :

» Dans la fosse sus-épineuse droite, la résonnance vocale, plus prononcée qu'à gauche, donne lieu à une véritable bronchophonie ; au contraire, on constate, à plusieurs reprises, que cette résonnance est moindre sous la partie interne de la clavicule droite que dans le point correspondant gauche. Sous la clavicule gauche, l'expiration est un peu prolongée, le murmure respiratoire un peu dur et sans râles. Sous la clavicule droite, on n'entend pas l'expiration ; le bruit d'inspiration est masqué par des râles à bulles humides. Dans la fosse sus-épineuse du même côté, les mêmes râles sont perçus : aux deux bases, la respiration est incomplète.

» *Prescription.* — Trois quarts d'aliments et de vin ; — tisane amère ; — huile de Proto-Iodure de fer, 15 grammes.

» Le 13 février, la toux a disparu presque complétement ; le facies du malade est meilleur. — La respiration est diminuée dans tout le côté droit, surtout au sommet. Quelques râles disséminés à la base droite. — Au sommet postérieur gauche, quelques petites bulles humides, éloignées. — La sonoréité est notablement diminuée au sommet postérieur droit. Les vibrations vocales sont augmentées dans tout le côté droit postérieurement, ainsi que le retentissement vocal.

» *Prescription.* — Trois quarts ; tisane amère ; huile d'Iodure de fer, 30 grammes (1 décigramme d'Iodure de fer par jour).

» Le 2 mars, le sujet a meilleure apparence ; face moins blême, joues légèrement colorées, appétit bon.

» Respiration diminuée des deux tiers sous la clavicule droite, avec quelques râles lointains et obscurs à l'inspiration. En arrière, respiration diminuée dans tout le côté droit, légèrement à la base, d'une manière marquée au sommet.

» Sonoréité diminuée notablement sous la clavicule et dans la fosse sus-épineuse du côté droit.

» *Poids net du corps le 2 mars :* 47 k. 500 grammes (plus d'un kilogr. et demi d'augmentation). — Le même traitement est continué avec succès jusqu'à ce que le malade se trouve assez bien pour demander sa sortie.

» Le second spécimen des faits que j'ai observés n'est pas moins important que celui qui précède, quoique l'amélioration ait été moins marquée. Mais telle qu'elle est, elle n'en est pas moins remarquable dans un cas où *la maladie était déjà avancée au point d'avoir déjà produit des cavernes,* et où sa marche, *depuis plusieurs mois, avait suivi une progression non interrompue.*

Phthisie pulmonaire avancée. — Marche progressive non interrompue. — Huile d'Iodure de fer. — Amélioration.

» Lombard (François), tambour au 44e de ligne, âgé de 26 ans ; 4 ans de présence au régiment ; entré déjà deux fois à l'hôpital ; la première fois, il y a deux ans et demi, en Afrique, pour un ictère ; la deuxième fois, à l'hôpital du Roule, à Paris, il y a deux mois, pour une bronchite avec aphonie. Il sortit de cet hôpital après 19 jours de séjour, et entra au Val-de-Grâce le 22 janvier 1852.

» Le malade déclare qu'il souffre depuis le 15 octobre, jour où il s'est refroidi étant en sueur et a eu de la fièvre. Depuis cette époque, toux nocturne très-fatigante, sueur, chaleur, mouvement fébrile dans l'après-midi.

» A la suite de l'administration des pilules d'agaric blanc, les sueurs ont cessé depuis le 5 février.

» Le 10 février, le malade souffre moins ; l'amaigrissement, qui était prononcé à son entrée à l'hôpital, ne fait point de progrès, mais ne s'améliore pas non plus. Le malade parle et se promène dans la salle sans essoufflement.

» Au côté gauche, postérieurement, la respiration est généralement assez moëlleuse, l'expiration n'est point prolongée ni renforcée ; sous la clavicule, la respiration est normale. Au côté droit, postérieurement, les bruits d'inspiration et d'expiration sont rudes ; au sommet, l'expiration prédomine sur l'inspiration et a un caractère bronchique prononcée. A la fin de l'inspiration et au commencement de l'expiration, râle à bulles assez nombreuses, mais inégales, tantôt sèches, tantôt humides, pressées les unes contre les autres ; on les entend jusqu'à la partie inférieure de la fosse sous-épineuse. Sous la clavicule, les mêmes bulles existent, jusqu'au mamelon, où la respiration devient douce et moelleuse.

» Le retentissement vocal est très-prononcé au sommet postérieur droit.

» Sonoréité diminuée sous la clavicule droite et dans la fosse sus-épineuse du même côté.

» *Poids net du malade* le 10 février : 51 k. 900 gr.

» *Prescription.* — Demi-portion de viande et légumes ; 6 pilules d'agaric blanc, 1 pilule d'opium ; *huile d'Iodure de fer, une cuillerée à bouche.*

» Le 2 mars, toux moindre, expectoration peu abondante, mêlée de liquides salivaires et de mucus opaque, strié. Le malade se sent mieux. Le faciès n'est pas amélioré, la voix est toujours rauque.

» *Postérieurement.* — Au sommet droit, respiration caverneuse très-prononcée, avec râle caverneux. Au sommet gauche, entre l'omoplate et le rachis, quelques râles humides.

» *Antérieurement.* — Sous la clavicule droite, gargouillement ; sous la clavicule gauche, la respiration est encore expansive, l'expiration égale l'inspiration.

» *Poids du corps* le 2 mars : 52 k. 800 grammes.

» Le malade a pris chaque jour, depuis le 20 février, un décigramme *de Proto-Iodure de fer*, c'est-à-dire trente grammes *d'huile*. Le même moyen sera continué. » (*Bulletin de l'Académie* et *Moniteur des Hôpitaux* du 13 octobre 1853.)

Depuis que le rapport du savant et scrupuleux professeur Caventou a été lu à l'Académie, des praticiens nombreux, parmi lesquels nous citerons MM. *Blache*, médecin de l'hôpital des enfants, *Depaul*, professeur agrégé à la Faculté de médecine.

En province, les mêmes observations ont été faites également ; nous nous bornerons à extraire les trois suivantes de l'important travail de M. Putégnat (de Lunéville) auquel nous avons fait et aurons encore à faire plus d'un emprunt :

Tubercules pulmonaires.

» Sp., âgé de 48 ans, d'une constitution détériorée, d'un tempérament lymphatico-nerveux, habitant un logement malsain, tourmenté depuis longtemps par une toux sèche, accompagnée d'essoufflement, est pris, au mois de juillet 1853, d'une légère hémoptysie.

» *Traitement.* — Looch blanc diacodé, tisane pectorale, huile de foie de morue, large vésicatoire sur le point de la paroi du thorax, où le malade accuse une douleur pleurétique. Repos ; vêtement de flanelle. Régime alimentaire substantiel.

» Le 9 octobre, pas d'amélioration ; loin de là, *le malade va en déclinant.* Ce jour Sp. présente les symptômes que voici : Grand amaigrissement, perte d'appétit, découragement, toux fréquente, suivie de crachats nummulaires; sueurs nocturnes, de temps à autre, diarrhée; légère fièvre continue, avec redoublement sur le déclin du jour, chaleur à la gorge et dans la poitrine ; enrouement. Râles muqueux au sommet de chaque poumon ; matité à gauche, en arrière et en haut de la poitrine.

» *Traitement.* — Potages, viandes rôties, œufs, légumes frais au jus de viande ; tisane de lierre terrestre, édulcorée avec du sirop composé, à parties égales, de sirop de gomme, sirop de pointes d'asperges et sirop de Tolu; matin et soir, une cuillerée ordinaire d'*huile de Proto-Iodure de fer ;* repos, vêtement de flanelle.

» Le 1er novembre, facies meilleur, *bon appétit, les forces et l'espoir renaissent ;* moins d'essoufflement, toux moins fréquente, expectoration facile et diminuée, poitrine moins brûlante, enrouement et mal de gorge presque disparus, ainsi que la fièvre. A droite, les *bulles du râle muqueux sont moins nombreuses ;* mais à gauche, elles sont les mêmes, ainsi que la matité.

» Le 10 mars, Sp., remarié depuis trois mois, travaille de son état et continue toujours l'usage de l'*huile d'Iodure de fer,* auquel, dit-il, il doit la vie, ne se doutant point que la marche de son affection mortelle n'est probablement qu'enrayée.

Phthisie pulmonaire.

» M..., âgé de 35 ans, fabricant de gants, est petit, brun et très-maigre. L'auscultation et le plessimétrisme font reconnaître que ses deux poumons sont farcis de tubercules miliaires se ramollissant. M... accuse des sueurs nocturnes, de la constipation, de la douleur au larynx, de l'enrouement, de la toux, suivie d'une expectoration facile et abondante, de la fièvre avec redoublement dans la soirée, de la faiblesse, un grand essoufflement et un manque absolu d'appétit. Tristesse et conscience de sa malheureuse position.

» *Traitement.* — Régime tonique, tisane de lichen, sirop pectoral, trois cuillerées par jour *d'huile de foie de morue.*

» Le 4 décembre, je remplace cette huile par celle de *Proto-Iodure de fer.*

» Sous l'influence de ce remède, *l'appétit renaît*, la *toux devient moins fréquente* et *l'expectoration moins abondante*, *les forces et l'espoir reviennent*; mais bientôt l'affection tuberculeuse, qui avait paru suspendre sa marche pendant un mois, reprend son cours fatal.

» Le 25 mars, M. M..., squelette vivant, épuisé par la toux, l'expectoration, la diarrhée, les sueurs, le défaut de nourriture causé par l'anorexie, n'a plus que quelques semaines à rester au sein de sa famille.

Phthisie pulmonaire.

» L..., cordonnier, âgé de 27 ans, porte une vaste caverne en arrière, au sommet du poumon droit, ayant pour symptômes : de la matité, tantôt du souffle caverneux et de la pectoriloquie, tantôt du gargouillement limité. Son poumon gauche, ainsi que le démontrent la matité et la présence d'un râle muqueux, contient des tubercules miliaires se ramollissant. Il était soumis au traitement suivant : huile de foie de morue (4 cuillerées ordinaires), tisane de lichen, sirop pectoral, potages, viandes rôties, et cela depuis deux mois, époque à laquelle la phthisie galopante s'annonça par une hémoptysie, lorsque le 15 décembre dernier, je lui ai conseillé l'*huile* de GILLE (deux cuillerées ordinaires par jour) en place de l'*huile de foie de morue.*

» Le 25 décembre, le malade tousse et crache moins, la fièvre est diminuée, l'appétit et le sommeil sont revenus. Enfin, *il y a une grande amélioration dans la position de L...,* que celui-ci attribue à la nouvelle huile.

» Il va sans dire que ce moins mal n'a duré que peu de temps. En effet, dans les premiers jours de février, le malade qui, chaque jour s'affaiblissait visiblement, a succombé subitement après un repas, à la suite d'une hémoptysie très-abondante. » (*Journal de la société des sciences méd. de Bruxelles, et Moniteur des hôpitaux, du 15 août* 1854.)

Parmi les faits qui ont été observés depuis que M. Putégnat a publié ceux qu'on vient de lire, deux des plus importants sont dus à un médecin distingué de Paris, M. le docteur Belouino ; les praticiens les liront sans doute avec un vif intérêt :

« Peu de temps après que Dupasquier a eu préconisé l'Iodure de fer dans le traitement de la phthisie, dit M. Belouino, l'action de ce médicament a été tour à tour exaltée ou déclarée mauvaise par des médecins éminents, par de bons observateurs.

» Qu'on se souvienne des tribulations sans nombre, par lesquelles ont passé l'émétique, la vaccine, avant de prendre la position qu'ils occupent aujourd'hui.

» L'Iode, généralement regardé maintenant comme un remède héroïque contre les scrofules, et comme très-avantageux dans la phthisie, était naguère encore anathématisé par Récamier, qui le déclarait nuisible dans cette maladie, et affirmait avoir vu des scrofuleux devenir rapidement phthisiques pour en avoir fait usage. Des observations plus récentes ont assigné à l'Iodure de fer une place importante en thérapeutique; on peut hardiment le mettre aujourd'hui au nombre des meilleurs médicaments que nous possédions. Anciennement il était infidèle, parce qu'il se conservait mal, se décomposait facilement, et, par conséquent, ne donnait pas des résultats toujours identiques. Les médecins, à cause de cela, répugnaient à s'en servir. Aujourd'hui l'Iodure de fer, grâce aux laborieuses recherches de M. Gille, se conserve à l'état de pureté parfaite.

» J'ai eu occasion d'employer très-souvent les préparations de ce consciencieux pharmacien, et j'ai pu acquérir expérimentalement la conviction que l'Iodure de fer est un excellent médicament dans les cas d'anémie, de scrofules, de rachitisme, de chlorose, et souvent dans certains cas de phthisie pulmonaire dans lesquels l'organisme a besoin d'être fortement tonifié.

» Je vais mettre sous les yeux de mes confrères deux

observations qui me semblent prouver spécialement
l'utilité de ce puissant médicament dans la dernière et
la plus grave de ces maladies.

« *Observation I.* — Madame G..., âgée de vingt-quatre
ans, père et mère vivants et paraissant d'une bonne
constitution, a eu une tante et deux cousines mortes
phthisiques. Elle a eu une enfance chétive et maladive,
s'est réglée avec difficulté et a été à plusieurs reprises
atteinte de chlorose. Lors de son mariage, il y a deux
ans, elle avait repris toutes les apparences de la santé.
L'embonpoint était revenu. Il y a trois mois qu'elle a
éprouvé une hémoptysie à la suite de laquelle est restée
une toux sèche et fréquente, revenant plus particulièrement le soir. Depuis six semaines, à peu près, il y a
une expectoration pituiteuse assez abondante. Elle a de
la fièvre qui redouble un peu au milieu du jour et au
commencement de la nuit, et des sueurs assez abondantes le matin au réveil. L'appétit est presque nul. La malade a pris des tisanes émollientes. Les règles ont cessé
depuis deux mois.

» *Etat actuel*, le 16 avril 1855 : Langue très-pâle, digestions pénibles, constipation, foie peu volumineux
ainsi que le cœur, pouls à 100 dépressible, anémie
prononcée. Le nez est effilé, les pommettes sont saillantes et colorées d'une teinte rouge qui tranche sur la pâleur du visage. Les joues sont caves, les conjonctives
bleu de perle, l'amaigrissement est considérable. La
poitrine ne paraît pas déformée. Matité sous-claviculaire
à gauche assez prononcée; bruit d'expiration du même
côté, rude et prolongé, presque résonnant, craquement
sec lors de l'inspiration. Le poumon droit ne présente
rien d'anormal à la percussion ni à l'auscultation. La ma-

lade se plaint d'étouffement et de compression dans la partie antérieure de la poitrine ; l'essoufflement devient considérable et comme nerveux quand elle parle un peu longtemps ; dans ce cas la toux prend le caractère quinteux comme dans la coqueluche; cette dyspnée s'accompagne toujours d'une douleur épigastrique assez vive. La voix est altérée, sourde, son timbre semble abaissé.

» Diagnostic : tubercules pulmonaires à gauche dans tout le sommet du poumon (premier degré).

» *Traitement.* — Lavement laxatif, tisane de fucus, potion calmante avec 15 grammes d'eau de laurier cerise. Repós; trois potages; silence absolu.

» Le lendemain, 17, la malade est plus calme, la fièvre a baissé, l'agacement nerveux est moindre, il n'y a pas eu de dyspnée. — Dragées d'Iodure de fer de Gille quatre par jour. Même régime.

» Les quatre jours suivants, l'Iodure a produit un peu de surexcitation qui disparaît entièrement le huitième jour. La malade est calme, la toux et la fièvre ont diminué. Six dragées par jour, sirop de gentiane au vin de Bordeaux, trois cuillerées dans la journée.

» Le 26, les étouffements ont complétement disparu, la respiration paraît plus libre, le bruit d'expiration est plus doux. Même traitement. Un peu de viande rôtie.

» Sous l'influence du traitement par l'Iodure et d'un régime tonique, au bout de six semaines la malade présente une amélioration sensible, la matité a presque disparu, les bruits respiratoires se sont avantageusement modifiés, l'appétit est revenu, la toux a complétement cessé.

» Trois mois après, l'embonpoint reprend rapidement, les couleurs de la santé ont remplacé la pâleur, la respiration est à peu près normale. La matité n'existe plus.

» Aujourd'hui la malade, accouchée depuis quatre mois, a supporté admirablement sa grossesse et son accouchement, la santé est excellente ; le seul symptôme qui soit resté consiste en un peu de prolongement du bruit expiratoire à gauche. Avons-nous guéri définitivement ? Il y a lieu de l'espérer.

» *Observation II.* — Le sujet de la deuxième observation est âgé de cinq ans, fils d'un confrère du Faubourg-Saint-Germain ; père et mère très-bien portants ; pas d'antécédents d'hérédité ; santé antérieure excellente. Il y a quelques mois, l'enfant fut pris à la campagne d'une douleur de côté qui ne parut pas grave. Pendant longtemps il y fut très-souffrant. Ramené chez son père, il présentait les symptômes les plus graves. Toux incessante, crachats abondants, dyspnée, diarrhée opiniâtre, fièvre continue, sécheresse aride de la peau, amaigrissement considérable.

» *Etat actuel*, 11 novembre 1854. Epanchement qui remplit entièrement le côté droit de la poitrine. Le poumon disparaît, pour ainsi dire, au milieu ; matité partout, respiration très-peu perceptible. Par instants, et comme si c'était le résultat d'un effort fait par l'air pour entrer dans le poumon, bruits saccadés de râles à larges bulles. Respiration nette dans le poumon gauche, seulement un peu exagérée.

» L'enfant se plaint fréquemment d'étouffer, surtout quand il mange un peu. La diarrhée continue, les crachats sont nummulaires, parfois visqueux. Les doigts ont, au plus remarquable degré, la forme hypocratique.

» *Diagnostic :* Epanchement pleurétique ancien. Phthisie pulmonaire probable.

» *Traitement.* — Avant de faire une ponction prochainement indiquée dans un cas si grave, je voulus essayer des vésicatoires. Trois furent successivement appliqués, couvrant entièrement la poitrine à droite, deux en arrière, un en avant. L'épanchement diminua rapidement sous leur influence. On donnait en même temps du sirop de quinquina, et on faisait suivre à cet enfant excessivement émacié, un régime tonique. A mesure que le succès de ce côté couronnait nos efforts, les symptômes douteux de phthisie se dégageaient extrêmement graves. La toux était toujours fréquente, les crachats abondants. Dans le haut du poumon dégagé maintenant du liquide qui l'entourait et le comprimait, sous la clavicule droite, au milieu, matité absolue, respiration caverneuse, pectoriloquie. Le reste du poumon droit et le poumon gauche sains.

» *Diagnostic confirmé* : *phthisie pulmonaire, caverne (troisième degré).*

» Tout en considérant l'enfant comme perdu, j'insistai pour qu'il prît de l'Iodure de fer et des toniques. Il s'agissait d'une phthisie limitée, de cause accidentelle, chez un enfant sans antécédents phthisiques ; je n'osais espérer, mais il fallait tenter.

» Il prit de l'Iodure de fer de Gille en dragées, d'abord à trois par jour, et le supporta bien. En même temps, sirop de quinquina, vin de Bordeaux, nourriture substantielle sous petit volume (viandes rôties grillées), bains salés.

» J'ai revu l'enfant de loin en loin, son père surveillant jour par jour le traitement. Au bout de quinze jours il prenait six dragées. Peu à peu les crachats ont diminué, la fièvre hectique a disparu ; l'enfant a repris son embonpoint ; aujourd'hui il est parfaitement bien portant ; il est frais et rose ; il a toutes les apparences de la santé. La matité n'existe plus sous la clavicule, les bruits qui caractérisaient la présence d'une caverne se sont peu à peu éteints. Il ne reste que quelques craquements qu'on saisit de temps en temps. Le traitement a duré 9 mois. — Les doigts ont repris leur forme effilée primitive.

» J'ai donné cette observation en bloc, parce qu'elle est assez caractéristique ; détaillée, elle eût été fort longue et n'eût rien indiqué davantage. Ces deux faits ne prouvent rien d'absolu. Ils sont simplement à ajouter à ceux qui établissent que certains cas de phthisie sont curables. Ils indiquent, en outre, les avantages qu'on peut tirer de l'Iodure de fer, quand à côté de l'action spécifique de l'Iode on a besoin de celle d'un agent qui relève les forces abattues de l'organisation atteinte d'anémie. M. Gille a rendu un grand service aux médecins en faisant de l'Iodure de fer inaltérable. Mais je le remercie cordialement de m'avoir mis à même de donner à mon petit malade, sous forme aussi agréable que celle de dragée, un médicament. » (*Moniteur des hôpitaux*, 14 janvier 1855.)

Après les détails qui précèdent, nous n'aurions à ajouter qu'un résumé général, une sorte de tableau démontrant dans quelles proportions, à quel degré de la maladie, dans quelles circonstances d'âge, de tempérament, etc., le *Proto-Iodure de fer inaltérable*, guérit ou soulage les phthisiques ; mais, comme à propos de la chlorose, les faits que nous possédons ne sont ni assez nombreux, ni assez détaillés pour permettre un pareil travail, nous ne pouvons donc que faire, au sujet de la phthisie comme au sujet de la chlorose, un appel au zèle des praticiens, pour qu'ils nous fassent parvenir les résultats de leur expérience.

3. Scrofule.

Ce n'est pas à nous à apprendre aux médecins par quels nombreux symptômes la scrofule se manifeste. Plusieurs de ces symptômes, c'est-à-dire les plus graves, les ophthalmies, les écoulements, les tumeurs blanches, les caries constituent à eux seuls des lésions locales qui, par leur gravité, ont toute l'importance d'une maladie, quoiqu'ils soient eux-mêmes sous la dépendance d'un état général. Traiter et guérir ces symptômes, c'est donc traiter et guérir la scrofule dans ses manifestations les plus fâcheuses. Or, dans les articles qui vont suivre, on verra quels magnifiques résultats l'emploi du *Proto-Iodure de fer inaltérable* a produits contre ces différents symptômes. Comme il est établi que, qui peut le plus peut le moins, nous pensons qu'il y aurait peu d'intérêt à rapporter ici les faits qui démontrent l'efficacité de l'Iodure ferreux dans les cas de scrofule simple ; nous passerons donc rapidement sur cette forme pour nous attacher aux formes graves, et nous nous bornerons à rapporter les cinq observations suivantes consignées dans le travail de M. Putégnat (de Lunéville) :

Adénites scrofuleuses.

« Le 9 novembre dernier, Mme E. G. me consulte pour sa petite fille, âgée de 4 ans et demi. Cette enfant, d'une vivacité et d'un esprit extraordinaires, dont les yeux sont bleus, la peau fine et blanche, le nez un peu gros, la figure carrée, porte, sur le côté droit du cou, trois glandes engorgées, mais encore mobiles.

» *Traitement.* Tisane de houblon, frictions sur les glandes, avec une graisse contenant l'Iode et de l'Iodure de potassium; cataplasmes avec des feuilles de noyer; matin et soir, une cuillerée à café d'*huile de proto-iodure de fer;* régime tonique, bière amère au repas, promenades.

» Le 1er avril, les trois adénites scrofuleuses *sont guéries*, deux sans suppuration; la constitution est améliorée sensiblement.

Adénites strumeuses.

» Le 11 novembre, M. B. me consulte pour sa fille, âgée de 20 ans, portant des adénites scrofuleuses, servicales et sous-maxillaires. Cette jeune fille, bien réglée, ayant la peau fine et blanche, et le tempérament lymphatique, est légèrement chloro-anémique.

» *Traitement.* Régime tonique, tisane de houblon, matin et soir, une cuillerée d'*huile de Proto-Iodure de fer;* frictions sur les glandes avec de la pommade composée de 30 grammes d'axonge, d'un décigramme d'Iode et de 10 grammes d'Iodure de potassium.

» Au bout de *six semaines*, les adénites sont *bien diminuées*, cette fille a *beaucoup d'appétit : elle a repris du teint et des forces.* Le sang menstruel est peu coloré. Je ne l'ai point revue depuis cette époque.

Adénites sous-maxillaires scrofuleuses.

» Madame X., de la commune de B., mère de famille, âgée de 30 ans, malpropre quoique habitant un logement sain, me consulte sur la fin de février, pour une tumeur, grosse comme un œuf de pigeon, peu mobile, non douloureuse, placée à droite, au-dessous du maxillaire inférieur. Son tempérament est lymphatique.

» Même traitement que celui de la demoiselle B. (*Voir* ma 6ᵉ observation.)

» Le 20 mars, cette tumeur scrofuleuse, de la guérison de laquelle *je désespérais presque, est diminuée d'un tiers.*

Coxalgie, chloro-anémie, adénites scrofuleuses.

» Sur la fin de février dernier, l'instituteur V. me présenta sa fille, âgée de 22 ans, à laquelle, quelques années auparavant, j'avais déjà donné des soins pour une chlorose.

» Cette jeune fille porte, à droite, des adénites cervicales scrofuleuses. Elle a le teint chlorotique, son sang est pâle et, dans la carotide gauche, on entend un bruit de souffle. Elle se plaint d'une douleur dans le genou droit, laquelle, dit la malade, cause sa claudication. Un examen attentif me fit bientôt reconnaître que cette douleur est symptomatique d'un coxalgie du même côté, dont les symptômes principaux sont la saillie du grand trochanter, l'engorgement de l'aine et l'allongement d'un centimètre du membre.

» *Traitement.* Tisane amère, régime tonique, deux cuillerées par jour d'*huile d'Iodure de fer*, cataplasmes émollients et vésicatoires autour de la hanche.

» Le 25 avril, amélioration dans l'état général ; muqueuses rouges, *sang menstruel plus coloré, disparition du bruit de souffle, bon appétit.* Pas encore d'amélioration du côté de l'articulation malade, autre que la diminution de la douleur.

» Le 7 mai, santé générale assez bonne ; *les adénites sont presque complétement disparues ;* mais il n'y a encore aucune amélioration dans la coxalgie.

Kyste sanguin du cou; chlorose légère; tempérament lymphatique.

» Mademoiselle J. N., âgée de 17 ans, portant des adénites cervicales strumeuses, ayant les incisives noires et cariées, le teint légèrement chlorotique, le sang pâle, présente, à la partie antérieure et surtout latérale gauche et médiane du cou, une tumeur volumineuse, arrondie, mobile, bien limitée, comprimant le larynx, causant l'aphonie, gênant la déglutition et entraînant de vives douleurs, s'irradiant jusque dans la tempe et l'épaule, par suite du tiraillement des filets du plexus cervical superficiel.

.» Le 26 octobre dernier, en présence de deux de mes confrères, à l'aide d'un petit trois-quarts, je fais sortir de ce kyste quelques cuillerées d'un liquide noirâtre, contenant de la fibrine, lesquelles sont remplacées, deux fois de suite, par de la teinture alcoolique d'Iode étendue.

» Après cette opération, aidée de compresses imbibées de la teinture d'Iode, appliquées sur la tumeur, il survient une vive inflammation, entraînant une forte tuméfaction, accompagnée de fièvre, de gêne de la respiration et d'une grande aphonie. La parole de l'opérée ressemble à celle d'un cholérique.

» Des applications de sangsues et des cataplasmes émollients sur la tumeur, des pédiluves irritants, une boisson délayante, un régime sévère et quelques verrées d'eau de Sedlitz combattent heureusement cette inflammation ; aussi, le 7 novembre, la tumeur présente-t-elle un volume moindre d'un tiers que celle qu'elle avait avant l'opération.

» Ce jour, je conseille le traitement que voici : cataplasmes émollients, frictions avec une graisse iodurée, pédiluves irritants, tisane amère, matin et soir une cuillerée ordinaire d'*huile d'Iodure de fer* ; régime tonique.

» J'ai vu pour la dernière fois cette jeune fille, dans les premiers jours d'avril, et voici quelle était sa position à cette époque : *teint coloré, sang menstruel plus noir, bon appétit, disparition de la leucorrhée, pas de palpitations. Les forces et la gaîté sont revenues.* L'aphonie, la gêne de la respiration et de la déglutition, ainsi que les douleurs névralgiques et les *adénites cervicales* sont disparues. Il ne reste plus de trace de l'énorme kyste qu'une petite tumeur à peine difforme. » (Putégnat (de Lunéville), *Recherches thérapeutiques sur l'huile de Proto-Iodure de fer* ; Observ. 5, 6, 8, 9 et 12 ; *Journal de la société des sciences médicales de Bruxelles*, 9 juillet 1854, et *Moniteur des hôpitaux*, 15 août 1854).

Comme on l'a déjà vu et comme on le verra plus loin, ce n'est pas seulement dans les engorgements scrofuleux que M. Putégnat (de Lunéville) a expérimenté l'huile de Proto-Iodure de fer inaltérable ; c'est seulement dans la scrofule qu'il l'a administrée le plus souvent, par la raison bien simple que les affections scrofuleuses sont les plus fréquentes parmi celles où ce sel ferreux est indiqué. C'est donc ici que nous croyons devoir placer le résumé que l'habile praticien a placé à la suite du compte-rendu de ses expérimentations.

« A ces douze observations, je pourrais en joindre d'autres; mais ne les ayant pu recueillir attentivement, je dois m'abstenir de les rapporter. D'ailleurs, celles-là suffiront, ce me semble, pour fixer l'attention des praticiens.

» Maintenant, j'ai à faire connaître les conséquences cliniques que l'on peut tirer de ces observations; ainsi, j'arriverai à indiquer ce que mon expérience personnelle me permet de penser, jusqu'à ce jour, de l'*huile de Proto-Iodure de fer*, comme agent thérapeutique.

» Les maladies dans le traitement desquelles j'ai eu recours à cette huile, sont la *gastralgie*, la *phthisie pulmonaire* et plusieurs affections *scrofuleuses*, telles que la *blépharite*, la *kératite*, les *adénites* et la *coxalgie*.

» Pour moi, il y a un fait *qui ne peut être douteux* c'est que l'*huile de Proto-Iodure de fer* est un médicament BEAUCOUP PLUS ACTIF que l'*huile de foie de morue* et que *celle iodée* (formule Personne), et qu'elle peut remplacer heureusement, dans certaines circonstances, les préparations ferrugineuses et iodées, lorsqu'elles sont indiquées en même temps (*voir* mes observations 6, 9, 11 et 12); c'est qu'elle peut être avantageusement administrée au malade dont l'affection réclame l'association d'un sel de fer et de l'huile de foie de morue (mêmes observations); c'est qu'elle est utile aux *chlorotiques lymphatiques* (observations 6, 9,

11 et 12). Ma première observation démontre l'effica-cité de cette huile contre la *gastralgie*, accompaguée de *leucorrhée*, qui réclame les toniques et les ferrugi-neux. Plusieurs prouvent son heureuse influence dans le traitement des *phthisies* strumeuses à marche lente. Telles sont les observations 2, 3 et 4.

» Depuis quelques années, de nombreux observa-teurs ont fortement conseillé l'*huile de foie de morue* et l'*huile iodée* dans le traitement de la *phthisie pul-monaire*, et je pourrais, moi-même, rapporter des faits à l'appui de cette médication. Eh bien ! je pense que, dans certains cas, ces agents thérapeutiques seront *heureusement remplacés* par l'*huile d'Iodure de fer*. Veux-je dire par là que celle-ci arrivera à être un remède infaillible de cette maladie ! Telle n'est point ma pen-sée. Je dis seulement que l'*huile d'Iodure de fer* (formule GILLE), entre les mains d'un praticien instruit, pourra être utile, quand elle sera administrée aux *phthisiques*, dont la constitution est lymphatique, dont la marche du mal est chronique, et sur les poumons desquels il ne se forme pas de fortes congestions sanguines.

» Je dois dire que les sujets de mes trois observations ont suspendu l'usage de l'*huile de foie de morue* pour celui de l'*huile d'Iodure de fer*, et qu'ils ont *hautement vanté celle-ci*, disant qu'*ils s'étaient mieux trouvés dès qu'ils l'eurent employée*. Le sieur Sp. (sujet de ma seconde observation), prétendant lui devoir la vie, la recommande à tous ceux de sa connaissance qui tous-sent. Mme G. (*voir* la première observation) m'a affirmé avoir été soulagée dès les premiers jours de l'emploi de ce remède. Les sieurs M. et L. (observations 3 et 4) ont soutenu le même fait.

» J'ai conseillé cette huile contre le *carreau*, contre les *gourmes*; dans ce moment, un de mes clients, atteint de *pourpre hémorrhagique*, par suite de causes débilitantes, en prend, chaque jour, deux cuillerées.

» Cette huile *excite l'appétit et facilite la digestion*, ainsi que le prouvent *toutes mes observations*; elle est prise avec *moins de répugnance* que l'*huile iodée et celle de foie de morue*; les malades la *digèrent bien moins difficilement* que celles-là.

» Somme toute : je suis porté à penser que l'huile de Proto-Iodure de fer est un agent thérapeutique sous l'influence duquel certaines affections disparaissent, d'autres sont enrayées, et qu'*il est appelé à rendre* DE GRANDS SERVICES. » (Putégnat, *loc. cit.*)

4. Ophthalmies.

On a vu à l'article *dyspepsie* et *gastralgie*, combien M. le docteur G. Dumont, médecin de l'hospice des Quinze-Vingts de Paris (aveugles), avait eu à se louer du Proto-Iodure de fer dans les ophthalmies si graves des scrofuleux. Nos deux premiers ophthalmologistes, MM. Sichel et Desmarres, ont fait exactement les mêmes observations. Voici comment ce dernier s'exprimait dans une de ses leçons cliniques, si fréquentées et si instructives pour tous ceux qui veulent faire une étude approfondie de l'ophthalmologie.

« Dans les cas de *kératites vasculaires*, si graves

6

chez les individus scrofuleux et lymphatiques, *les dra-gées* de GILLE *(dragées de Proto-Iodure de fer inalté-rable),* bien supérieures au sirop et à d'autres prépara-tions qu'on avait imaginées, m'ont procuré des guéri-sons *d'une rapidité que je n'avais point encore observée avant l'usage de ce médicament,* et tout récemment encore chez la jeune nièce d'un de nos plus distingués confrères des hôpitaux. » (Desmarres, *Compte-rendu clinique,* leçon sur la kératite vasculaire ; *Moniteur des Hôpitaux,* n° supplémentaire de juillet 1853.)

Nous pourrions nous borner à cette citation pour édifier les praticiens sur la valeur du Proto-Iodure de fer inaltérable, dans le cas d'ophthalmies scrofuleuses ; nous croyons utile de rapporter ici une autre observa-tion, extraite d'un travail important dont il a déjà été plusieurs fois question dans cet ouvrage, et qui prouve que, dissous dans l'huile d'après notre procédé, le *Proto-Iodure ferreux* conserve toute son action contre les ophthalmies graves.

Blépharite, kératite et adénite scrofuleuses.

» Madame X., âgée de 30 ans, porte une adénite sous-maxillaire droite, assez volumineuse, à peine mobile, une blépharite aux deux yeux et *un ramollissement* de la partie externe et inférieure *de la cornée transparente* gauche, caractérisé par un froncement duquel partent des vaisseaux variqueux qui vont se perdre dans un anneau injecté de la cornée opaque (1).

(1) A cette description exacte et suffisante, quoique succincte, il est facile

» *Traitement.* — *Huile de Proto-Iodure de fer* (2 cuillerées par jour); tisane de houblon; régime tonique; pédiluves irritants; pommade de Janin, le soir, sur le bord libre des paupières; instillation dans l'œil gauche, trois fois par jour, d'un collyre d'azotate d'argent (azot. d'argent crist., 5 centigrammes; eau distillée, 20 grammes dans une bouteille bleue); frictions sur la tumeur scrofuleuse, matin et soir, avec gros comme un pois de la graisse suivante : iode, 5 centigrammes; Iodure de potassium, 5 grammes, dissous complétement dans eau distillée, q. s.; axonge, 15 grammes.

» Le 30 avril, *la kératite* et *la blépharite sont en voie de guérison.* Pas encore d'amélioration du côté de la tumeur. » (PUTÉGNAT (de Lunéville), *loc. cit.*, 7e Observation).

5. Abcès froids et par congestion ; inflammations chroniques et tuberculeuses des os, tumeurs blanches, mal de Pott, etc.

L'une des plus belles applications qu'on ait faites des iodiques et de l'Iodure de fer en particulier, il faut même le proclamer, l'un des progrès les plus magnifiques de la thérapeutique moderne, c'est le traitement par cette médication des abcès froids et des lésions osseuses. A M. Velpeau appartient la gloire d'avoir provoqué ce progrès par ses injections d'Iode dans les cavités closes; à MM. Abeille, médecin de l'hôpital du

de reconnaître la *kératite vasculaire,* que M. Desmarres a si bien fait connaître aux nombreux élèves français et étrangers qui se pressent à son instructive clinique. — F. G.

Roule, à Paris; Boinet, auteur de l'*Iodathérapie*, et Borelli, médecins de l'hôpital SS. Maurice et Lazare, à Turin, le mérite de l'avoir réalisé.

Cette réalisation, on le sait, a été faite à l'aide des injections de teinture iodée dans les foyers purulents ou dans les trajets fistuleux qui y conduisaient. Trois circonstances ont spécialement attiré l'attention des praticiens dans les faits remarquables auxquels nous faisons allusion :

1°. Quelques observateurs ont signalé des accidents à la suite d'injections qui ont pénétré profondément dans des trajets sinueux, et d'où il n'a pas toujours été facile ni même possible d'extraire toute la teinture iodée, une fois qu'elle y a été poussée; ces accidents, dont il est possible de diminuer les chances, à l'aide de beaucoup de précautions, mais qu'on ne saurait écarter entièrement avec sûreté, ainsi que M. Abeille nous paraît l'avoir démontré dans le *Moniteur des hôpitaux*; ces accidents ont rendu timides beaucoup de praticiens, et la plupart y ont renoncé dans les cas où les trajets purulents sont disposés de façon à ne pas permettre l'extraction immédiate de toute ou au moins de presque toute la teinture injectée;

2°. Dans quelques cas, la guérison a été obtenue, quoiqu'il soit resté évident que l'injection n'avait pu pénétrer que dans une partie plus ou moins étendue des trajets purulents;

3°. L'absorption de l'Iode par les surfaces suppurantes que la physiologie démontrait devoir être nécessaire, l'observation directe, ce qui était à peine utile, en a constaté la réalité. M. Bonnet, de Lyon, et après lui tous les observateurs, ont obtenu, dans les urines des individus qui avaient subi des injections iodées, les réactions caractéristiques de la présence de l'Iode.

De ces trois circonstances, des deux dernières surtout, aux questions suivantes, d'une haute importance pratique, il n'y avait pas loin :

Puisqu'il y a un certain danger, fût-il même le moindre possible, à faire des injections iodées dans les trajets sinueux, puisque l'Iode y est absorbé et que des guérisons ont été obtenues sans que l'injection eût pénétré partout ;

Ne doit-on pas attribuer une partie de la guérison à l'action de l'Iode sur l'économie tout entière ?

Ne doit-on pas, en conséquence, attaquer les abcès à trajets sinueux par les iodiques à l'intérieur, et, dans tous les cas, ne doit-on pas adopter ce dernier mode d'administration des iodiques comme un puissant adjuvant des injections ?

Ces questions, M. de Castelnau, rédacteur en chef du *Moniteur des hôpitaux*, se les adressa ; il les adressa aux praticiens, dans le journal qu'il rédigeait alors. Mais l'action reconstitutive des composés iodiques, *en général*, n'était pas assez puissante pour que les praticiens crussent pouvoir compter sur ces médicaments ; l'Iode pur administré à l'intérieur était une méthode à laquelle on avait renoncé ; aussi, aucun fait décisif ne vint répondre aux questions posées pour la première fois par M. de Castelnau.

Mais dès que la découverte d'une préparation qui

conservait inaltéré le *Proto-Iodure de fer* fut connue, quelques faits furent publiés en réponse à ces questions, et, aujourd'hui, elles sont résolues d'une manière définitive, d'une manière aussi satisfaisante pour la science que pour la pratique, d'une façon affirmative, en un mot.

Ainsi, le *Proto-Iodure ferreux* SEUL peut guérir des tumeurs blanches, des abcès froids, et même des abcès par congestion ; par conséquent, il doit être employé comme moyen unique dans les cas d'abcès par congestion profonds et sinueux, et comme adjuvant puissant dans les cas d'abcès froids simples ou peu compliqués. Dans les premiers cas, il guérira très-probablement les malades ; dans les seconds, il contribuera à la guérison, et de plus, il permettra de diminuer le degré de concentration des injections iodées, et il les rendra ainsi moins irritantes et moins dangereuses. Ces vérités pratiques importantes seront suffisamment mises en lumière par les faits suivants.

Le premier a été emprunté à la pratique d'un modeste praticien de Paris, par le rédacteur de la revue clinique de la *Gazette des hôpitaux.*

« Le fait que nous allons faire connaître sommairement à nos lecteurs ne leur apprendra sans doute rien de nouveau : aucun d'eux n'ignore les excellents résultats que l'on obtient dans beaucoup de cas de l'Iodure de fer, qui est un des médicaments les plus puissants, les plus utiles de la thérapeutique. Les expérimentations de Dupasquier, de Lyon, dont les résultats ont été aujourd'hui presqu'entièrement confirmés par la plupart des praticiens de nos grands hôpitaux, ont mis depuis longtemps hors de doute les propriétés extrêmement avantageuses de l'Iodure de fer. Cependant, quoique ces propriétés soient généralement connues, on peut dire qu'elles ne le sont pas suffisamment encore, que ce médicament est loin d'être aussi employé qu'on pourrait le croire, et qu'il est loin, par conséquent, de rendre tous les services qu'on peut en attendre. La raison de ce fait n'est d'ailleurs que trop fondée et trop facile à comprendre : l'Iodure de fer est un corps plus instable encore qu'il n'est puissant, lorsqu'il est soumis au contact de l'air, en sorte que toutes les préparations dans lesquelles on l'introduit (pilules, sirop, etc.) ne tardent pas à se décomposer ; l'iode se dégage, et ces préparations ne contiennent plus bientôt que de l'oxyde de fer. Dupasquier avait cherché à remédier à cette trop facile décomposition, en incorporant dans du sirop le *Proto-Iodure de fer* préparé sur un excès de limaille de ce métal. Mais ce sirop lui-même ne tardait pas à se décomposer, si le sirop n'était pas préparé avec le plus grand soin et s'il n'avait pas une très-grande consistance. Les difficultés de la préparation de ce sirop expliquent pourquoi l'usage en est demeuré très-restreint. Dupasquier avait senti lui-même l'insuffisance (pharmaceutiquement parlant) de son sirop, et il avait cherché, ainsi que M. Félix Boudet, dans une enveloppe de sucre, de gomme et de miel, un abri contre l'action de l'oxygène de l'air. Malheureusement ces tentatives, très-rationnelles en théorie, n'avaient point été heureuses en application. Les préparations obtenues étaient toujours très-altérables par l'action du contact de l'air. M. GILLE, tout en parcourant la même voie que ses prédécesseurs, a été plus heureux. Ce pharmacien a présenté à la commission académique, nommée

pour juger son travail, des échantillons de *dragées d'Iodure de fer*, préparées depuis *quatre ans*, et dans lesquelles on a trouvé le sel ferrique, avec cette transparence et cette teinte vert-d'eau qui en démontrent la
complète inaltérabilité. (*Bulletin de l'Académie de Médecine*, du 13 août 1850.) Les succès obtenus par Dupasquier à l'aide de son sirop, ne pouvaient laisser de doute
sur ceux qu'on réaliserait avec les *Dragées* de M. GILLE.
Cependant il fallait attendre les résultats de la pratique
avant de se prononcer d'une manière définitive. Aujour-
d'hui la pratique a parlé. Après les essais extrêmement
avantageux faits par MM. Blache, Legroux et Monod,
plusieurs autres médecins des hôpitaux ont observé les
excellents effets de l'Iodure de fer ainsi conservé. En attendant que nous portions à la connaissance de nos lecteurs quelques-uns des faits recueillis dans les cliniques
des hôpitaux, en voici un que nous avons pu observer
avec un de nos honorables confrères de la ville, M. le
docteur Toutain.

» Une jeune fille de treize ans, vivant dans de mauvaises conditions hygiéniques, née de parents scrofuleux,
ayant présenté elle-même depuis son enfance des symptômes de scrofule (engorgements glandulaires, ophthalmies, mollesses et pâleur des chairs), portait depuis
cinq ans des *tumeurs blanches* aux *deux coudes* et au
pied droit. Celui-ci, ainsi que le coude gauche, étaient
devenus le siége de tumeurs fluctuantes qui s'étaient ab-
cédées depuis trois ans. Depuis cette époque, les ouvertures des abcès, au nombre de trois au pied et de deux
au coude, ne s'étaient point fermées ; elles étaient deve-
nues des fistules d'où s'échappait continuellement un pus
sanieux et de temps en temps *quelques parcelles d'os.*
Depuis la formation de ces abcès fistuleux, la petite ma-

lade avait été soumise à l'administration de l'eau de houblon, du sirop antiscorbutique, des *préparations ferrugineuses*, de *l'iodure de potassium,* et d'un régime aussi succulent que possible, mais qui malheureusement laissait trop souvent à désirer. Depuis deux ans la maladie n'empirait pas notablement, mais elle était loin aussi de s'améliorer, les fistules fournissaient plutôt plus que moins de pus.

« C'est dans ces conditions que nous administrâmes à la jeune malade, le 28 septembre, deux *Dragées d'Iodure de fer* de GILLE (représentant ensemble 10 centigrammes de ce sel). Au bout de huit jours, l'état des fistules s'était notablement amélioré. Le médicament étant très-bien supporté et l'appétit s'étant considérablement développé, on doubla la dose d'Iodure, qu'on porta ensuite à 30 cent. par jour (6 dragées). Les fistules se rétrécirent rapidement, la sécrétion devint bientôt presque nulle, et, le 21 octobre, la cicatrisation était complète. La tumeur a aujourd'hui considérablement diminué ; les mouvements, qui étaient presque complétement abolis, surtout au pied, sont faciles et assez assurés pour que la jeune malade puisse s'appuyer sur son membre inférieur et marcher dans l'appartement. Quoique la fortune des parents ne leur ait pas permis d'améliorer le régime de la malade, l'état général s'est cependant amendé, presque autant que l'état local ; l'appétit est toujours extrêmement vif. Nous avons aujourd'hui le ferme espoir que l'enfant se servira de son membre inférieur à peu près comme si elle n'avait pas été malade.

P. S. » Nous savons que le pronostic du modeste et consciencieux praticien s'est entièrement confirmé, et que la jeune fille dont il s'agit est aujourd'hui dans un état de santé parfaite. » (*Gazette des Hôpit.* 9 *novembre* 1850.)

Quelqu'importante que fût l'observation qui précède, elle pouvait bien suffire pour faire espérer la guérison d'un véritable abcès par congestion, mais non démontrer entièrement le fait. L'observation suivante d'un jeune malade, chez qui les lésions étaient plus profondes et plus graves, avançait beaucoup plus la solution de la question, et cela d'autant plus qu'il a eu pour témoins plusieurs de nos chirurgiens les plus distingués. Nous croyons, à cause de son importance, devoir le reproduire dans tous ses détails.

Luxation spontanée du fémur. — Abcès par congestion. — Guérison par le Proto-Iodure de fer. — Par le docteur DECLAT DE NEBOUD.

« Si les affections scrofuleuses en général sont au nombre de celles dont la guérison offre le plus de difficultés, c'est surtout lorsqu'elles établissent leur siége dans les os que ces difficultés sont souvent supérieures à toutes les ressources de l'art.

« De louables tentatives ont cependant été faites dans ces derniers temps pour reculer les limites de la thérapeutique efficace, et MM. Abeille et Boinet ont été assez heureux pour obtenir, à l'aide des injections iodées, des succès remarquables dans des cas où la science s'était auparavant déclarée impuissante. A ces cas, M. Bonnet, de Lyon, en a ajouté quelques autres et a recherché, après M. de Castelnau, à quel mode d'action de l'Iode on devait rapporter la guérison. Faut-il attribuer l'amélioration survenue dans certains abcès froids ou même par congestion, à l'action locale de l'Iode ou bien à l'absorption de ce médicament et à son action générale sur l'économie? C'est à ce dernier mode d'action que M. de Castelnau est disposé à attribuer le plus d'efficacité, et M. Bonnet semble partager cette manière de voir, qui s'appuie, entre autres considérations, sur ce que, dans plusieurs des guérisons obtenues, l'injection iodée n'a certainement pas pénétré dans tout le foyer purulent, et sur ce que l'Iode, à la suite de ces injections, peut être constaté dans les urines.

» Frappé de la justesse de ces considérations et convaincu de l'importance pratique qu'elles pouvaient avoir, j'ai voulu les soumettre au contrôle de l'expérience, et j'ai traité par l'administration *exclusive* de l'Iodure de fer à l'intérieur, un abcès par congestion des plus graves. Un des plus beaux succès dont puisse s'honorer la thérapeutique a répondu à mon attente. Comme c'est, je crois, le premier fait de cette nature que possède la science, je demande la permission de l'exposer dans tous ses détails.

» *Maillard (Hyacinthe)*, demeurant avec sa famille rue de Vaugirard, à Paris, a eu huit ans le 6 septembre dernier; il est d'un tempérament scrofuleux; sa mère est jeune, bien portante et d'un tempérament mixte; son père, jeune aussi, est d'une constitution scrofuleuse; son frère cadet est également un enfant très-lymphatique et est atteint d'une othorrée qui s'est reproduite plusieurs fois depuis l'année dernière.

» Il y a trois ans et demi environ, en jouant avec ses camarades, sans qu'antérieurement il eût ressenti la moindre douleur, il tomba, et, à l'occasion de cette chûte, il s'opéra, suivant ses parents, dans l'articulation coxofémorale gauche, une déformation d'abord peu sensible;

mais à partir de ce moment, l'enfant marcha mal et en boitant.

» D'après les avis de M. le professeur Velpeau, on employa les amers à l'intérieur, à l'extérieur des vésicatoires et des frictions. Plus tard, M. Jobert, consulté à son tour, prescrivit le vin de Gentiane, divers topiques, le repos absolu. Ce fut pendant la durée de ce nouveau traitement que, le 15 mars 1851, je fus appelé. La gravité du mal n'avait fait que s'accroître.

» A mon arrivée, je constatai un déplacement considérable de tête du fémur ; elle paraissait avoir rompu la capsule à la partie supérieure du bord postérieur de la cavité cotyloïde et être venue se placer en arrière et en haut, dans la fosse iliaque externe ; le membre était raccourci de *huit centimètres* ; ce raccourcissement s'était fait récemment et subitement ; la fesse était très-saillante, le pli qu'elle forme très-élevé ; la cuisse était dans la flexion et un peu dans l'abduction ; le pied et le genou étaient dans la rotation en dedans.

» L'enfant éprouvait des douleurs intolérables, et il me fut impossible de faire exécuter aucun mouvement ; ce fut même avec peine que je pus constater la position du grand trochanter au milieu de cette masse informe, et l'existence d'une luxation en haut et en dehors.

» Le malade ne pouvait dormir depuis plusieurs jours ; ses cris étaient incessants.

» Le cas me paraissant grave, je m'adjoignis M. Cazalas, professeur au Val-de-Grâce. Tous les moyens ordinaires furent employés sans succès.

» Le 28 mars 1851, nous constatons sur le trajet du fémur, à la partie externe et supérieure de la cuisse, tous les symptômes d'un phlegmon. — Cataplasmes; — potion calmante.

» Le 29, absence complète de sommeil, malgré l'administration de 5 centigrammes d'extrait gommeux d'opium en 3 pilules. Il survient des vomissements, une céphalalgie intense.

» Le lendemain nous constatons une fluctuation très-profonde.

» Le 1er avril, les symptômes étant extrêmement graves, l'ouverture de l'abcès est décidée.

» Je procède à l'opération par une large incision, en présence de MM. Cazalas et de Beaulieu. Malgré quelques légers accidents, la réunion de la plaie a lieu par première intention; cependant, il reste au milieu un trajet fistuleux. — Injections iodées, pansement au digestif simple; à l'intérieur, huile de foie de morue, toniques ferrugineux, insolation.

» Le 9 mai la cicatrisation est complète : je recommande aux parents l'emploi scrupuleux de l'huile de morue, la continuation du régime tonique. L'enfant paraît remis; il marche avec des béquilles.

» Le 3 novembre, je fus appelé de nouveau. L'enfant éprouve de vives douleurs; un abcès considérable s'est formé. Avant d'ouvrir ce vaste foyer, je crois devoir demander l'avis de M. le docteur Denis, qui choisit la poudre de Vienne pour pratiquer l'ouverture.

» Dès le quatrième jour de l'application du caustique, le pus s'écoule abondamment; il est séreux et fétide, l'enfant a perdu l'appétit; il a de la diarrhée et une fièvre continue.

» Le 20 novembre, à la chute de l'escarre, la plaie est grisâtre, d'une odeur repoussante; le pus est très-abondant, sanieux; la diarrhée est continuelle; le pouls est filiforme, bat 115; l'enfant ne peut plus rien digérer; plusieurs de mes confrères viennent le visiter. Il dépérissait de jour en jour. Nous n'avons plus aucun espoir de guérison. Ce fut dans ces conditions que je résolus d'essayer l'Iode à l'intérieur; je voulus toutefois l'associer aux martiaux, et dans ce but j'eus recours aux dragées de Proto-Iodure de fer de M. GILLE, qui seules ont le très-grand avantage de conserver ce sel parfaitement pur et inaltéré, de se dissoudre très-rapidement et d'être par conséquent d'une digestion et d'une absorption faciles.

» Le 24 novembre, je prescrivis deux dragées, c'est-à-dire 10 centigrammes de Proto-Iodure. Le petit malade ayant parfaitement supporté cette dose, j'ordonnai trois dragées, le 25.

» Le 26, la diarrhée avait un peu diminué, il y avait un mieux sensible.

» Le 27, je prescris quatre dragées ; l'abattement et la fièvre ont notablement diminué.

» Le 4 décembre, l'appétit et le sommeil sont revenus; la diarrhée a complétement cessé, le pus est moins fétide, moins abondant, la plaie se déterge et devient rosée; je prescris cinq dragées (0,25 Proto-Iodure de fer).

» Le 8, l'enfant a retrouvé des couleurs; la suppuration a diminué de moitié (il a pris alors, en tout, soixante et une pilules ou 3 gr. 05 de Proto-Iodure de fer). J'ordonne six pilules.

» Le mieux se continua d'une manière remarquable jusqu'au mois d'avril 1852. A cette époque les progrès de l'amélioration se ralentissant, j'eus l'intention de chercher à activer la guérison par des injections iodées dans le trajet fistuleux; mais M. de Castelnau, à qui j'étais venu présenter le malade, me détourna de cette idée en me faisant observer que si l'on pratiquait des injections et que la guérison complète eût lieu, on ne saurait plus à laquelle des deux médications, interne ou externe, il faudrait l'attribuer. Je fis dès lors prendre huit dragées; mais, le 27 avril, il y eut de la diarrhée ; je fis suspendre les dragées pendant quelques jours. Le 1er mai elles furent reprises ; le 5 , la diarrhée reparut ; j'associai l'opium aux dragées qui furent supportées jusqu'au 15 ; puis la diarrhée survint encore. Je suspendis de nouveau l'Iodure, et je prescrivis de l'huile de foie de morue.

» Le 30, la suppuration avait augmenté, le trajet fistuleux s'était élargi; la cicatrice, d'un aspect grisâtre, s'était rouverte; mais la diarrhée avait cessé.—Je fis reprendre les dragées de GILLE le 10 juin; elles furent supportées jusqu'au 7 juillet. — La plaie est à peu près cicatrisée, la suppuration a changé de nature et est moins abondante ; la diarrhée reparaît. — Suppression des dragées.

» Le 20 juillet, l'enfant accuse une douleur vive à la plante du pied, près de la naissance des orteils ; il s'est formé là une ampoule renfermant un liquide séreux, roussâtre ; la bulle étant rompue, il se forme un ulcère; un peu de diarrhée.—Cautérisation de cet ulcère ; quatre dragées associées à l'opium ; frictions sèches et frictions aromatiques.

» Le 3 août, la guérison de la complication survenue au pied est obtenue ; les dragées ne sont plus supportées, mais l'enfant a de l'embonpoint et court avec ses béquilles; il a bon appétit. M. Baudens à qui je le présente, le considère comme guéri, malgré la persistance d'un petit trajet fistuleux d'où suintent quelques gouttes de pus *mêlé de parcelles osseuses.* L'Iodure de fer n'étant plus toléré, je le remplace par des bains et des injections de sulfate de fer.

» Le 17 septembre, je présente le malade à **M.** Maisonneuve qui constate la guérison. Il ne suinte plus qu'une
goutte ou deux de pus séreux par jour.—Continuation
du même traitement.

» Le 19 novembre, l'orifice fistuleux est recouvert
d'une petite croûte mince sous laquelle existe une cicatrice solide et point de suintement. L'état général est
bon, et j'espère qu'à l'aide d'un appareil particulier,
l'enfant pourra se servir de sa jambe, quoiqu'elle ait aujourd'hui 9 centimètres de moins que celle du côté opposé.

» Nous pourrions faire suivre ce fait de nombreuses remarques pratiques ; nous croyons que ces remarques se
présenteront assez à l'esprit de tous les médecins pour
qu'il leur soit bien démontré qu'au Proto-Iodure de fer
pris à l'intérieur revient tout l'honneur de cette magni-
fique guérison. » (*Moniteur des Hôpitaux*, n° specimen,
page 3, décembre 1852).

Nota. — Une note insérée dans le *Moniteur des Hôpitaux* du 3 mars 1853, fait savoir que la guérison ne
s'est pas démentie.

Depuis que ce fait remarquable a été publié, un
grand nombre d'autres faits ont été recueillis qui mettent hors de doute l'utilité du Proto-Iodure de fer.
Parmi ces faits, nous nous contenterons de rapporter
sommairement ceux qu'a publiés **M.** Putégnat (de
Lunéville), et nous reproduirons textuellement ceux
dont **M.** Abeille, médecin en chef de l'hôpital du
Roule, vient d'enrichir la science, non-seulement parce
que l'un d'eux est un exemple d'une guérison vraiment quasi-merveilleuse, mais aussi parce que l'habile

et laborieux observateur qui l'a recueilli, l'a fait suivre de quelques remarques pratiques, qui nous paraissent devoir être lues avec intérêt par les médecins. Enfin , nous rapporterons avec détails aussi un autre fait non moins important, recueilli par M. le docteur Fleury, professeur agrégé à la Faculté de Médecine , médecin de l'Empereur, qui dirige avec tant de succès l'établissement hydrothérapique de Bellevue.

Aux faits de M. Putégnat, que nous avons rapportés à l'article scrofules et dont un avait pour sujet une malade de 22 ans atteinte d'une affection profonde des os , il nous suffira d'ajouter le suivant :

Tumeur blanche de l'articulation coxo-fémorale.

« Le petit X., appartenant à une famille riche, occupant un logement sain, est âgé de 4 ans et demi. Son tempérament est lymphatique.

» Dans les premiers jours de janvier dernier, à la suite de plusieurs maladies (syphilis constitutionnelle, angine pseudo-membraneuse, scarlatine , fièvre miliaire, bronchite, entéro-colite), il présenta un gonflement de la partie supérieure et antérieure de la cuisse droite, accompagné d'une vive douleur pendant les mouvements de l'articulation.

» Sur la fin de février, malgré le repos, des sangsues, des cataplasmes de farine de lin, de feuilles de noyer et de belladone, des vésicatoires volants et des frictions avec une graisse iodurée ; malgré l'usage de l'huile de foie de morue, d'une tisane amère et d'un régime fortifiant, un abcès par congestion se montre à la partie antérieure et supérieure de la cuisse. Je l'ouvre par la méthode sous-cutanée et recommence cette opération au bout de dix jours. Chaque fois, je donne issue à une grande quantité de pus.

» Le 2 mars, la luxation du fémur, en haut et en arrière, est opérée. Le petit malade est dans le marasme.

» Voici son état, le 27 avril, jour où je l'ai vu pour la dernière fois : appétit vorace; amaigrissement disparaissant; ventre redevenu souple et indolent; cessation du dévoiement ; bon sommeil et gaieté revenus.

» Depuis l'ouverture du premier abcès , le traitement interne a consisté en bons potages, de la viande rôtie, des œufs, des légumes frais, du vin de Bordeaux, de l'*huile d'Iodure de fer* (matin et soir le quart d'une cuillerée); en deux petites verrées de tisane amère, édulcorée avec du sirop antiscorbutique. » (PUTÉGNAT, *loc. cit.*)

Voici maintenant les faits extrêmement importants de M. Abeille, ainsi que les réflexions dont il les accompagne.

« A force de démonstrations pratiques, nous avons fini par faire triompher dans la science des idées nouvelles sur le traitement des abcès par congestion. Peu de chirurgiens s'abstiennent aujourd'hui d'appliquer à cette catégorie d'affections notre méthode de traitement, qui a réduit la mortalité des deux cinquièmes. Chacun connaît cette méthode , qui consiste à attaquer par un traitement local et général la maladie osseuse, puis à soumettre aux injections iodées la poche purulente qui lui succède.

» Dès nos premiers essais dans cette nouvelle voie, nous avons été frappé de l'action puissante qu'exerce sur l'économie en général et sur les lésions osseuses en

particulier, l'une des préparations les plus énergiques
d'Iode, l'Iodure de fer. Ces remarques ne pouvaient
être perdues et devaient nous conduire à des applications plus générales. Du reste, nous n'étions pas seul
à chercher à utiliser l'action de ce médicament; car les
chirurgiens, pénétrés de son efficacité dans tel ou tel
cas, n'ont cessé depuis quelque temps d'en faire un
très-grand usage, et de raffermir mes propres vues par
les plus beaux résultats thérapeutiques. Depuis que
M. Gille a imaginé son ingénieux et efficace procédé de
conservation de l'Iodure de fer, on peut dire que l'u-
sage en est devenu général. Mais plus un médicament
obtient de crédit, mieux il mérite d'être étudié, et sous
le rapport de ses *effets* dits *physiologiques*, et sous celui
des *résultats cliniques* qu'il peut donner.

» Nous laissons à d'autres expérimentateurs, qui,
du reste, se sont acquittés toujours aisément de cette
tâche, le soin de déterminer les effets dits *physiologiques* de l'Iodure de fer; nous voulons seulement,
quant à présent, fournir aux médecins praticiens quelques éléments utiles sur ses effets cliniques dans plusieurs séries d'affections, et notamment d'*affections
osseuses.*

» Nous serons trop heureux si ce court aperçu peut
ajouter quelque chose de vraiment utile au traitement
déjà si ingrat de ces graves maladies.

» Caries osseuses. — Nous ne pouvons, dans les
limites d'un simple article, entrer dans de grands détails sur la nature de la carie, nous devons établir cependant que la carie se rattache généralement à l'os-

téite scrofuleuse et à l'ostéite tuberculeuse. L'ostéite simple et franche conduit rarement à ce résultat. Le rachitisme qui ne se complique point de scrofule ni de tubercules, n'a peut-être jamais été suivi de carie osseuse. L'enfance et l'adolescence sont les deux âges qui y prédisposent le plus.

» Les traitements dirigés contre cette terrible affection sont excessivement nombreux ; peu sont réellement efficaces. Pourtant, si la carie est susceptible de guérir spontanément, et cela est démontré, il est évident qu'il est des agents thérapeutiques qui doivent l'influencer heureusement. Comme la carie osseuse se lie toujours ou presque toujours à une disposition générale, les médicaments qui exercent une influence générale sur l'organisme, doivent, *à priori*, avoir une action sur la carie osseuse, puisqu'ils sont susceptibles d'influencer la disposition sous laquelle elle se développe. A ce titre, l'Iodure de fer doit tenir le premier rang. Mais il y a plus : il nous semble, d'après notre propre observation, qu'outre son action générale, ce médicament a une action élective sur le système osseux. Est-ce une illusion due à l'insuffisance de nos observations? L'avenir en décidera; mais les faits suivants prouveront, nous aimons à le croire, que cette illusion nous est du moins très-permise.

» Nous avons *traité* et *guéri* par l'Iodure de fer trois cas de carie vertébrale, dont un compliqué de coxalgie (1). En voici le résumé sommaire :

« (1) Avant de présenter ce résumé, nous croyons acquitter une dette

» *Observation I.* — Une petite fille de cinq ans, L. Per..., demeurant rue Bourg-l'Abbé, à Paris, issue de parents bien constitués et vigoureux, mais habitant un logement bas et humide, se trouve prise à quatre ans et

scientifique envers M. Gille, pharmacien à Paris, dont nous avons exclusivement employé l'excellente préparation dans laquelle est conservé constamment à l'état de pureté l'Iodure de fer, si facilement attaquable et décomposable par le contact de l'air atmosphérique. Ces dragées, dont nous nous servions bien longtemps avant que l'Académie de Médecine n'en eût sanctionné la valeur, sont toujours facilement prises, même par les enfants en bas âge.

» Déjà, à notre exemple, et par suite de nos publications sur le traitement des abcès par congestion à l'aide des injections iodées, M. le docteur Déclat de Néboud a inséré dans le numéro spécimen du *Moniteur des Hôpitaux*, la relation d'un cas fort remarquable de carie osseuse de la hanche avec abcès confirmé, constatée par MM. les docteurs Cazalas, Denis, Baudens et Maisonneuse, et radicalement guérie par l'emploi des dragées iodo-ferreuses de M. Gille.

» Il ne sera peut-être pas sans intérêt, et il est juste, en tout cas, qu'avant de citer nos propres faits, nous rappelions sommairement celui si remarquable de M. le docteur Déclat.

» Le malade était un enfant de huit ans, demeurant à Paris, vivant dans des conditions hygiéniques fâcheuses, offrant à un degré très-prononcé les attributs d'une constitution scrofuleuse. Il avait depuis trois ans et demi une déformation de la hanche qui avait progressivement augmenté. Au moment de l'examen, le 15 mars, luxation en haut et en dehors; raccourcissement de *huit* centimètres; douleurs intolérables; tumeur volumineuse, informe. Divers toniques, le repos, les cataplasmes avaient été prescrits, notamment par MM. Jobert et Velpeau; la maladie n'avait fait que s'accroître. Quelques jours après l'examen de M. Déclat, phlegmon qui se termine par suppuration et donne lieu à un foyer fistuleux d'où sortent de petits séquestres. Traitement d'abord par l'huile de foie de morue, que l'enfant ne peut bientôt supporter; injection de diverse nature; aggravation considérable; sortie de plusieurs parcelles osseuses; plus d'espoir de guérison. A partir du 20 novembre, administration des *dragées* de GILLE; amélioration rapide; guérison complète en novembre 1855, après un an de traitement, les conditions hygiéniques étant toujours mauvaises. »

7.

demi de faiblesse générale, malaise, toux sèche et fièvre irrégulière avec exacerbation la nuit.

» Jusque-là cet enfant avait paru se bien porter ; le médecin de la maison fut alors appelé à lui donner ses soins. Quelle fut la maladie à laquelle il crut avoir affaire ? Nous l'ignorons ; toujours est-il que, pendant quatre mois, il lui administra l'huile de foie de morue.

» En octobre 1853, cette petite malade ne pouvait plus marcher ; elle avait même de la peine à se tenir sur ses jambes pendant quelques minutes.—L'appétit s'était complétement perdu, la toux continuait, et elle était sujette à des sueurs nocturnes profuses. C'est en cet état que la mère nous la présenta pour la première fois, le 15 octobre.

» En examinant la jeune malade, une chose nous frappa tout d'abord : au niveau des 10e et 11e vertèbres dorsales, existait une tumeur un peu diffuse, non fluc-tuante, et sur la partie centrale de laquelle on percevait à la palpation une saillie anormale des apophyses épi-neuses des vertèbres précitées, produite par l'exubéra-tion des corps de ces vertèbres.

» Cette tumeur offrait une grande sensibilité à la pression.—Les extrémités inférieures avaient perdu une partie de leur sensibilité tactile, et, quand on les rele-vait, elles retombaient comme des masses inertes. L'enfant mise dans la station s'affaissait sur elle-même. Evidemment, il y avait paraplégie par compression de la moelle.

» Le sommet postérieur droit de la poitrine offrait de la matité à la percussion, une très-grande diminution du bruit vésiculaire à l'auscultation et des râles bron-chiques secs et humides bien ténus.

» En raison de cette lésion pulmonaire, nous crûmes

pouvoir conclure à une carie vertébrale de nature tuberculeuse.

» L'insuffisance de l'*huile de foie de morue*, donnée pendant *quatre mois*, nous porta, par l'absence de tout effet utile, à recourir aux *dragées de Gille*; l'enfant devait en prendre d'abord deux, puis trois par jour; elle fut soumise aux bains salins iodés deux fois par semaine; à la tisane de feuilles de noyer, et au sirop diacode le soir.

» Nous appliquâmes, séance tenante, deux moxas sur la tumeur vertébrale. — Nous prescrivîmes en même temps le décubitus sur le ventre en permanence sur un lit résistant, un matelas de crin.

» Après un mois et demi de traitement, voici quel était le résultat obtenu :

» 1º. L'enfant commençait à pouvoir marcher et l'anesthésie cutanée des membres inférieurs avait disparu;

» 2º. Les sueurs nocturnes avaient cessé, l'appétit était revenu, et la fièvre, autrefois presque continue, ne se manifestait plus que de loin en loin par de courts accès;

» 3º. La tumeur vertébrale s'était à moitié effacée et avait perdu son endolorissement. Les apophyses épineuses des vertèbres malades étaient évidemment moins saillantes; cependant il y avait encore de la gibbosité.

» 4º. Du côté du poumon, il n'y avait pas grand changement sous le rapport de la matité et de la diminution du murmure vésiculaire; — les râles bronchiques ténus avaient seuls diminué.

» Deux nouveaux moxas et continuation du même traitement.

» En février 1854, c'est-à-dire quatre mois après le

début de notre traitement, il y avait une métamorphose complète.

» La fièvre avait entièrement cessé ainsi que les sueurs nocturnes. L'enfant marchait aisément et sans trop de fatigues pendant deux et trois heures.

» Du côté de la colonne vertébrale, il n'existait plus qu'une légère gibbosité produite par la saillie des apo-physes épineuses des dixième et onzième vertèbres dor-sales, mais sans tuméfaction des tissus charnus et sans douleur à la pression.— Il était revenu de l'embonpoint et de la fraîcheur. Il y avait encore une toux sèche par intervalle et de la matité au sommet droit postérieur, sans râles bronchiques, mais avec diminution du mur-mure vésiculaire, remplacé par une respiration un peu soufflée.

» En un mot, le mal de Pott nous parut guéri et la guérison s'est maintenue. — L'enfant a consommé trois flacons de *dragées de Gille*, de 100 dragées chacun.

» *Observation II.* — Dans ce deuxième cas, il s'agit d'un tout jeune garçon traité antérieurement par MM. Blache et Guersant. Le nommé Pierre Dur...., 46, rue de la Pépinière, issu d'une mère saine et d'un père en-taché de scrofule, après avoir marché à dix-huit mois, ne pouvait plus se tenir sur ses jambes à deux ans et demi.—Cet enfant qui nous fut présenté le 15 avril 1854, était amaigri, avait une diarrhée abondante et tenace. Il ne présentait rien d'anormal du côté de la poitrine, mais le ventre proéminent laissait sentir, à la palpation, un engorgement considérable des ganglions mésenté-riques. On percevait un semblable engorgement dans les ganglions du col et du pliant de l'aine.

» Il présentait une saillie anormale au niveau des quatrième et cinquième vertèbres lombaires, et un peu au-dessous, à droite, une tumeur de la grosseur d'une orange, dans la profondeur de laquelle on percevait de la fluctuation. — Il nous était démontré qu'il s'agissait d'une carie vertébrale avec abcès symptomatiques. Sur la saillie vertébrale existaient les cicatrices de deux cautères.

» Les parents nous apprirent alors que MM. Blache et Guersant avaient traité ce jeune enfant, lui avaient fait prendre longtemps l'huile de foie de morue, et que le dernier de ces médecins avait appliqué deux cautères. — Le seul traitement qui fut prescrit par nous consista en deux *dragées de Proto-Ioduré de fer de Gille*, de la tisane de feuilles de noyer; dans l'usage du vin et des potages gras.

» Nous nous attendions à ponctionner prochainement l'abcès et à pratiquer une injection d'Iode, mais contre notre attente, sous l'influence de ce traitement, l'abcès diminua progressivement de volume, la diarrhée s'arrêta, l'appétit revint, l'embonpoint se rétablit, et, le 17 juillet suivant, ce petit malade était complétement guéri.

» Il est fort probable que nous avons eu affaire à une carie scrofuleuse. On ne pourra nier au moins que la disparition de la poche purulente ne se soit opérée sous l'influence de l'Iodure de fer, et nous nous croyons fondé à penser que l'abcès n'aurait pas guéri si la lésion osseuse elle-même ne l'avait pas été.

» *Observation III.*— Enfin, voici un troisième cas que nous relatons à grands traits.

» Un enfant de sept ans, Jules Rous...., 58, rue de la Pépinière, atteint de gibbosité au niveau des trois dernières vertèbres lombaires, avec tuméfaction des tissus charnus, tumeur considérable à la région fessière gauche, avec flexion de la cuisse correspondante sur le bassin et raccourcissement du membre, nous est présenté le 16 août 1854. Maigreur générale, atrophie du membre pelvien gauche, pâleur, traces de scrofules, tel est son état général. — Plusieurs médecins, MM. Blache et Guersant entre autres, ont traité ce jeune enfant : il a pris l'huile de foie de morue pendant plus de six mois. Il a eu quatre cautères sur la tumeur vertébrale. Au moment où on nous le présente, il ne peut faire un pas.

» Dans l'espace de quatre mois, nous lui appliquons dix moxas avec le camphre enflammé sur l'articulation coxo-fémorale malade, et nous lui faisons prendre *cinq* flacons *de dragées de Gille au Proto-Iodure de fer.*

» Le résultat de ce traitement a été d'entraîner la disparition de la tumeur de la région fessière gauche; le membre pelvien gauche reste raccourci et légèrement fléchi sur le bassin; la marche s'exécute avec claudication, mais presque sans douleur; l'embonpoint est revenu, il ne reste que de faibles traces de gibbosité lombaire.

» Les faits publiés depuis quelques années ne nous paraissent plus autoriser l'opinion des chirurgiens qui considéraient comme nécessairement incurables tous les cas de mal de Pott; mais nous croyons que dans l'état actuel des esprits et des faits les guérisons dans ces cas sont assez rares, pour que les observations dont on vient de lire la relation conservent aux yeux des praticiens un vif intérêt; en montrant toutes les ressources que la matière médicale proprement dite, c'est-à-dire celle qui agit directement sur tout l'organisme par suite de l'absorption, ces observations engageront les praticiens qui se tiennent au courant des progrès de la thérapeutique, à agir de bonne heure à l'aide des moyens nouveaux qui sont mis entre leurs mains, et nous ne doutons pas qu'avec ces moyens employés avec persévérance, beaucoup de caries vertébrales ne soient guéries et un plus grand nombre encore arrêtées, avant qu'elles ne soient parvenues à la suppuration et à la gibbosité. »

(ABEILLE. *Moniteur des Hôpitaux*, tom. III, p. 375, 19 avril 1855.)

Les faits qui précèdent laisseraient sans doute peu d'incertitude sur la puissance curative de l'Iodure de fer dans les cas de lésions osseuses. Cependant, comme c'est là un fait encore nouveau pour beaucoup de médecins, et très-incomplétement apprécié par beaucoup d'autres, nous ne croyons pas inutile de faire connaître l'observation extrêmement importante publiée tout récemment par M. le docteur Fleury.

La première partie de cette observation ayant déjà paru dans le remarquable *Traité d'Hydrothérapie* de cet auteur (1), nous ne ferons que l'analyser sommairement ici.

Mademoiselle L...., âgée de 23 ans, d'un tempérament très-lymphatique, bien portante jusqu'à 17 ans, fit à cet âge une première chute sur le genou gauche, puis, une seconde plus violente. Energiquement traités et mal traités, le gonflement et la douleur qui s'ensuivirent persistèrent, augmentèrent même progressivement, et arrivèrent à un point où un médecin et deux chirurgiens des hôpitaux de Paris jugèrent l'amputation de la cuisse nécessaire.

(1) Traité d'hydrothérapie raisonnée... Paris, 1852, 1re édition, p. 364.

Cependant l'hydrothérapie ayant présenté aux habiles praticiens qui la traitaient, quelques chances de succès, la malade entra à l'établissement de M. Fleury, à Bellevue, le 14 avril 1851. Elle avait une ankilose et plusieurs fistules.

Après des alternatives de mieux et de pire, Mademoiselle L..... avait cependant obtenu une amélioration générale au mois de mars 1852, époque où s'arrête son observation dans le *Traité d'hydrothérapie.*

En voici maintenant la suite :

» 15 mars 1852. — L'état général est excellent; aucune douleur ne se fait sentir dans le genou; la malade fait à l'aide de ses béquilles d'assez longues promenades.

» 15 avril.—Mademoiselle L... marche facilement avec une canne; le genou est soumis, deux fois par semaine, à des mouvements gradués qui sont parfaitement supportés.

» 15 mai.— Malgré nos recommandations et nos vives instances, Mademoiselle L... a fait de graves et fréquents excès de marche. Le genou est redevenu le siége d'assez vives douleurs; son volume a augmenté. La malade est condamnée à garder le lit, et des irrigations continues sont de nouveau pratiquées.

» 15 juillet. — L'eau froide n'a pu empêcher la formation de trois collections purulentes placées, deux au côté interne du genou et la troisième au côté externe, mais elle en a rendu le développement exempt de vives douleurs et de fièvre. Trois petites ouvertures spontanées demeurées fistuleuses ont donné issue au pus.

» La suppuration, le repos forcé, la diminution inévitable de l'appétit ont ramené de l'amaigrissement et de la pâleur. Les douches générales sont recommencées, et la malade est mise à l'usage des *dragées d'Iodure de fer de Gille.*

» Le 15 novembre. — Mademoiselle L... quitte Bellevue pour retourner à Saint-Symphorien. Son état général est bon, la marche assez facile avec l'aide d'une canne, et aucune douleur ne se fait sentir dans le genou, dont les ouvertures fistuleuses ne donnent plus issue qu'à une très-petite quantité de pus.

» Mademoiselle L... continua pendant assez longtemps à prendre tantôt trois, tantôt deux, plus souvent une *dragée de Gille* par jour. Cependant il lui sembla que ces dragées lui occasionnaient, immédiatement ou peu de temps après leur ingestion, des douleurs gastriques assez vives, durant quelquefois plusieurs heures, et ces douleurs engagèrent la malade à suspendre l'emploi du médicament.

» Environ trois mois après cette suspension, c'est-à-dire vers le mois de mai 1853, des douleurs violentes se manifestèrent dans le genou, s'accompagnèrent bientôt de rougeur et de tuméfaction, et furent suivies de trois abcès qui donnèrent lieu à trois nouvelles fistules. L'appétit, pendant la durée de ces symptômes, avait considérablement diminué; une pâleur et un amaigrissement considérables s'en étaient suivis.

» La malade eut alors de nouveau recours au Proto-Iodure de fer, qu'elle prit à la dose de une, deux ou trois dragées de Gille par jour. Au bout de deux mois, une amélioration sensible se manifesta, tant dans l'état général que dans l'état des trajets fistuleux. L'appétit reparut ainsi que l'embonpoint et la coloration du visage; la suppuration diminua peu à peu, et, au mois de janvier 1854, les six fistules étaient complétement fermées et les douleurs avaient entièrement disparu. La malade n'avait cependant pas pris l'Iodure de fer sans interruption : quelques mois après en avoir repris l'usage, elle éprouva encore les douleurs d'estomac qu'elle avait déjà ressenties, et de temps en temps elle suspendait pendant un ou plusieurs jours les dragées auxquelles elle attribuait ces douleurs. Sa provision de médicaments étant épuisée, elle le cessa définitivement au mois de novembre, c'est-à-dire environ un mois avant la complète cicatrisation des plaies.

» L'amélioration fit de tels progrès, que Mademoiselle L... marcha bientôt seule, sortit souvent, et fit encore une fois ce que font trop de malades : elle abusa de ses nouvelles forces.

» Vers le mois d'avril 1854, à la suite d'une fatigue excessive, Mademoiselle L... fut prise, dans le flanc gauche, de douleurs vives qui augmentèrent rapidement et s'accompagnèrent bientôt d'une tuméfaction considérable. Un médecin fut alors appelé pour la première fois depuis le départ de la malade de Bellevue. Il constata la présence d'un vaste abcès et crut devoir laisser à la nature le soin de donner issue au pus. L'ouverture spontanée de cet abcès eut lieu, en effet, en dedans et au-dessous de l'épine iliaque antérieure et supérieure, au commencement de mai 1854, et plusieurs litres de pus, au dire de la malade (car le médecin ne fut pas appelé de nouveau), s'en écoulèrent; cet écoulement abondant dura plusieurs jours; le pus, assez épais d'abord, devint bientôt plus clair et moins abondant. La malade se procura alors deux nouveaux flacons de dragées de Proto-Iodure de fer, et les prit comme par le passé, c'est-à-dire d'une manière très-irrégulière. Néanmoins, l'appétit ne tarda pas à revenir; la suppuration se tarit peu à peu, les douleurs diminuèrent, et, vers la fin de février 1855, la cicatrisation du nouvel abcès était complète. A ce moment Mademoiselle L... cessa l'usage des dragées.

» La cicatrisation s'est maintenue jusqu'à ce jour, et la malade a repris des forces, son visage s'est coloré, et son embonpoint a augmenté. Vers le commencement de juin, néanmoins, il y a encore eu une diminution marquée de l'appétit, des douleurs vagues et un peu d'amaigrissement ; cent nouvelles *dragées* ont rétabli, dans l'espace d'un mois, les choses dans le meilleur état possible.

» Aujourd'hui (août 1855) la malade marche parfaitement sans appui ; elle ne se sert d'un bâton que quand elle veut faire une longue course, deux kilomètres par exemple.

» La cicatrice du dernier abcès est solide, ainsi que toutes celles des anciennes fistules. L'articulation coxofémorale est parfaitement libre ; celle du genou est dans un état de demi-ankylose.

« Je n'ai guère rencontré de tumeur blanche plus grave que celle dont Mlle L... était affligée, et j'ai vu pratiquer un grand nombre d'amputations dans des circonstances moins fâcheuses que celles que nous ayons eu à traverser ici à plusieurs reprises.

» Cette observation remarquable montre ce que, dans les affections de ce genre, l'on peut attendre des effets du temps et des efforts de la nature, lorsqu'à l'aide d'un traitement efficace l'on parvient : 1°. à modérer la violence des accidents locaux ; 2°. à soutenir les forces et à préserver plus ou moins l'économie de l'action funeste qu'exercent sur elle la fièvre, les phénomènes de réaction générale, les longues suppurations, le trouble des fonctions digestives, etc.

» Les irrigations continues, les applications froides, sédatives et antiphlogistiques, nous ont fourni les moyens de remplir la première indication avec un remarquable succès; les douches froides générales, révulsives et reconstitutives, nous ont permis de satisfaire à la seconde.

» Quant aux *dragées de Gille*, elles nous ont été un adjuvant d'autant plus utile, qu'elles ont exercé sur l'état général et sur les lésions locales une double influence qu'on ne saurait nier, qui déjà a été mis en lumière *par un grand nombre d'observateurs*, et à laquelle revient ici une bonne part des honneurs de la guérison.

» Pour notre compte, nous avons eu maintes occasions d'apprécier les bons effets de ce précieux médicament, et nous signalerons encore à l'attention des praticiens quelques-uns des faits que nous avons recueillis.

» Il n'est pas sans intérêt de constater combien la marche de la maladie a été fâcheusement modifiée, d'abord par les manœuvres brutales d'une rebouteuse, ensuite, à deux reprises différentes, par des excès de marche auxquels on doit attribuer les rechutes survenues au moment où la guérison paraissait être assurée et définitive.

» Rien, dans le traitement des tumeurs blanches, n'exige plus de soins, de tact et de méthode que la réglementation des mouvements spontanés ou provoqués, et l'on ne pourrait assez, à cet égard, se conformer aux sages préceptes qu'a établis M. Bonnet, de Lyon, et que j'ai indiqués dans mon mémoire sur l'*Ankylose*. » (L. Fleury, *Moniteur des Hôpitaux*, t. 4, p. 2, 3 janvier 1856.)

6°. Ecoulements utérins; inflammations chroniques de l'utérus. — Blennorrhée; urétrite chronique.

La manifestation et surtout la persistance des flux leucorrhéiques sont trop souvent liées à une constitution lymphatique ou scrofuleuse pour que l'idée ne vînt pas aux praticiens d'attaquer ces flux à l'aide des iodiques et des martiaux, et, par conséquent, à l'aide du Proto-Iodure de fer, qui possède à un degré remarquable les propriétés combinées de ces deux ordres de médicaments. Aussi des essais dans ce sens ne tardèrent-ils pas à être faits dès que nous eûmes fait connaître un procédé sûr pour conserver inaltéré l'Iodure ferreux. MM. Monod, Vigla, Abeille, Récamier, Maisonneuve, A. Favrot, Piédagnel, Ricord, etc., etc., se livrèrent à ces expérimentations rationnelles, que les résultats les plus heureux vinrent bientôt couronner. Parmi ces résultats, nous nous contenterons de signaler les suivants, que les auteurs ont rendus publics.

a. — *Ecoulements et inflammations chroniques de l'utérus.*

Le collaborateur intelligent de M. Maisonneuve, ancien chirurgien de l'hôpital Cochin, aujourd'hui chi-

rurgien de l'hôpital de la Pitié, M. le docteur A. Favrot, qui s'occupe spécialement du traitement des
affections utérines, a fait connaître, dans les termes suivants, aux praticiens, les résultats qu'il a obtenus de
l'emploi du *Proto-Iodure de fer inaltérable*, dans une
espèce particulière de catarrhe utérin.

« Depuis que M. GILLE a trouvé ses ingénieux procédés pour rendre inaltérable le *Proto-Iodure de fer*,
ce médicament énergique a été employé, avec avantage, dans plusieurs affections d'une curation difficile,
habituellement rebelles aux médications les mieux di-
rigées, et aussi dans quelques maladies d'une guérison
moins difficile, mais dans lesquelles le Proto-Iodure de
fer a paru avoir une action plus prompte et plus sou-
tenue. De ces dernières font partie la chlorose et l'a-
némie, dans le traitement desquelles MM. Gendrin,
Cruveilhier, Rostan et plusieurs autres médecins ont
obtenu de l'Iodure ferreux des avantages signalés.
Dans les premières, on doit mentionner la scrofule
sous toutes ses formes, la phthisie pulmonaire et les
abcès froids ou par congestion, affections dans le traitement desquelles MM. Vigla, Maillot, Abeille, etc.,
ont obtenu les plus remarquables résultats. Nous savons que notre célèbre syphiliographe, M. Ricord,
prescrit, avec les plus grands avantages, les *Dragées*
de GILLE dans les blennorrhées rebelles; mais nous
croyons que là se sont bornées les applications faites
jusqu'à ce jour du *Proto-Iodure de fer inaltérable;*
nous ne sachons pas que personne l'ait employé dans
une affection des plus opiniâtres, dont tous les méde-

cins ont pu apprécier la ténacité , et que nous allons décrire sommairement.

» Il n'est pas rare de rencontrer de jeunes femmes qui , à la suite d'un premier accouchement ou d'une fausse couche, sont affectées d'écoulements catarrhaux, plus ou moins opaques, plus ou moins puriformes, en général très-gluants, mais dont le principal comme le plus fâcheux caractère, pour le praticien , est d'être réfractaires à la plupart des médications mises générale-ment en usage.

» Outre les désordres qu'ils entraînent dans la santé générale et dans les fonctions digestives, ces écoule-ments sont encore une des principales causes des af-fections eczémateuses de la vulve, si pénibles pour les malades.

» Depuis plusieurs années déjà, conformément aux doctrines professées à l'hôpital Cochin par M. Mai-sonneuve, et naguère par Récamier, à l'Hôtel-Dieu, j'ai souvent, dans ces cas réfractaires, obtenu d'excel-lents résultats des ruginations opérées dans l'intérieur même de l'utérus, et des cautérisations pratiquées avec le crayon de nitrate d'argent. Mais il est des circous-tances où cette médication locale reste insuffisante ; cela s'observe surtout dans la classe si nombreuse des femmes lymphatiques, chloro-anémiques.

« Le quinquina, le fer, et les toniques en général, rendent alors d'éminents services ; mais *de toutes les préparations de cet ordre,* celle qui nous a donné les *résultats les plus rapides et les plus durables* , c'est sans contredit le Proto-Iodure de fer, qu'il est maintenant si facile d'administrer, grâce aux ingénieux procédés imaginés par M. GILLE pour conserver ce sel inaltéré, soit sous forme de *dragées*, soit sous forme d'*huile* ou de *sirop*. La préparation que nous avons préférée est celle des *dragées*; mais nous ne doutons pas qu'on ne se trouvât également bien de l'*huile* ou du *sirop*, chez les personnes qui éprouvent de la répugnance à prendre les médicaments sous forme pilulaire.

» Parmi les nombreuses guérisons que nous avons obtenues à l'aide du précieux agent thérapeutique dont il s'agit, nous nous contenterons de citer l'observation suivante :

« Madame X..., âgée de 30 ans, blonde, et d'un tempérament lympathique, fit en 1843, un fausse couche des plus pénibles. Depuis cette époque, la menstruation devint irrégulière, et l'utérus fut le siége d'un écoulement catarrhal abondant. Les digestions s'altérèrent, et l'on vit bientôt se développer tout le cortége habituel des accidents nerveux, consécutifs aux affections utérines. Ajoutons que la malade était, non sans raison, tourmentée par la crainte de ne pouvoir plus devenir mère.

» Lorsqu'au mois de mai 1852, cette dame vint pour la première fois me consulter, je constatai un engorgement considérable du col de l'utérus, l'orifice de cet organe était entr'ouvert et permettait facilement l'introduction de la première phalange du doigt indicateur; des granulations molles et fongueuses apparaissaient entre les lèvres de cet orifice, et le moindre attouchement faisait sourdre quelques gouttelettes de sang, qui se mêlaient à un mucus trouble et extrêmement abondant.

» Le col de l'utérus était en antéflexion.

» Je fis d'abord quelques ruginations qui me permirent d'extraire une quantité assez considérable de granulations vasculaires, dont le volume variait d'un grain de millet à celui d'une groseille. Je portai ensuite le nitrate d'argent, dans l'intérieur même du col.

» Ce traitement produisit une amélioration considérable, mais malgré les injections astringentes, *l'état fongueux du col* de l'utérus avait une grande tendance à se reproduire. Plusieurs fois encore, je renouvelai l'application de la rugine et des caustiques; je ne pus obtenir ainsi qu'une guérison temporaire. J'eus recours alors aux *dragées de Proto-Iodure de fer* de GILLE, que je prescrivis au nombre de six par jour (30 centigrammes de Proto-Iodure), et dont j'engageai la malade à continuer l'usage pendant plusieurs mois. A dater de ce moment, *la guérison marcha rapidement, devint complète, et aucune récidive n'a eu lieu depuis.* Bien plus, la malade est en ce moment dans le cours du huitième mois d'une grossesse, qui se présente sous les meilleurs auspices. L'état général de la santé est aussi satisfaisant que possible. » (Dr ALEXIS FAVROT, *Presse médicale,* mars 1854.)

M. le docteur Piédagnel, médecin de l'Hôtel-Dieu de Paris, et dont le service ainsi que la consultation offrent toujours un grand nombre d'affections utérines, a non-seulement confirmé les remarques pratiques de M. le docteur A. Favrot, mais il s'est assuré qu'outre l'écoulement, le Proto-Iodure de fer avait encore une puissante influence sur les érosions et sur les engorgements utérins (ou sub-inflammations, pour ceux qui,

avec **M.** Velpeau, ne voudraient pas le mot engorgement), c'est-à-dire, en définitive, sur les dix-neuf ving-
tièmes des affections utérines, car d'après ce que notre
stage dans les hôpitaux nous a permis de voir, nous
croyons avec **MM. P.** Dubois, Depaul et d'autres, que
les sub-inflammations auxquelles se lient les écoulements constituent seules ou à titre de complication
grave presque toute la portion locale des maladies de
l'utérus : nous disons la portion locale, car on ne peut
méconnaître non plus combien est juste l'opinion de
M. Gibert (voir la dernière discussion de l'Académie
impériale de médecine (*Moniteur des Hôpitaux*, 1854)
qui attribue à l'état général la plupart des phénomènes
morbides éprouvés par les malades atteintes d'écoulements et d'engorgements utérins. C'est aussi là l'opinion de **M.** Piédagnel, et c'est ce qui l'a conduit à
diriger contre ces symptômes le Proto-Iodure de fer à
l'intérieur. Voici comment un de ses internes rend
compte des résultats qu'obtient cet habile praticien :

« A quelques exceptions près, **M.** Piedagnel s'a-
dresse non-seulement à un traitement local, mais
encore à un traitement général, *qui consiste dans
l'usage exclusif de l'Iodure de fer.*

» La médication iodée constitue donc, dans certains
cas, *la base du traitement*, tandis que, dans d'autres,
elle est destinée à combattre la manifestation des accidents divers dont se compose la symptomatologie des
affections utérines. Cette médication est surtout utile
quand il existe différents troubles fonctionnels, un état
d'affaiblissement général, qui jette la malade dans l'a-

battement, et quelquefois même dans le désespoir ; car il arrive souvent, quand la maladie a été négligée, que la perturbation générale et les phénomènes pathologiques variés, le plus souvent nerveux, qui s'associent aux effets plus limités des lésions locales, doivent tout d'abord attirer l'attention du praticien.

» Il faut encore avoir recours presque uniquement à un traitement par l'Iodure de fer, lorsque les affections chroniques de l'utérus sont liées à la constitution ou à une altération générale de la santé.

» Mais, le plus ordinairement, c'est sous l'influence de l'état pathologique local que la santé est troublée, et le traitement local devient par conséquent indispensable.

» Cependant, lorsqu'une femme accuse des douleurs lombaires habituelles, se propageant dans les aines et même dans le haut des cuisses, une sensation incommode de pesanteur à l'anus, un malaise ou une faiblesse générale indéfinissable ; lorsqu'à ces incommodités, exagérées par la marche, la station, les mouvements d'une voiture, se joignent des troubles *gastralgiques* ou *dyspeptiques*, de la constipation, des envies fréquentes d'uriner, un *écoulement vaginal* plus ou moins abondant ; enfin, lorsque le toucher et le spéculum montrent une altération dans le volume, la densité, la position, la forme, etc., du col ou du corps de l'utérus, le traitement local, bien que le plus utile, est admirablement secondé par l'administration de l'Iodure de fer, qui fait rapidement disparaître ces accidents sympathiques en agissant favorablement sur la nutrition.

» Dans l'immense majorité des cas, l'Iodure de fer (1), qui ne dispense en rien des moyens locaux, agit comme reconstituant chez ces femmes, le plus ordinairement chlorotiques ou débilitées par les phénomènes que nous avons énumérés. On comprend aussi que la lésion locale marche plus vite vers la guérison, par cela seul que l'organe qui en est le siége participe à la vitalité plus grande, imprimée à l'économie; et c'est au fur et à mesure que cette lésion locale disparaît, que l'appétit, l'embonpoint et tous les attributs d'une bonne santé, font place au cortége inquiétant et pénible des symptômes que nous avons esquissés.

» En soumettant à une exploration attentive les femmes atteintes de leucorrhée, avec douleurs plus ou moins vives dans le bassin, dans les reins, on remarque que, chez beaucoup d'entre elles, la lésion unique consiste dans une sorte de boursouflement, de gonflement mou du col de l'utérus avec de nombreuses granulations.

» Dans ces cas, les douleurs sont en général plus vives et réagissent avec plus de violence encore sur les différentes fonctions, et finalement sur la nutrition. Alors le sang appauvri s'échappe plus facilement, et les malades, affaiblies par des pertes abondantes, tom—

(1) On voit que nous aurions pu invoquer quelques autorités (car celle de M. Piédagnel n'est pas la seule), si nous avions tenu à faire prévaloir notre classification, qui place les iodiques et l'Iodure de fer en particulier dans la médication reconstituante. Mais comme les classifications ne rendent pas meilleur un médicament, et qu'il faut l'étudier cliniquement et individuellement pour en connaître les effets thérapeutiques, nous avons fait bon marché de notre opinion touchant la classification. — F. G.

bent dans un état de cachexie apparente qui pourrait en imposer et devenir la source des erreurs les plus graves. *On obtient au contraire une guérison* RAPIDE *et* RADICALE *par l'usage de l'Iodure de fer.*

» Si ces ulcérations sont l'effet d'un vice scrufuleux ou syphilitique, le traitement général par les *iodiques est indispensable*, et *à peu près le seul à employer.*

» L'Iodure de fer, qui participe des propriétés du fer et de l'Iode, est encore un excellent médicament dans certaines lésions de l'utérus, dont le caractère principal est l'augmentation de volume. Voici quelle est l'origine de cette altération morbide qui, méconnue ou négligée, peut devenir la source de désordres généraux et locaux très-graves. Il arrive un moment dans les affections utérines, comme dans les autres maladies chroniques, où la résolution s'arrête, et où, pour le faire avancer de nouveau, il faut stimuler énergiquement la nutrition. C'est ainsi qu'agissent l'Iodure de fer et l'Iodure de potassium. » (TITON, ancien interne des hôpitaux de Paris, thèses de Paris, 1854, p. 81.)

b. — *Ecoulements et inflammations chroniques de l'urétre.*

Les praticiens qui ont obtenu les résultats les plus avantageux du *Proto-Iodure de fer inaltérable* contre la blennorrhée urètrale sont aujourd'hui extrêmement considérables; mais en pareille matière, nous pensons qu'une seule autorité suffira pour établir ce fait important, quand cette autorité est celle de **M. Ricord.** Ce célèbre praticien, après avoir prescrit avec des succès remarquables, ainsi qu'on le verra dans un instant, le Proto–Iodure de fer dans la syphilis constitutionnelle, avait dû renoncer à ce médicament, à cause de son infidélité, ou du moins en restreindre l'emploi aux cas où tout avait échoué. Aujourd'hui que l'Iodure ferreux est devenu d'un emploi aussi sûr et aussi facile que celui du sulfate de quinine, l'habile syphiliographe y est revenu, et voici comment il s'exprimait dans une de ses leçons cliniques, en 1854 :

« Les succès remarquables qu'on avait obtenus des préparations iodées et en particulier de l'Iodure de fer, conservé par les procédés de M. GILLE (*dragées* et *huile de Proto-Iodure de fer inaltérable*, de GILLE) dans le traitement des sécrétions purulentes chroniques, même entretenues par des lésions osseuses, m'engagèrent à essayer ces préparations contre la blennorrhée. Les résultats répondirent complétement à mon attente, et les *dragées d'Iodure de fer* de GILLE, à la dose de 4 à 8 par jour (elles contiennent 5 centigrammes d'Iodure chacune), constituent un des médicaments les plus efficaces contre ces écoulements chroniques, dont la ténacité est connue de tous les praticiens. » (RICORD, *leçons cliniques sur le traitement de la blennorrhagie*, Presse médicale *du 9 septembre* 1854.)

7°. Syphilis constitutionnelle.

Les expériences de Dupasquier avaient à peine mis en lumière la puissance curative du Proto-Iodure de fer, et appelé sur ce corps l'attention du monde médical, que notre célèbre syphiliographe, attentif à tout ce qui peut perfectionner la thérapeutique de la syphilis, entrevit tous les avantages qu'on pouvait espérer de la nouvelle préparation dans le traitement de la vérole constitutionnelle. Les faits ne tardèrent pas à répondre aux espérances de M. Ricord, et, dès 1837, un de ses élèves publia un compte-rendu clinique où se trouvent exposés les faits les plus concluants en faveur du Proto-Iodure de fer. Le lecteur va s'en assurer en lisant le résumé suivant de ce compte-rendu, publié par le *Bulletin de thérapeutique*. On remarquera seulement, que de même que MM. Andral et Piédagnel, M. Ricord, qui employait un sel sur lequel on ne pouvait pas compter, et qui était toujours altéré dans une proportion plus ou moins considérable, était obligé de le donner à des doses élevées, ce qui est toujours un grand inconvénient pour l'estomac des malades. Si le sel est très-altéré, on surcharge l'estomac d'une quantité inutile de matières inertes; si l'altération n'existe que sur une petite quantité de la dose administrée, on peut produire des effets trop énergiques. Aussi a-t-on vu dans le chapitre précédent, que malgré ses remarquables succès, M. Ricord avait presque renoncé à l'usage interne de l'Iodure de fer, jusqu'au moment où nous avons introduit dans la thérapeutique une préparation sur laquelle les praticiens peuvent compter et qui leur permet de doser rigoureusement le médicament qu'ils prescrivent.

« D'après les observations qui ont été recueillies

depuis plus de deux années, bien des malades qui avaient inutilement suivi la plupart des traitements réputés spécifiques, sans obtenir d'amélioration dans leur état, et qui souvent même avaient vu leur mal empirer, ont déjà dû à l'Iodure de fer une modification favorable dans leur constitution, et la cause morbide qui entravait la marche régulière de la maladie n'existant plus, la *guérison est bientôt arrivée.*

» Mais ce n'est pas seulement comme modificatif du tempérament que **M. Ricord** emploie l'Iodure de fer; les désorganisations que la syphilis laisse après elle paraissent s'améliorer rapidement sous l'influence de cet agent thérapeutique. C'est ainsi que peu de jours après son administration, des ulcères des jambes, blafards, atoniques, comme frappés de pourriture d'hôpital, se sont couverts de bourgeons charnus de bonne nature, et ont marché rapidement vers la cicatrisation.

» La même chose a été observée pour de vastes ulcérations de la gorge que chaque essai et un traitement mercuriel n'avaient fait qu'aggraver; et nous signalerons ici cette erreur déplorable qui fait considérer comme dû à la syphilis tout ulcère co-existant ou développé pendant le cours de cette maladie, tandis que bien souvent la lésion est produite et entretenue par l'usage intempestif des médicaments prétendus spécifiques, si on ne se hâte d'en cesser l'emploi.

» Chez plusieurs malades affectés de carie des os du crâne, de la face, du tibia, etc., par suite de l'administration de l'Iodure de fer à haute dose, la séparation des parties mortes a été obtenue dans un temps comparativement *de moitié plus court* que par l'usage des moyens ordinairement employés. Souvent même nous avons vu une carie active se borner avant qu'on pût noter d'autres effets généraux de l'agent thérapeutique. Enfin, chez des sujets scrofuleux, lymphatiques, à tempérament débile, les *écoulements chroniques de l'urètre* et *du vagin*, sous l'influence de la nouvelle médication de M. Ricord, ont quelquefois guéri avec une promptitude remarquable. A part les indications particulières qui peuvent résulter de l'état du sujet et de la nécessité où l'on est quelquefois de combiner à l'administration de l'Iodure de fer les amers, les anti-scorbutiques, la dose fixée par M. Ricord, au début, est ordinairement de six grains, qu'il augmente graduellement de deux jours en deux jours, jusqu'à effet notable : c'est ainsi que nous avons vu des malades prendre jusqu'à quarante grains d'Iodure de fer par jour.

» Indiquons maintenant une application de l'Iodure de fer qui, quoique nouvelle, compte déjà de nombreux succès. Ce médicament, administré en injections dans les cas de blennorrhagie, quelle que soit l'ancienneté de la maladie, mais surtout lorsqu'il n'y a que peu ou point de douleur à l'urètre, paraît devoir jusqu'ici mériter peut-être le premier rang parmi les divers moyens préconisés, quoiqu'à son égard nous ne croyions pas rationnel de faire du dogmatisme en dehors des indications idiosyncratiques ou accidentelles, comme dans un panorama péniblement établi naguère, pour, en définitive, mettre en relief comme nouveauté les avantages du copahu.

» Donnons au hasard , non les observations , mais le sommaire de quelques-uns des faits recueillis à l'hô-pital des vénériens.

» *Observation.* I. — Ribaprey , âgé de vingt-un ans, entré le 23 décembre 1836. — Écoulement urétral très-abondant depuis deux mois ; pas de douleur en urinant ; injection d'Iodure de fer pendant huit jours ; sorti guéri le 9 janvier.

» *Observation II.* — Vallier , âgé de vingt-neuf ans, entré le 6 janvier 1837. — Blennorrhée datant de 6 mois, le 7 janvier, injections d'Iodure de fer ; sorti guéri le 9 janvier.

» *Observation III.* — Ricauner , âgé de vingt-deux ans, entré le 6 janvier 1837. — Blennorrhagie depuis six semaines ; épididymite depuis quatre jours ; injections d'Iodure de fer le 7 janvier ; compression du testicule par les bandelettes de Vigo ; sorti guéri le 9 janvier.

» *Observation IV.* — Farreau , âgé de vingt-un ans , entré le 27 décembre 1836. — Blennorrhagie depuis quinze jours ; douleurs très-vives en urinant. On traita sans succès par les antiphlogistiques et le copahu jusqu'au 13 janvier ; on donna alors l'Iodure de fer à l'intérieur ; sorti guéri le 16 janvier.

» *Observation V.* — Ville (Jean), âgé de vingt-cinq ans, entré le 6 janvier 1837. — Blennorrhagie depuis cinq mois, ayant résisté à plusieurs traitements ; l'écoulement est très-abondant ; le 7 on donne les injections à l'Iodure de fer ; sorti guéri le 10 janvier.

» *Observation VI.* — Vives, âgé de vingt-neuf ans, entré le 3 janvier 1837. — Blennorrhée datant de huit mois ; le 4 janvier injections d'Iodure de fer ; sorti guéri le 7 janvier.

« **A** peu de différence près , toutes les observations que nous avons recueillies rentrent dans le même cadre, et offrent à peu près la même durée pour le traitement.

» Il est important de noter qu'ici l'Iodure a été administré à la dose d'un *demi-gros* (2 grammes) pour huit onces d'eau , hors un seul cas , dans lequel on a été obligé d'arriver à *deux gros (huit grammes !)* pour la même quantité de liquide ; aussi, en général, M. Ricord emploie d'abord la première formule , et jusqu'ici n'a pas eu besoin de dépasser la seconde. Quoi qu'il en soit , le traitement étant très-actif, nous ne saurions trop recommander de l'administrer avec ménagement ; car, à part les difficultés qui résultent des indications thérapeutiques, l'intensité de *son action nous a paru varier d'une manière remarquable d'après la qualité de l'Iodure*, et, *pour certaines doses, selon que la solution* EST *ou* N'EST PAS FILTRÉE. » (RICORD, Bullet. de thérapeut., t. 12, p. 241, ann. 1837.)

Les lignes qui précèdent suggéreront sans doute au lecteur attentif des remarques qui concordent admirablement avec tout ce que nous avons dit sur l'importance d'employer un Iodure inaltéré, et qui font honneur à la sagacité, d'ailleurs bien établie, de M. Ricord. L'habile praticien n'avait pas laissé échapper que l'Iodure agissait plus ou moins activement suivant des circonstances dont il a cru trouver une dans l'état de filtration ou de non filtration de la solution iodo-ferrée. Ce n'est pas là évidemment la circonstance importante; mais l'observation est d'autant plus remarquable, qu'à l'époque où **M. Ricord** a expérimenté, on croyait et il devait croire que le Proto-Iodure employé était pur; le clinicien sagace devançait donc, par l'observation clinique, ce qu'une analyse chimique rigoureuse aurait démontré et ce qu'elle a démontré plus tard. Quand on a un esprit ainsi tourné, on ne s'encroûte pas dans la routine. Aussi, le célèbre syphiliographe s'est-il hâté de renoncer aux anciennes formules, dès que les nouvelles sont venues apporter aux praticiens un médicament sur la fidélité duquel ils peuvent compter, et a-t-il renoncé, comme on l'a vu ci-dessus, aux doses élevées qui ne peuvent avoir que des inconvénients; car elles ne sont jamais ou presque jamais utiles pour obtenir des résultats thérapeutiques.

8. Dyspepsies. — Gastralgies.

Nos connaissances en pathologie ne nous permettent pas de discuter dans quelles espèces de dyspepsies et de gastralgies (si, comme nous le croyons, il y en a de diverses natures) le Proto-Iodure ferreux peut être plus particulièrement utile. Mais les faits qu'ont signalés plusieurs médecins ne permettent pas de douter que ce médicament ne soit très-utile contre quelques-unes de ces dyspepsies et de ces gastralgies. On a déjà vu ce qu'ont professé à cet égard MM. Cruveilhier et Gendrin; on va voir maintenant que les observations de deux habiles praticiens confirment pleinement les opinions des deux savants professeurs.

Voici d'abord comment s'exprime M. le docteur
G. Dumont :

« L'une des propriétés les plus remarquables du
Proto-Iodure de fer, quand il est conservé parfaitement inaltéré, comme dans les *dragées* de M. GILLE,
est sans contredit celle d'*exciter à un degré très-re-
marquable l'appétit*. Il ne me paraît pas douteux qu'une
grande partie de l'efficacité de ce médicament ne tienne
à cette propriété, même dans les cas d'ophthalmies
scrofuleuses et dans les leucorrhées, où les fonctions
digestives sont si fréquemment altérées, et où cette altération peut parfaitement devenir cause, après avoir
été le plus souvent effet. Ce qui me porte surtout à le
penser, c'est que dans des cas de *dyspepsie simple* où
j'ai administré les *dragées* de GILLE, les effets que j'en
ai obtenus ont été presque aussi remarquables que
ceux qu'on observe dans les affections chlorotiques et
l'ophthalmie scrofuleuse. » (G. Dumont, *médecin de
l'hospice des Quinze-Vingts*. Recherches statistiques
sur la fréquence et le traitement des maladies des yeux.
— En cours de publication.)

De son côté, M. Putégnat a consigné, dans le remarquable travail dont nous avons déjà parlé, les faits
dont suit la relation :

» Madame G., âgée de 30 ans, brune, d'un tempérament nerveux, occupant un appartement sain, mariée
depuis huit années et n'ayant eu qu'un seul enfant, me
consulte dans les premiers jours de février 1854.

» Elle accuse des *tiraillements d'estomac*, surtout à son

réveil, une *digestion lente*, de l'*anorexie*, une *leucorrhée très-abondante*, des lassitudes et de l'ennui. Son sang menstruel est pâle et peu abondant.

» *Traitement.* — Régime tonique, vin de Bordeaux. tisane amère, matin et soir une cuillerée ordinaire d'*huile de Proto-Iodure de fer*, des injections avec une décoction de feuilles de noyer et des têtes de pavots, des promenades.

» Huit jours après, amélioration très-grande, le 15 avril la santé *est entièrement rétablie.* » (Putégnat, loc. cit.)

Il est probable, d'après les faits qui précèdent, que les préparations de Proto-Iodure de fer inaltérable sont plus spécialement efficaces contre les dyspepsies et les gastralgies liées à un état de débilité générale ou de surexcitation nerveuse, et qu'elles conviendraient peu dans les dyspepsies et gastralgies qui sont dues à une altération sécrétoire de la muqueuse gastrique.

Toutefois, nous ne voulons pas devancer à cet égard, pas plus qu'à d'autres, les enseignements de l'expérience, et nous attendrons les communications que les médecins voudront bien nous faire pour nous prononcer sur cette question.

« Un malade éprouvait continuellement des douleurs à l'épigastre et surtout dans le creux de l'estomac; ces douleurs redoublaient après chaque repas, quelque léger qu'il fût, surtout après l'absorption de matières farineuses ou acides. Le ventre était tantôt plus, tantôt moins gonflé. Le malade éprouvait des serrements de cœur et des palpitations ; la respiration était difficile, et un hoquet continuel avec suffocations redoublait son mal.

Le pouls était régulier, le malade allait à la selle régulièrement. Il éprouvait une faim continuelle, son corps maigrissait à vue d'œil. On avait employé inutilement l'acide carbonique, les anti-spasmodiques, les narcotiques, le fer sous forme ordinaire, le zinc, le bismuth, et même l'hydropathie. Lorsque tous ces moyens eurent échoué, l'Iodure de fer guérit le malade. » (Magaz. für. phys. und Klin. Arzn. Leipzig, 1845.)

9. Kystes de l'ovaire.

Notre intention étant de faire passer sous les yeux du lecteur, autant que possible, tous les documents publiés sur les effets thérapeutiques de l'Iodure de fer, nous n'avons pas cru devoir laisser dans l'oubli le fait suivant; nous le laissons tout entier sous la responsabilité de l'auteur, et nous sommes loin de prétendre que l'Iodure de fer, à l'intérieur ou même en frictions, soit capable de guérir l'hydropisie enkystée de l'ovaire.

« Une femme délicate, âgée de 36 ans, avait une menstruation abondante depuis sa treizième année. Elle se maria de très-bonne heure, n'eut qu'un enfant, et se livra au coït avec excès. Il se développa chez elle une grave *hystérie*, accompagnée de spasmes violents et nombreux et de longues défaillances. Cette hystérie disparut peu à peu pour faire place à une autre maladie. Depuis 1832, grande faiblesse, aspect cachectique, leucorrhée, perte totale d'appétit, puis hydropisie de l'ovaire du côté droit, tels étaient les caractères de sa maladie. En 1834, lorsque l'auteur (Forke) la vit pour la première fois, cette hydropisie avait acquis un tel volume, qu'elle formait une forte saillie au-dessous du bord des côtes droites, la robe désagraphée y restait suspendue *(Sic)*. Tous les mois, la menstruation de plus en plus faible, était précédée d'un accroissement douloureux du sein droit ; cet accroissement durait quelques jours : ensuite la leucorrhée coulait abondamment. On avait employé inutilement tous les dissolvants, tous les laxatifs, tous les diurétiques ; tout avait été inutile.

» L'auteur eut alors l'idée de recourir à l'Iodure de fer. Il fit prendre à la malade matin et soir, une cuillerée de la solution un peu singulière qui suit :

Iodure de fer............... 4 grammes.
Alcool rectifié ....⎫
Eau distillée ....⎭ ââ 60 grammes.

» En même temps, il fit frictionner deux fois par jour la peau qui recouvre l'ovaire droit et la partie interne de la cuisse, avec un onguent composé de :

Proto-Iodure de fer........ 8 grammes.
Axonge .... 50 grammes.

» Après quatórze jours de traitement, l'écoulement blanc avait déjà disparu et la faiblesse avait beaucoup diminué. On vit bientôt s'écouler du vagin une quantité notable d'eau colorée en rouge et en jaune; le volume de l'hydrops diminua sensiblement. Après trois semaines de traitement, au commencement d'une syncope (provoquée par la rapidité de l'écoulement), il sortit du vagin deux quarts d'eau coloré en jaune. Cet écoulement se renouvela huit jours après; puis, tout fut terminé. Il ne resta aucune tumeur dans le côté droit de l'ovaire.

Il ne s'y est jamais formé d'eau depuis, et la femme se porte parfaitement bien. » (Holschers, Hanov. Amalen, t. 4, p. 57, 1839.)

10. Diabètes. — Diathèse furonculeuse.

Nous disions, en parlant de l'action du Proto-Iodure de fer sur certaines dyspepsies et les gastralgies, que notre intention n'était pas de devancer les enseignements de l'expérience, et de décider *à priori* sur quelles dyspepsies, sur quelles gastralgies ce puissant médicament exerçait spécialement sa bienfaisante influence. Le fait suivant montrera combien notre réserve était prudente et combien il y aurait de vaines prétentions à vouloir prédire les résultats de l'expérimentation. Certes, nous étions bien loin d'avoir songé à placer le diabète parmi les maladies qui pourraient être heureusement influencées par le Proto-Iodure de fer, soit en *dragées*, soit dissous dans l'*huile*. Tout au plus aurions-nous cru à une action légèrement palliative, dans les cas où le diabète, parvenu à un degré avancé, se complique d'anémie. Telle était, du reste, la seule pensée de l'habile praticien qui a publié l'observation que nous allons rapporter. Il n'a pas été, comme on va le voir, moins étonné que nous ne l'aurions été nous-même, lorsqu'il a obtenu un effet puissant sur la maladie principale là où il ne cherchait qu'un palliatif contre une complication. Ce fait prouve que la liste est loin d'être complète des maladies dans lesquelles le *Proto-Iodure de fer inaltérable* peut être prescrit avec

succès; aussi, qu'il nous soit permis une fois encore
de faire appel à l'initiative des praticiens, et de les prier
de vouloir bien nous adresser communication des faits
intéressants, à quelque titre que ce soit, qui se présenteront à eux. Nous laissons maintenant la parole à
un praticien habile à qui plusieurs travaux remarquables et utiles ont donné une honorable position dans la
science.

*Emploi de l'huile de Proto-Iodure de fer dans un cas de diabète
compliqué d'anémie profonde et d'une éruption furonculeuse
opiniâtre, par M. le docteur E. DUCHESNE, membre du Conseil
de salubrité de Paris, etc.*

« L'*huile de Proto-Iodure de fer*, préparée par
M. GILLE, et qui a été à l'Académie de médecine
l'objet d'un rapport si favorable de la part de MM. Grisolle, Guibourt et Caventou, n'a guère été employée
jusqu'à présent que dans les cas de diathèse tuberculeuse et scrofuleuse ; M. Putégnat (de Lunéville) l'a
mise en usage avec succès chez quelques malades atteints de syphilis constitutionnelle, et chez quelques
autres affectés de gastralgies. Ce sont là, si nous ne
nous trompons, les seules applications qui aient été
faites du nouveau produit, du moins celles qui aient été
l'objet d'une publication. Voici une application que
j'en ai faite en vue de combattre simplement une *anémie complicative*, et qui a produit sur un DIABÈTE et
surtout sur une AFFECTION FURONCULEUSE qui le com-
pliquait, des effets dignes d'être signalés aux praticiens :

» M. A....., propriétaire du département de Seine-et-Oise, âgé de 54 ans, fut pris, dans le courant de l'année 1850, des accidents les plus graves du diabète. M. A..., doué d'une forte corpulence, d'une excellente constitution, maigrissait à vue d'œil; la soif était inextinguible; la quantité d'urine sucrée, rendue journellement, était considérable. Un traitement approprié fut mis en usage, et peu à peu les accidents cessèrent; mais l'embonpoint ne revenait toujours pas; la peau, ordinairement colorée, restait blanche; les urines, essayées par les réactifs, donnaient encore parfois des traces de sucre. Telle était la position de notre malade lorsque, l'année suivante, il survint sans cause connue, au poignet droit, un anthrax bénin qui occasionna une nouvelle série d'accidents, surtout une gêne excessive et une faiblesse extrême dans l'usage de la main droite. Cet anthrax disparut; mais, malgré l'emploi des purgatifs, des amers joints aux excitants aromatiques, nous n'avions pu réussir à empêcher l'apparition successive et continue de furoncles, sur toutes les parties du corps.

» M. A.... vint passer à Paris l'hiver de 1852 à 1853; il s'établit dans une maison de santé; mais il n'obtint aucun changement dans son état.

» Convaincu alors qu'il devait y avoir une relation intime entre le diabète et cette éruption furonculeuse; persuadé que cette dernière maladie n'était aussi tenace que parce que M. A.... avait été profondément débilité par l'émission considérable d'urines sucrées, nous eûmes l'idée de lui conseiller l'usage de *l'huile de Proto-Iodure de fer*, préparée par M. GILLE.

» M. A..... commença l'emploi de ce médicament vers le mois d'octobre 1853, à la dose d'une cuillerée le matin et d'une le soir, contenant 5 cent. de sel ferreux.

» Quinze jours à peine s'étaient écoulés, qu'il ne survenait plus de nouveaux furoncles et que les anciens se desséchaient rapidement.

» Sous l'influence de ce médicament, continué à la dose de 3 cuillerées par jour (15 centigr.) pendant tout l'hiver, nous vîmes revenir les forces, l'embonpoint primitif et la gaieté. *Les urines, essayées au réactif, ne donnèrent plus de traces de matière sucrée.*

» Ce qu'il y a de remarquable dans cette observation, c'est que M. A.... ayant voulu, vers le mois de janvier, suspendre l'emploi de l'*huile de Proto-Iodure de fer*, il vit apparaître quelques furoncles qui disparurent, comme les premiers, aussitôt que l'on reprit l'usage du médicament.

» Depuis le mois d'avril 1854, nous avons fait cesser complétement l'usage de l'*huile iodo-ferrée*, et il n'est plus survenu d'accidents ; M. A.... peut donc être considéré comme guéri, ou tout au moins comme dans une de ces rémissions complètes que produisent, dans la marche du diabète, les médications les plus rationnelles dues aux plus récents progrès de la science. Toutefois, M. A.... éprouve encore aujourd'hui 26 septembre, dans la main droite, une plus grande sensibilité au froid et un peu de gêne dans les mouvements des doigts.

» Faut-il considérer cette éruption furonculeuse opiniâtre, pendant laquelle il s'est formé tant de petits points gangréneux, sous forme de barbillons, comme analogue, quant à la cause diathésique, à ces remarquables gangrènes signalées par notre habile confrère

M. Marchal (de Calvi)? Nous n'oserions nous prononcer formellement à cet égard; mais nous serions
du moins très-porté à nous prononcer pour l'affirmative, et nous nous croirions, dans tous les cas, suffisamment autorisé par l'analogie à employer, dans les
cas de véritable gangrène, comme ceux observés par
M. Marchal, à tenter l'emploi de l'*huile d'Iodure de
fer.* » (*Moniteur des hôpitaux*, 7 décembre 1854.)

Depuis que cette observation a été publiée, le livre
très-intéressant de M. Boinet est venu nous rappeler
qu'elle n'était pas sans précédents, et qu'elle ne faisait
au contraire que confirmer ce que des observateurs fort
habiles et très-consciencieux avaient déjà constaté. Voici
ce qu'on lit à cet égard dans le livre de M. Boinet :

« Parmi les médicaments qui ont été essayés contre
le diabète, l'Iodure de fer a paru, dans deux cas que
nous allons relater, procurer des effets satisfaisants.
Ces deux observations méritent un certain intérêt;
l'une appartient à M. Combette, l'autre à M. Martin
Solon.

» *Observation XXI.* — En 1842, un homme fort et
d'une bonne constitution voit, sans cause connue, ses
digestions se troubler, sa peau devenir chaude et aride,
sa bouche sèche, sa soif continuelle; il urine outre
mesure, ses forces se perdent : il a le diabète. Cet état
durait depuis trois mois, lorsqu'il consulta un médecin
qui reconnaît la maladie, et le met immédiatement à un
régime animal exclusif et à l'usage du bon vin. Deux
mois entiers il mange de la viande, il use d'un vin généreux : il n'est pas mieux; il se décide alors à se faire

admettre à l'Hôtel-Dieu, où il est couché salle Sainte-Anne, n° 4, service de M. Rostan. Il est pâle, amaigri, ses chairs sont flasques ; il rend par vingt-quatre heures 15 litres d'urine claire et citrine qui, analysés par M. Bourchardat, donnent une forte proportion de matière sucrée. Il est mis aussitôt par M. Combette, qui fait le service, au régime suivant : viande rôtie, un demi-kilogramme ; bouteille de vin de Bordeaux ; bouillon gras sans pain ; fort peu de pain pour manger la viande ; limonade et tisane de chicorée pour boisson. A ce régime, qui avait été déjà suivi pendant deux mois sans aucun succès et sans aucune espèce d'amélioration, on ajoute 1 gramme d'Iodure de fer divisé en quatre pilules, à prendre dans les vingt-quatre heures. Trois jours s'étaient à peine écoulés, qu'il y avait un mieux notable dans l'état général, et que les urines étaient réduites à 12 litres par jour. La diminution fut tellement rapide que, le dixième jour, les urines ne dépassaient guère les boissons ingérées que de 1 litre, et que déjà l'analyse n'indiquait dans ce fluide que des traces de sucre. L'amélioration fut croissante à tel point que, le vingtième jour, le malade voulut quitter l'Hôtel-Dieu ; il était complétement guéri. Déjà, depuis huit jours, la soif était dissipée, les urines ne contenaient plus de sucre et étaient à peu près à l'état normal pour la quantité. Ses forces étaient revenues. Dans la dernière semaine du traitement, l'Iodure de fer avait été porté à 1 gr. 25 en cinq pilules. Ce malade, vu en ville depuis sa sortie, a été trouvé dans un état de santé soutenu.

» La rapidité de cette guérison est remarquable, et elle appartient évidemment à l'Iodure de fer, puisque le régime animal et tonique tout seul n'avait pas précédemment amené d'amélioration. Quelques mois plus tard, ce médicament fut encore essayé à l'hôpital Beaujon, par M. Martin Solon, chez un homme de trente ans, couché au n° 46 de la salle Beaujon. Il était fort amaigri lorsqu'il est entré à l'hôpital. Le malade prend 1 gramme d'Iodure de fer par jour, et ne mange d'autres féculents que trois échaudés. On le nourrit de viande, de poisson, d'œufs, de bouillon. Au bout de trois semaines, il y a moins de sucre dans les urines et le malade a repris des forces, quoiqu'il n'ait pas pris exactement l'Iodure. » (Boinet, Iodothérapie, page 784.)

11. Albuminurie.

Nous ne sachons pas qu'aucun praticien français ait publié des observations qui démontrent les avantages ou l'inutilité de l'Iodure de fer dans la maladie de Bright. Plusieurs praticiens allemands, au contraire, disent avoir obtenu d'excellents résultats de ce moyen, contre une maladie dont tout le monde connaît l'excessive gravité ; et, parmi ces observateurs, il faut remarquer que l'on compte le célèbre professeur d'anatomie pathologique Rokitanski. Voici le résumé sommaire de quelques-uns des faits publiés par les médecins allemands.

« L'année dernière le docteur Gutbrod constata les excellents effets de l'Iodure de fer dans un cas très-intéressant dont, pour différentes considérations, il ne peut malheureusement publier tous les détails. Dans ce cas, comme dans celui décrit par Rokitansky (*Manuel d'anatomie pathologique, t. 3, n° 8*), une dégénérescence graisseuse du foie et de la rate existait, indépendamment de la dégénérescence rénale de Bright. Il se manifesta une ascite consécutive et un œdème des extrémités inférieures ; l'urine était trouble, peu abondante, d'un rouge sombre, fortement sédimenteuse, et renfermait *beaucoup d'albumine*. L'Iodure de fer, recommandée par Seeger comme le remède le plus actif dans ce cas, fut prescrit. Les urines devinrent plus abondantes ; on obtint en 24 heures environ 7 ou 8 livres d'une urine jaunâtre ; l'hydropisie se réduit successivement, et il n'en reste qu'un peu de sérosité dans la cavité abdominale ; l'albumine cesse d'exister dans les urines. Des convenances individuelles firent suspendre plus souvent qu'à l'ordinaire l'emploi du remède ; néanmoins, l'état du malade s'améliora, sans que cependant on eût obtenu dans le foie et dans la rate d'autre changement qu'une diminution insignifiante de volume.

» L'auteur proposa également l'Iodure de fer dans le cas d'une femme auprès de laquelle il fut appelé dans la dernière moitié du mois de septembre. La maladie de cette femme présentait les caractères suivants : hydropisie des membres supérieurs et inférieurs, s'étendant sur une partie du ventre avec ascite peu abondante ; urine trouble et jaunâtre ; blancheur caractéristique de la peau. L'urine, traitée par les réactifs, donnait une quantité notable d'albumine. Tous ces symptômes firent conjecturer à M. Nomberg qu'il se trouvait en présence de la maladie de Bright.

» L'Iodure de fer fut prescrit, il y eut amélioration dans l'état de la malade et l'albumine disparut des urines. Il n'y eut pas guérison définitive, parce que, suivant l'auteur, la malade se mit entre les mains d'autres médecins, et qu'un emploi plus prolongé de l'Iodure était nécessaire pour une guérison radicale. »

(*Extrait* de medicinis. *Correspondp. des Würtembg-Vereins.* t. 12, page 311, 1842.)

« Un buveur d'eau de vie, très-bien portant jusque-là, âgé de 45 ans, avait gagné depuis un mois un refroidissement nocturne dans un incendie; il éprouva, dès le lendemain, des accidents fébriles, des douleurs de tête, des nausées, des vertiges et une légère oppression de poitrine; bientôt survint un œdème des extrémités inférieures, qui s'étendit jusqu'au genou, et une inflammation du tissu sous-cutané de la partie supérieure du cou. Il se développa à cette place une tumeur pâteuse qui, d'abord petite la nuit, où elle se manifesta, grossit le jour suivant et parvint le soir à son maximum de grosseur. L'urine abondante avait une réaction acide et renfermait une quantité notable d'albumine. Du reste, aucun symptôme d'une inflammation rénale. La maladie sembla, comme dans la plupart des cas, avoir sa cause dans une altération morbide de la composition du sang. On prescrivit pendant huit jours, trois fois par jour, à partir du 18 décembre 1843, du sirop d'Iodure de fer, de façon à administrer depuis 1/3 de grain jusqu'à un grain de médicament.

» L'état général s'améliora; l'œdème et toute trace d'albumine dans les urines disparurent. Le malade est actuellement parfaitement guéri. »

« Un garde de nuit âgé de 48 ans, jusque-là bien portant, avait depuis quatre jours les extrémités inférieures enflées. Il se déclara dans ce cas, non-seulement un œdème des jambes jusqu'au genou, mais encore un épanchement dans l'abdomen ; comme dans le cas précédent, urines albumineuses, malaise général, douleurs de tête, oppression. Prescr. Sirop d'Iodure de fer. — Rétablissement non suivi de récidive jusqu'ici. « (Ext. de Klnüohe Ergbn. von. M. H. Romberg. Berlin 1846. Pages 91-92).

D'après le même journal, le docteur Rombug aurait employé l'Iodure de fer avec les mêmes avantages. Voici comment s'exprime le rédacteur de ce journal : « Le docteur Rombug a obtenu par l'emploi du même médicament (Proto-Iodure de fer), dans bien d'autres cas de cette maladie, de grands succès, mais temporaires. Le plus prompt des succès de ce genre fut obtenu sur un officier étranger, âgé de trente ans, qui avait été envoyé par son médecin à Carlsbad pour une affection du foie compliquée d'albuminurie. Là, il fut pris d'ascite et d'anasarque ; il retourna à Berlin où il arriva dans un état désespéré, ayant une dyspnée intense et des urines très-rares : ses jambes avait un volume triple de leur volume normal et étaient extraordinairement dures. — Le Proto-Iodure de fer fit disparaître, en trois semaines, l'hydropisie et l'albiminurie. Quand le malade partit, il semblait guéri ; mais une lettre annonça à M. Rombug, six mois après, que les mêmes symptômes avaient reparu. » (*Ibid.*, page 93).

Les lecteurs cliniciens penseront sans doute que ce serait déjà quelque chose que l'Iodure de fer pût produire des rémissions aussi marquées et aussi prolongées dans une maladie comme l'albuminurie, parvenue surtout à ce degré de gravité, et ils n'hésiteront pas , le cas échéant, à renouveler la tentative du docteur Rombug.

Nous n'avons pas besoin de dire d'ailleurs que la maladie de Bright ne nous paraît pas bien démontrée , dans tous les cas qui précèdent , par la présence de l'albumine dans les urines et même par l'anasarque. Nous n'ignorons pas que le diagnostic de cette grave maladie doit reposer aujourd'hui sur un ensemble plus complet de caractères. Mais, malgré tout ce que ces faits laissent à désirer, nous avons cru utile de les porter à la connaissance des praticiens, au moins à titre de renseignements.

12. Teigne faveuse (Porrigo favosa):

Nous ne ferons que mentionner ici l'application qui a été faite du Proto-Iodure ferreux contre le *porrigo favosa*, par M. Bazin, l'habile médecin de l'hôpital Saint-Louis, qui vient d'apporter tout récemment une si importante amélioration dans le traitement de la teigne. M. Bazin , à qui sa vaste et judicieuse expérience donne une grande confiance dans les propriétés essentiellement reconstitutives du *Proto-Iodure de fer*, prescrit ce puissant médicament à presque tous ses malades de l'hôpital, parce que tous, ou presque tous, se présentent, avant tout, avec une constitution profondément débilitée; les teigneux se distinguent en particulier par cette fâcheuse circonstance, et c'est sans doute

pour cette raison que l'Iodure ferreux leur est particulièrement utile. Pas plus que nous, M. Bazin ne pense
que ce composé, administré intérieurement, puisse
suffire pour faire disparaître la grave altération locale
qui constitue la teigne faveuse, et dispenser du traitement local ; mais son expérience a prouvé à cet habile
praticien que, par son action reconstitutive, l'Iodure
ferreux favorisait, assurait les bons effets du traitement
local, et contribuait puissamment à prévenir les récidives, si fréquentes chez les teigneux, surtout quand
ils sont peu avancés en âge.

13. Caranômes (Cancers).

Ce n'est pas nous qui avons employé le premier de
ces deux mots, mais bien le professeur Thompson ;
nous devons donc nous en servir, tout en faisant remarquer qu'il n'est plus en rapport avec les exigences
de la science, et qu'il ne désigne que des affections
très-mal déterminées.

Doit-on admettre cependant que toutes les observations de guérison publiées par l'auteur anglais renfer-
maient des erreurs de diagnostic, et que pas une parmi
elles n'avait pour objet un cas véritable de cancer ?
Nous croyons que ce serait aller beaucoup trop loin,
et que le doute sur la nature des faits observés par
Thompson est tout ce que la science la plus rigoureuse
peut exiger. Ce doute et même l'espoir qu'il doit laisser
nous semblent d'autant plus permis, que des faits recueillis avec beaucoup plus de détails depuis l'observa-

teur anglais, sont venus militer dans le même sens. Sans doute ces faits eux-mêmes n'ont pas été soumis à toutes les épreuves qu'exigent aujourd'hui les micrographes ; mais tout en reconnaissant l'importance qu'ont acquise les caractères microscopiques entre les mains d'hommes aussi distingués que MM. Broca, Lebert, Robin, etc., nous croyons que la clinique ferait un trop grand sacrifice à l'anatomie microscopique, en rayant de ses annales, comme nulles, des observations semblables à celles que nous allons rapporter.

Voici, en effet, celles qu'a publiées M. Boinet dans les n°s du 28 et du 30 novembre du *Moniteur des Hôpitaux*, et qu'il a reproduites dans son *Iodothérapie*, en les accompagnant de nouvelles réflexions destinées à démontrer l'exactitude de son diagnostic.

Les observations de M. Boinet sont au nombre de trois ; nous allons les reproduire textuellement, ainsi que les judicieuses remarques dont il les accompagne.

« *Observation I.* — Une jeune femme de Vanves, près Paris, nommée Louise Patchère, femme de Jean Pinon, vint à la consultation de M. Blandin, en 1836, pour une tumeur énorme du sein gauche. Le professeur Samson, qui, à cette époque, était encore chirurgien à l'Hôtel-Dieu, diagnostiqua un cancer encéphaloïde et conseilla l'amputation immédiate. La malade refusa d'entrer à l'hôpital ; elle voulait être guérie par des remèdes. J'eus la pensée (j'étais alors interne du service) de profiter de cette occasion pour lui conseiller de faire sur le sein et aux environs, jusque dans l'aisselle, des frictions avec la pommade à l'hydriodate de potasse,

comme j'avais lu que le docteur Gaïrdner l'avait fait (1)
dans un cas à peu près semblable. J'ajoutai à cette
pommade de la teinture d'Iode, dont elle prenait 20
gouttes par jour dans du sirop anti-scorbutique, et, de
plus, quatre pilules de Blanc, deux le matin et autant
le soir, et un bon régime si faire se pouvait.

» Cette femme était chétive, lymphatique, de mauvaise constitution, pâle, décolorée, et avait considérablement maigri depuis 6 mois; elle présentait un commencement de cachexie cancéreuse. Croyant qu'en
suivant ce traitement elle éviterait l'opération, elle le
fit régulièrement pendant quatre mois, venant à l'Hôtel-
Dieu tous les quinze jours m'en montrer le résultat.
Dominé que j'étais par les opinions de mes maîtres, je
considérais alors l'opération comme le seul traitement
du cancer, et n'avais conseillé ce traitement, dont le
résultat me paraissait plus que douteux, qu'avec une
grande réserve. Cependant sous son influence, la constitution devint meilleure. Cette femme reprit de la force
et de l'embonpoint, et sa santé s'améliora considérablement, mais la tumeur n'en éprouva aucun changement; elle resta stationnaire, et paraissait même ramollie en plusieurs points, et menaçait de s'ulcérer dans
un endroit. Persuadé que le traitement avait été tout
à fait inutile pour la guérison de la tumeur du sein, je
décidai enfin cette malade à entrer à l'hôpital et à se
faire opérer, ce qui fut fait par Blandin, qui avait alors
remplacé Samson à l'Hôtel-Dieu. La tumeur qui avait
des dimensions énormes, fut incisée et examinée dans
tous les sens. Blandin la considéra comme un beau cas
de tumeur encéphaloïde, dans une leçon clinique qu'il

(1) Revue médicale, 1024, t. I, page 517.

fit à cette occasion, et mes notes portent qu'il en annonça la récidive probable.

» Un mois après, cette femme quittait l'hôpital parfaitement guérie de son opération, conservant seulement dans l'aisselle quelques ganglions engorgés, qui, sous l'influence du traitement qu'elle avait suivi, avaient considérablement diminué. La présence de ces ganglions et la constitution lymphatique de la malade m'engagèrent à lui faire reprendre son traitement qu'elle suivit encore pendant plusieurs mois; elle s'y soumit avec d'autant plus d'empressement qu'elle était persuadée que l'amélioration de sa santé et même sa guérison lui étaient dues. Depuis cette opération, cette femme est devenue enceinte, est accouchée heureusement deux fois, et a allaité ses enfants avec le seul sein qui lui restait. Elle habitait Vanves. Voulant avoir de nouveaux renseignements sur l'état de sa santé, je viens d'apprendre qu'elle est morte phthisique il y a dix-huit mois. Pendant dix-sept ans qu'elle a vécu après son opération, elle n'a pas eu de récidive.

» L'observation suivante me paraît encore plus concluante, et est venue diminuer encore les doutes qui me restaient sur la curabilité du cancer dans certains cas.

» *Observation II.* En 1839, je fus consulté par une dame d'Angers, madame de L..., âgée de quarante-sept ans, qui avait au sein droit une tumeur qu'elle portait depuis plus de dix ans; elle l'attribuait à un coup qu'elle avait reçu. Elle avait eu quatre enfants, la mère était morte d'un cancer au sein. Cette tumeur avait considérablement grossi depuis la cessation des règles, qui datait déjà de trois années, et était le siége de douleurs et d'élancements qu'elle comparait à un coup de canif. Plusieurs chirurgiens avaient conseillé l'ablation. Le médecin habituel de cette dame était M. le docteur Ouvrard, professeur à l'école de médecine d'Angers. Son avis était aussi d'enlever cette tumeur, qu'il regardait comme un cancer encéphaloïde. Lorsque j'examinai la malade, la tumeur avait le volume de la tête d'un adulte ; elle était bosselée, sillonnée de grosses veines bleuâtres, ramollie en plusieurs points où la peau était rouge, amincie et sur le point de s'ulcérer. En différents endroits, on sentait une fluctuation évidente. De plus, la malade était maigre, sèche, avait la peau jaunâtre, et l'état général dénotait une cachexie cancéreuse prononcée et très-évidente. Une masse de gros ganglions engorgés occupait le creux axillaire du même côté. Les douleurs étaient extrêmes, et résistaient à tous les calmants mis en usage. Depuis six mois surtout, la malade avait changé à vue d'œil. Mon avis fut qu'il n'y avait plus rien à faire tant l'état général de la malade était mauvais. Le mari fut prévenu que sa femme avait un mal incurable auquel elle ne tarderait pas à succomber ; que si on l'opérait, la récidive reviendrait sûrement, et enfin que, dans la position de la malade, une opération pouvait hâter la mort.

» Comme madame de L... était très-nerveuse et qu'il eût été cruel de lui dire nos inquiétudes pour l'avenir, je lui annonçai que l'opération à laquelle elle était bien disposée, devait être différée pour le moment, et remise à plusieurs mois, pendant lesquels elle serait soumise à un traitement et à un régime convenable, dans le but de modifier sa constitution et de la préparer à l'opération, qui alors aurait de meilleures chances de réussite.

» Cette proposition, faite en désespoir de cause, fut acceptée avec empressement par madame de L... qui, depuis plusieurs années, avait toujours reculé devant l'opération proposée par divers chirurgiens, espérant encore éviter une opération qu'elle redoutait avec d'autant plus de raison que plusieurs dames de ses connaissances, atteintes du même mal, avaient succombé après l'opération.

» Moins dans l'espoir de la guérir que dans celui d'adoucir ses derniers instants, en lui laissant croire que les promesses que je lui faisais pouvaient se réaliser, je la soumis au traitement suivant, qui fut suivi avec une ponctualité remarquable et avec une bien grande envie de guérir.

» Elle prit soir et matin, pendant six mois, deux des pilules suivantes :

Savon médicinal,	4 gr.
Gomme ammoniaque ;	2
Iodure de fer,	1
Bromure de fer pulv.,	0 50
Ext. de ciguë,	1 50
Ext. d'aconit,	1 50

Faire des pilules de 20 centigrammes.

» Soir et matin, elle fit sur le sein, sur les parties non ramollies, à sa base et dans l'aisselle, des frictions d'un quart d'heure avec la pommade formulée ainsi :

Axonge,	50 gr.
Bromure de posapium,	2
Iodure de fer,	2
Brome liquide,	10 gouttes (1).

(1) Le bruit qu'a fait récemment un médecin napolitain, le docteur Landolfi, qui n'a prétendu rien moins que de guérir tous ou presque tous

» Cette pommade était remplacée tous les huit jours par des applications topiques, composées comme il suit:

Amidon en poudre,	120 grammes.
Iode en poudre,	1
Acétate de morphine,	0 40 centigr.

» Cette poudre était mise sur une peau de cygne et appliquée localement.

» Tous les quinze jours ou au moins tous les mois, une purgation avec un verre d'eau de sedlitz, et, en mangeant, de l'eau de Vichy coupée avec du vin vieux. Un bon régime des viandes de préférence.

» Ce traitement continué exactement pendant six mois, avait amené une amélioration très-sensible dans

les cancers ulcérés, à l'aide d'un caustique bromuré, pourrait faire attribuer au bromure de potassium et au brôme, qui entrent dans la composition de cette formule, une partie, sinon la plus grande du résultat obtenu. Mais, d'une part, tout le monde sait aujourd'hui : 1o. d'abord que ce n'est pas à l'aide d'une médication purement locale que l'on peut espérer guérir une affection diathésique comme le cancer ; 2o. que la partie active du caustique Landolfi n'est autre que le chlorure de zinc, c'est-à-dire la pâte de Canquoin, dont ce patricien avait montré l'utilité bien avant l'apparition du docteur Landolfi ; 3o. enfin, que la commission officielle nommée parmi les médecins et chirurgiens des hôpitaux de Paris, pour apprécier les expériences faites sous sa surveillance par le docteur Landolfi, a adressé à M. le directeur de l'Assistance publique un rapport qui réduit absolument à zéro l'influence des modifications apportées par le médecin napolitain au caustique du docteur Canquoin. Quant à M. Canquoin lui-même, il exprime, dans une lettre adressée au *Moniteur des Hôpitaux*, non sans quelques raisons, l'opinion que les modifications de M. Landolfi devaient diminuer l'efficacité du caustique au chlorure de zinc. Plus récemment, on a tenté de démontrer les avantages qu'il y aurait dans quelques cas à substituer le brôme à l'iode dans ses diverses combinaisons et notamment dans son association au potassium et au fer. Mais aucune considération sérieuse, médicale ou pharmaceutique, aucunes recherches cliniques rigoureuses n'autorisent une telle substitution. (*Note de l'auteur.*)

toute la constitution. Toutes les fonctions s'accomplis-
saient bien mieux, et madame de **L.** avait repris de la
force et de l'embonpoint, et un air de santé remarquable pour toutes les connaissances. Ce teint jaune,
caractéristique d'une diathèse cancéreuse, qu'elle avait
auparavant d'une manière si prononcée, avait considérablement diminué. Le sein était toujours aussi volumineux, et s'était ulcéré dans un point qui était quelquefois le siége d'une hémorrhagie assez abondante. Les
ganglionsde l'aisselle existaienttoujours engorgés, mais
n'avaient pas augmenté de volume. Je fus rappelé à Angers où, à mon grand étonnement, je trouvai la malade
dans l'état que je viens d'indiquer; avec **M.** le docteur
Ouvrard nous décidâmes l'opération, qui fut pratiquée
immédiatement. Le sein tout entier et les ganglions axillaires furent enlevés. Il en résulta une énorme plaie
dont la guérison était complète deux mois après, et ne
s'est pas démentie depuis cette époque. Il y a plus de
seize ans que madame de **L.** est guérie; elle habite
toujours Angers, et se porte bien encore à cette heure.
Il est bon de noter que le traitement et le régime qui
avaient été suivis avant l'opération furent encore con-
tinués pendant plusieurs mois après. La tumeur était un
cancer encéphaloïde bien caractérisé, dans lequel nous
trouvâmes à l'autopsie, outre le suc particulier qui dis-
tingue le cancer, toutes les nuances du tissu encéphaloïde, depuis l'état cru jusqu'au ramollissement le plus
complet.

» Voici la troisième observation :

» *Observation III.* — Une pauvre femme nommée
Pervé, et demeurant rue Ménilmontant, 128, à Belle-
ville, avait été opérée en 1841 par un médecin de Paris,

le docteur Corby, d'un cancer du sein droit. Deux années après l'opération, il y eut récidive, et c'est alors que cette malade me fut adressée. Une ulcération large et profonde existait dans la plaie de l'opération, dont la cicatrice avait été parfaite pendant deux années ; à côté de cette ulcération, vers l'aisselle, il existait un engorgement, une induration de la grosseur de la moitié d'un œuf de poule, qui s'était développé depuis deux mois environ ; les ganglions axillaires étaient pris, mais conservaient leur mobilité. L'ulcération était au-dessus d'un tissu épais, induré, qui paraissait très-adhérent aux côtes. L'état général de la malade n'était pas encore très-mauvais, et la cachexie cancéreuse, qui se trahissait déjà par une teinte jaune paille de la peau, par de l'amaigrissement, par de la faiblesse, n'était pas encore très-intense. La malade accusait des élancements dans le sein et la tumeur. Je conseillai à cette malade d'entrer à l'hôpital ; ne voulant pas y consentir, je lui ordonnai un traitement qu'elle me promit de suivre exactement, ce qu'elle fit en effet pendant près d'une année. Ce traitement fut le même que celui de la malade de l'observation précédente, et sous son influence, l'ulcération était complétement cicatrisée trois mois après. La tumeur qui existait en dehors du sein et les ganglions axillaires avaient considérablement diminué et ont fini par disparaître peu à peu. La santé générale de cette femme est excellente et ne s'est pas démentie depuis cette époque. Elle est aujourd'hui âgée de soixante-quatre ans et habite toujours rue Ménilmontant, ayant tous les attributs d'une excellente santé. Elle a suivi le traitement pendant près d'une année.

» A ces observations je pourrais en joindre encore

plusieurs autres, entre autres celle d'une dame de province que je conduisis chez M. le professeur Velpeau, et qui avait un sein condamné à l'opération par plusieurs médecins, entre autres par MM. Desperrières, de Saumur; Bretonneau et Tonnelé, de Tours, etc. Cette dame a été soumise il y a sept ans, pendant une année, au traitement que je viens d'indiquer, et la tumeur du sein a diminué peu à peu, et a fini par disparaître. Sa santé est aujourd'hui excellente. Mais comme l'autopsie de ces tumeurs n'a pas été faite; comme je n'ai pu voir, le scalpel à la main, quelle était leur composition, on ne manquera pas de dire qu'elles ont guéri parce qu'elles n'étaient pas cancéreuses. Il est possible, il est probable même qu'on niera la nature cancéreuse des tumeurs des malades dont je viens de citer les observations, puisqu'elles n'ont pas été soumises au microscope. Cependant leur examen anatomique a été fait par des hommes dont on ne refusera pas la compétence, sans doute, par M. le professeur Blandin, et par M. Ouvrard, professeur à l'Ecole de médecine d'Angers; et d'ailleurs, le cancer encéphaloïde ne peut-il donc pas être reconnu à l'œil nu et sans le secours du microscope? Les micographes eux-mêmes ne peuvent le contester.

» Toutefois, nous devons prévenir que nous ne nous abusons pas sur la valeur des préparations iodiques et bromurées dans les traitements des affections cancéreuses, mais on nous accordera que de pareils faits méritent d'être signalés, et nous avons voulu mettre les praticiens à même d'essayer de nouveau et avec plus de persévérance qu'on ne l'a fait jusqu'ici, un moyen qui nous a paru, dans plusieurs cas, avoir des résultats très-avantageux. » (Boinet, *Monit. des Hôpit.*, 28 et 30 novembre 1853, et *Iodothérapie*, p. 683 et suiv.)

Les auteurs allemands ont répété, sur une grande échelle, les expériences de Thompson, soit avec diverses préparations iodées, soit spécialement avec l'Iodure ferreux; à les en croire, les résultats qu'ils ont obtenus ne le cèdent en rien à ceux de **M. Boinet**, ni même à ceux de Thompson. Il est fâcheux que la relation trop sommaire des faits qu'ils ont observés ne permette pas de se faire une idée nette de la précision de leur diagnostic. On en jugera par le spécimen suivant, qui n'est pas un des moins complets.

« Une vieille fille qui, par suite de la cessation de ses règles, avait souffert de flux de sang de la matrice, fut atteinte dans sa cinquantième année d'une induration intérieure dans le mamelon gauche, induration d'abord de la grosseur d'une noisette et qui ne lui faisait éprouver aucune douleur, mais qui augmenta bientôt et devint grosse comme le poing. La malade maigrit, la tumeur squirreuse devint douloureuse, les élancements se communiquèrent de la poitrine à l'aisselle, et la tumeur menaça de passer de l'état de cancer occulte à l'état de cancer patent. La malade se refusa à l'extirpation. On essaya l'Iodure de fer d'abord à 1/8, ensuite à 1/4, enfin à 1/3 de grain; la malade n'aurait pu supporter une plus forte dose. Après un traitement de six mois, *il n'y avait plus trace de tumeur;* la malade était guérie et avait repris ses forces, seulement son sein gauche était plus petit que le sein droit. » (Ext. de Holschers Hannôv. Annalen, 1844, page 753.)

Les faits de cette nature, moins concluants évidemment que ceux de M. Boinet, ne pourront suffire assurément pour trancher la grave question de la thérapeutique du cancer. Nous n'en multiplierons pas inutilement les citations; mais on ne saurait nier, ce nous semble, que leur nombre ne pèse d'un grand poids en faveur de l'opinion de ceux qui les ont observés. C'est, croyons-nous, l'impression que laissera, dans tout esprit sagement sceptique, la lecture des auteurs suivants, auxquels nous nous contentons de renvoyer :

Voyez spécialement: BENABEN (*Bibliot. thér.*, t. 1, p. 120, et *Journal de clinique*, t. 4, p. 83); DELISSER (Edimburg, *Journ. of méd. sc.*, t. 21, p. 231); HIRSCH (*Rev. méd.*, t. 3, p. 119); HENNEMANN (*Journ. de méd.* de Hufeland, février 1823); KLAPROTH (*ibid.*); WAGNER (*ibid.*); NESSE-HILL (Edimb., *Journ.*, avril 1826, et *Archiv. génér. de méd.*, 1re sésie, t. 12, p. 292); ULLMANN (*Journ. de Græfe*, t. 4, p. 2); MAGENDIE (*Journ. de physiol.*); BURGRAEVE (*Ann. de la Sociét. de méd.* de Gand, 1852). — Le travail de ce dernier auteur renferme des observations qui sont utiles à consulter, et qui sont très-favorables à l'opinion de Thompson et de M. Boinet.

14. Induration de la rate.

Le Proto-Iodure de fer étant l'un des plus puissants toniques de la matière médicale, si ce n'est le plus puissant de tous, il n'y a rien de bien étonnant qu'il puisse avoir une influence aussi considérable qu'avantageuse sur la constitution débilitée des individus atteints de la cachexie paludéenne, et qu'en relevant la constitution chez ces malades, il ne détruise consécutivement chez eux le principe de la fièvre et l'engorgement splénique qui en est la conséquence. Tout le monde sait que les toniques puissants sont quelquefois les meilleurs fébrifuges, et nous savons que l'Iodure de fer a produit dans ces conditions les plus belles cures.

Mais ce médicament peut-il avoir une action *directe* sur le gonflement aigu ou chronique même de certains viscères, de la rate en particulier? Nous avouons n'être pas en mesure pour répondre à cette question, et pour ce motif nous ne l'aurions pas posée, si nous n'avions trouvé dans un recueil allemand la narration suivante, pathogéniquement fort curieuse, quoiqu'un peu singulière, et que nous nous contentons de placer, sans commentaires, sous les yeux du lecteur :

«Madame Kranl, âgée de 43 ans, mère de cinq enfants, n'était plus réglée depuis deux ans, mais se portait bien du reste. Dans l'automne de 1839, à la suite d'une grande terreur, elle éprouva une douleur sourde dans la région hypocondriaque gauche; depuis ce moment, elle souffrit presque sans interruption. Sa douleur augmentait après les repas, gênait la digestion et donnait lieu à des accès de fièvre qu'on ne pouvait rapporter à aucun des types connus de fièvre intermittente. Les forces diminuèrent de plus en plus; la fièvre devint continue, avec exacerbation chaque soir; des sueurs nocturnes abondantes se déclarèrent, ainsi qu'une soif ardente et une violente céphalalgie. La douleur de l'hypocondre gauche s'étendit et envahit bientôt l'estomac et la plus grande partie de la poitrine; elle était particulièrement vive à la partie postérieure de l'épaule gauche, sous l'homoplate. La malade ne pouvait rester couchée sur le côté droit, et même sur le côté gauche, le décubitus n'était possible qu'en plaçant un coussin sous la région hypocondriaque. Le décubitus dorsal était facile, mais tout mouvement de la malade pour se redresser ou se pencher en avant augmentait ses douleurs. L'ingestion d'une petite quantité de soupe, même très-liquide, provoquait un violent mouvement de constriction à la gorge, et était suivie d'une sensation de chaleur s'étendant du gosier à l'estomac, et de vomissements qui se répétaient cinq ou six fois dans la nuit; les matières vomies se composaient de glaires et de sang coagulé. Ces vomissements étaient suivis de selles nombreuses, fluides, et d'efforts de défécation réitérés. L'urine n'avait jamais été sanguinolente.

» La malade avait ainsi passé trois mois avec des alternatives de mieux et de pire, et son médecin inutilement employé bien des remèdes. M. le docteur Krieg la trouva très-affaiblie, ayant un visage d'un aspect cadavéreux, la peau visqueuse et ruisselante de sueur; la langue humide, était blanche et à peine chargée; le pouls était fréquent et faible; la respiration était facile; la malade ne toussait pas. On sentait à travers les muscles abdominaux l'augmentation de volume de la rate, dont la région était douloureuse à la pression. La malade se plaignait particulièrement d'une vive douleur dans l'épaule gauche.

» Elle prit chaque jour, dans de l'eau, une cuillerée à café de sirop de Proto-Iodure de fer.

10.

» Le résultat fut si extraordinaire, qu'il étonna les deux médecins. Au bout de deux semaines la malade fut guérie.

» Quelques semaines après, une légère douleur, qu'elle avait conservée à la partie supérieure de l'homoplate, disparut aussi. Le volume de la rate a beaucoup diminué; il faut une forte pression sur la région pour que la malade y éprouve de la douleur. » (Magazin für phisiol. und Klin. Arzn.; Leipzig 1845, t. 1, p. 49, et medicin Zeitung. von. Ver. F. Heilk. in Preussen. 9 Jahrg. nos 10 et 17.)

15. Goître.

C'est assurément ce qu'il y a de plus connu aujourd'hui en thérapeutique que l'heureuse influence de l'Iode sur le goître, puisque c'est par là que ce puissant médicament a été introduit dans la thérapeutique. Mais ce qui n'est pas aussi connu, c'est que parmi les préparations iodées assez nombreuses dont le praticien peut disposer pour combattre l'affection goîtreuse, l'Iodure de fer est celle qui réunit aujourd'hui le plus d'activité et de facilité d'administration. L'Iodure de potassium, ainsi que nous l'avons déjà dit, se partage avec l'Iodure de fer le domaine de la médication iodée; appliqué à l'intérieur, l'Iodure de potassium demande à être employé beaucoup plus longtemps et à doses beaucoup plus élevées que l'Iodure de fer pour produire le même résultat que ce dernier, et c'est toujours là un inconvénient, quoique nous soyons loin de partager les préventions de quelques observateurs contre l'Iodure de potassium , même employé à haute dose. Mais nous croyons néanmoins que pour obtenir des effets égaux , à plus forte raison plus énergiques , il faut toujours préférer le médicament qui introduit dans l'économie le moins possible de substance étrangère; c'est fatiguer d'autant moins les organes chargés d'en effectuer l'élimination.

Les faits qui démontrent aujourd'hui la supériorité de l'Iodure de fer dans le traitement du goître , sont aujourd'hui tellement nombreux , qu'il devient inutile d'en encombrer un ouvrage. Nous nous contenterons de citer celui qu'un médecin de province des plus distingués , ancien interne des hôpitaux de Paris , observe depuis dix ans sur sa propre femme. Ce médecin , qui pratique dans une contrée où le goître existe endémiquement à un degré modéré , eut le regret de voir sa femme affectée de cette maladie quelque temps après qu'il se fut établi dans le pays. L'Iodure de potassium , donné à la dose de deux à huit grammes dans les 24 heures, ne triompha que difficilement et un peu incomplétement de la maladie; il était en outre suivi de récidives presqu'aussitôt qu'on en suspendait l'emploi, et d'un autre côté l'estomac se fatiguait de la continuité de la médication. L'Iodure de fer substitué à l'Iodure potassique, fit disparaître complétement et en peu de temps toute trace d'engorgement, et il suffit depuis huit ans à Mme X... de prendre par an un flacon de 100 dragées d'Iodure de fer pour empêcher les récidives qui tendent à se produire deux , trois et jusqu'à quatre fois chaque année.

16. Varia.

L'Iodure de fer a été employé avec succès, paraît-il, dans bien d'autres maladies que celles dont nous venons de tracer sommairement l'histoire thérapeutique. Mais les documents parvenus à notre connaissance, touchant ces maladies, ne nous ont pas semblé assez sérieux pour entraîner une conviction, ni même pour établir une probabilité sérieuse. Précisément parce que nous avons fait une étude spéciale d'un médicament utile, et que nous sommes parvenu à lui donner des formes qui en rendent l'administration facile, nous ne voudrions pas qu'on nous accusât de fanatisme à son égard, et nous avons dû nous montrer aussi sévère que l'exigent les principes d'une saine critique. Ce que nous avons voulu avant tout aussi, c'est de ne pas induire les praticiens en erreur et de ne pas devancer les enseignements de l'expérience.

S'il est donné à ce modeste ouvrage d'avoir plusieurs éditions, et qu'entre chacune d'elles quelques faits nouveaux et positifs parviennent jusqu'à nous, nous ne manquerons pas d'en instruire ceux qui voudront bien nous consacrer quelques moments de leurs loisirs. En attendant, nous nous contenterons de mentionner simplement, sous le nom de *Varia*, quelques-unes des affections non étudiées précédemment et dans lesquelles on dit avoir obtenu de bons résultats de l'administration de l'Iodure ferreux.

Déviations de la colonne vertébrale. — Nous ne

faisons ici que mentionner cette affection, ou plutôt cet accident, dont la cause, comme on le conçoit sans peine, peut tenir à des conditions pathologiques très-différentes. Nous ne concevrions point, par exemple, que l'Iodure de fer pût avoir une influence favorable sur une rétraction musculaire ou tendineuse, sur une paralysie spinale ou autres affections qui peuvent avoir pour conséquence une déviation spinale. Il est probable, ou tout au moins possible, au contraire, que ce médicament serait d'une grande utilité dans une déviation produite par une carie développée elle-même sous l'influence d'une diathèse scrofuleuse ou tuberculeuse, comme elle l'a été entre les mains de plusieurs praticiens, et notamment de M. Putégnat (de Lunéville) dans des affections du même genre (Voir ci-dessus, p. 85 et suiv.). Le fait suivant, malheureusement le plus incomplet de ceux observés par les auteurs qui ont parlé des *déviations* de la colonne vertébrale, à propos de la médication iodo-ferrée, nous semble justifier notre manière de voir.

« Henriette J... que la paralysie des muscles inspirateurs du côté gauche prédisposait à un affaiblissement progressif et à des scrofules invétérés, fut guérie par l'usage interne et *externe* de l'Iodure de fer. » (Annalen haüov., t. 4, p. 57).

Névralgies. — On devait prévoir d'avance que l'Iodure ferreux doit être fort utile contre les névralgies, les douleurs variées qui accompagnent si souvent l'état chloro-anémique, contre lequel ce médicament est, sans contredit, le plus puissant de tous ; ces prévisions se sont, en effet, souvent réalisées. Mais ce n'est pas les névralgies de ce genre que nous aurions mentionnées dans un paragraphe à part. Quelques auteurs allemands, entre autres Krieg, que nous avons déjà cité, disent avoir obtenu des succès remarquables dans les véritables névralgies et même dans les névroses. Krieg range même les irritations, la sensibilité des nerfs comme une indication générale de l'Iodure ferreux. Cependant les névropathies, dans le traitement desquelles ils ont employé ce moyen, semblent se borner à la gastrodynie et à la cardialgie. Les faits rapportés ne renferment pas plus de détails que le suivant :

Névralgie abdominale. — « Un sexagénaire d'un tempérament bilieux, et par conséquent ennemi des boissons spiritueuses, n'ayant point de lésion organique des intestins, était atteint depuis deux ans, à la suite d'un refroidissement, d'une cardialgie, légère au début, mais qui n'avait pas tardé à faire des progrès. Elle se développait avec acuité successivement sur les deux hypocondres. L'Iodure de fer à l'intérieur en triompha complétement. » (Magaz. für phys. und Klin. arzn. de Leipzig, 1845, t. 1, p. 49.)

Un éminent clinicien allemand, Casper, sans rapporter de faits qui lui soient propres, s'exprime ainsi : « Le docteur Hiller a employé avec avantage l'Iodure de fer, à l'exemple du docteur Krieg, dans des maladies très-variées, et notamment dans l'état de faiblesse ou d'*irritation* du système nerveux. *Je puis affirmer le fait, que j'ai constaté moi-même.* » (Caspers medicin Wochensch., 1843, p. 67.)

Fièvres intermittentes. — Beaucoup de praticiens disent avoir administré avec succès l'Iodure de fer aux fébricitants *avec cachexie générale.* Il est probable que, par ces mots, ces observateurs ont entendu parler des malades déjà affaiblis par la cachexie, et il est probable qu'alors l'Iodure ferreux aura agi plutôt contre l'état anémique dont la cachexie se complique, que contre l'élément intermittent. En l'absence de détails, nous n'insistons pas davantage.

Engorgements du foie. — Les mêmes auteurs qui ont parlé des fièvres intermittentes ont observé les bons effets du médicament contre les engorgements du foie; s'il s'agissait d'engorgements produits ou du moins entretenus par l'état cachectique, on comprend, en effet, cette action favorable. Cependant, à propos des engorgements du foie, il sera peut-être bon de ne pas perdre de vue l'observation d'induration splénique rapportée ci-dessus.

Posologie. — Choix d'une préparation.

Posologie. — Les doses auxquelles l'Iodure ferreux doit être prescrit ressortent assez des nombreuses observations rapportées dans les paragraphes précédents et dues aux praticiens les plus distingués, pour qu'il soit inutile d'insister sur ce point. Nous devons toutefois expliquer comment, dans les observations qui remontent à une époque un peu éloignée, notamment dans celles des médecins allemands, on a administré des doses d'Iodure très-inférieures à celles adoptées aujourd'hui ; comment, au contraire, d'autres médecins, et notamment l'auteur français d'un travail tout récent, donnent des conseils qui pourraient, s'ils étaient suivis, entraîner sinon des dangers, au moins d'assez grands inconvénients.

Beaucoup de médecins, à une certaine époque, ont employé en solution, dans du sirop, un Iodure ferreux mal préparé et qui contenait de l'Iode libre. Il suffit, pour s'en convaincre, de lire ces mots de Krieg (grand partisan pourtant de l'Iodure de fer) : « Le sirop d'Iodure de fer, pris à jeun, produit *fréquemment* une chaleur insupportable dans l'estomac, dans le haut de l'œsophage et jusqu'à la gorge ; il provoque quelquefois des hoquets et même des vomissements. » (Krieg, loc. cit.) — Aujourd'hui que des milliers de maladies ont pris l'Iodure de fer sous les trois formes que nous sommes parvenu à lui donner (dragées, huile et sirop), jamais un seul des symptômes décrits par Krieg n'a été observé, bien que le médicament ait été prescrit à la dose de 10, 15, 20 centigr. et plus, au lieu d'un tiers de grain, comme le faisait souvent Krieg et ses confrères d'Allemagne.

Quant à l'auteur français auquel nous avons fait allusion, voici comment il s'exprime :

« L'Iodure de fer se donne à la dose de *vingt centigrammes*, matin et soir en commençant, puis on augmente progressivement, et on est *rarement obligé de dépasser* la dose de *un* ou *deux grammes*, dans les 24 heures. » Or, on a vu que les praticiens qui ont employé nos préparations ont toujours commencé par prescrire, au plus 10 centigrammes de Proto-Iodure matin et soir, c'est-à-dire 20 centigrammes par jour, et que rarement ils ont atteint 60 centigrammes, plus rarement 80, et jamais un gramme, même dans les cas où le médicament a été administré pendant plusieurs mois et pour guérir les affections osseuses les plus profondes.

D'où vient cette différence? de ce que l'auteur du travail en question a vu surtout prescrire l'Iodure ferreux par M. Piédagnel, qui, par une routine que nous avons déjà signalée et qu'on s'explique difficilement chez un médecin de l'Hôtel-Dieu de Paris, en est encore à la formule du *codex*, c'est-à-dire à la plus défectueuse de toutes celles qui ont été proposées. Certes, des doses analogues pourraient être prescrites avec une foule d'autres formules préconisées ou non à la quatrième page des journaux politiques, et l'on a vu que M. Ricord prescrivait aussi des doses de 2 grammes en 1837. Mais aujourd'hui, avec les formules mises à la portée de tous les pharmaciens attentifs et instruits, il ne saurait en être de même. Lorsqu'on emploiera nos préparations ou celles exécutées rigoureusement d'après nos indications, on devra commencer, avec MM. Gendrin, Cruveilhier, Monod, Rostan, Depaul, Abeille, etc., etc., par cinq ou dix centigrammes matin et soir, et, suivant les cas, porter la dose jusqu'à 40 centigrammes, rarement 60, plus rarement 80, et presque jamais jusqu'à un gramme. Chez les jeunes enfants, **MM.** Blache et Guersant commencent par cinq centigrammes dans les 24 heures, et ils portent progressivement jusqu'à 30 ou 40 centigrammes, s'arrêtant toutefois habituellement à 20 centigrammes.

Il n'est certes pas impossible qu'on soit obligé, dans quelques cas très-rares, de porter la dose du *Proto-Iodure ferreux* jusqu'à un et même deux grammes, comme on voit certains malades qui exigent, pour être calmés, un gramme, deux grammes et même plus d'extrait d'opium. Mais ce serait une très-fâcheuse erreur que d'ériger en règle ces exceptions; et nous pouvons affirmer que lorsqu'on emploiera le *Proto-Iodure* pur et bien conservé, il suffira, pour obtenir tous les effets thérapeutiques désirables, de suivre l'exemple des praticiens éminents que nous avons cités.

Choix de la préparation. — De toutes les façons d'administrer un médicament, la plus commode, la plus avantageuse même, en général, est la forme pilulaire, *pourvu que sous cette forme le médicament conserve une* GRANDE SOLUBILITÉ; c'est donc celle que j'ai dû m'efforcer de trouver d'abord pour l'Iodure ferreux. Le résultat de mes recherches fut la composition des *dragées de Proto-Iodure de fer inaltérable*, que tous les praticiens ont adoptées aujourd'hui, et qu'ils prescrivent habituellement de préférence à tout autre préparation.

Cependant pour l'administration des médicaments chez les phthisiques, beaucoup de praticiens croient à l'influence heureuse des corps gras sur cette terrible maladie, ou du moins regardent cette influence comme possible, et c'est pour répondre à leurs désirs maintes fois exprimés, que j'ai cherché longtemps et trouvé, enfin, le moyen de dissoudre dans l'huile le sel ferreux. C'est donc l'*huile de Proto-Iodure de fer inaltérable* qu'on prescrit le plus souvent dans le traitement de la phthisie. Est-elle réellement plus avantageuse que les *dragées* contre cette maladie? c'est une question à laquelle nous ne sommes pas en mesure de répondre, mais que chaque praticien aura bientôt résolue pour son propre compte, après quelques expériences comparatives. Nous devons dire, toutefois, que l'opinion qui attribue une influence heureuse aux corps gras, nous paraît avoir en sa faveur ce fait, généralement admis, que l'huile de foie de morue a quelquefois produit des effets avantageux chez les phthisiques ; or, sans vouloir subordonner la thérapeutique à la chimie (on a pu s'assurer dans plusieurs passages de ce travail, que nous étions dans un ordre d'idées entièrement différent), il nous paraît difficile d'attribuer ces effets à une autre influence qu'à celle des principes gras de l'huile, car les autres éléments médicamenteux y sont en si minime quantité, comme nous le dirons ailleurs, qu'à moins de croire à l'efficacité des doses homœopathiques, il est impossible de leur accorder une action, nous dirions presque quelconque, mais, dans tous les cas, une action prépondérante.

En résumé, comme il n'y a aucun inconvénient à administrer l'Iodure ferreux sous forme huileuse, et qu'il peut en résulter quelques avantages, c'est sous cette forme, généralement adoptée, que nous conseillerions aux praticiens de la prescrire, s'il nous était permis de leur donner un conseil. Nous ferons cependant remarquer que dans des cas où ils jugeraient nécessaire d'administrer de hautes doses de Proto-Iodure, la préparation huileuse pourrait devenir difficile à supporter. Il conviendrait peut-être, dans ces cas, au lieu de donner une quantité trop considérable d'huile, de prescrire une huile plus chargée que celle que nous préparons pour la consommation ordinaire. Si tel était l'avis de quelques praticiens dans des cas spéciaux, ils n'auraient qu'à nous en écrire un mot, et nous nous empresserons de leur préparer et de leur adresser une huile contenant la quantité d'Iodure ferreux qu'ils désireront.

Le sirop a été préparé par nous, sur l'invitation de **MM.** *Blache* et *Guersant*, spécialement pour la médecine des enfants. Il ne faudrait donc pas partager l'erreur de certains médecins qui croient encore que le *sirop d'Iodure de fer* est la préparation qui conserve le mieux le sel, et *qui se prête le mieux à son absorption et « au passage de l'Iode dans les sécrétions, »* comme on l'a dit récemment. Ces propriétés appartiennent à l'Iodure de fer sous les trois formes que nous avons mises à la disposition des praticiens, à la seule condition que la préparation en aura été convenablement faite, d'après les règles que nous avons tracées. Les expériences chimiques que nous avons faites sur l'homme et sur les animaux ne peuvent laisser aucun doute à cet égard. On pourra donc employer indifféremment l'une de ces trois formes, quand on n'aura pas de raisons spéciales pour préférer la forme liquide à la forme solide, ou *vice versâ*, ou quand on ne désirera pas associer l'action du corps gras à celle de l'Iodure ferreux. Nos dragées offriront même aux praticiens cet avantage qu'ils pourront en faire dissoudre une ou plusieurs dans un verre d'eau sucrée ou non sucrée, et faire prendre aux enfants, par exemple, cette solution, quand ils n'auront pas sous la main un sirop iodo-ferré qui mérite leur confiance. Il est bien entendu que, dans ce cas, ils administreraient la solution immédiatement; car, après quelques heures, le Proto-Iodure serait déjà en tout ou en partie altéré.

ART. 2. — IODE PUR.

Quoique ce soit par l'Iode pur que ce métal et ses composés se sont introduits dans la thérapeutique, ainsi que nous l'avons déjà dit, l'administration interne de l'Iode pur est aujourd'hui presqu'entièrement abandonnée, à cause des accidents d'irritation qu'il produit. Ces accidents semblent avoir pour siége d'abord le système circulatoire comme tous les irritants, puis plus spécialement la peau, la tête et les organes encéphaliques. Mais il nous paraît difficile de préciser davantage l'action interne de l'Iode, et de décrire la forme particulière des éruptions cutanées, etc., qu'il détermine, ainsi que l'ont fait beaucoup d'auteurs, parmi lesquels M. Trousseau. Il est évident qu'en traçant ces descriptions , ils ont confondu l'action de l'Iode pur et de l'Iodure de potassium , au moins , et c'est justement cette confusion qu'il faut éviter pour écrire rigoureusement l'histoire des divers Iodiques. Nos observations et celles que les médecins ont bien voulu nous communiquer ne pouvant combler les lacunes qui existent à ce sujet , nous croyons inutile de substituer par le roman à ce que l'histoire laisse d'incomplet.

Quoi qu'il en soit de la nature , de la forme précise des accidents causés par l'Iode , ces accidents ont suffi d'abord pour compromettre l'avenir de la médication iodée , et , plus tard , pour faire abandonner l'administration de l'Iode à l'intérieur. Les praticiens , qui aujourd'hui prétendent administrer l'Iode pur , l'associent toujours à quelque matière prétendue et plus ou moins inerte , qui atténue l'action des molécules iodées en en diminuant considérablement le contact sur les muqueuses. Tel est le procédé de Buchanan , de Glascow , qui mêle l'Iode à l'amidon. Mais ce sont là des mélanges qui ne permettent plus de considérer l'Iode comme pur et que nous aurons à mentionner ailleurs.

Le seul mode d'administration que l'on pourrait considérer comme interne et qu'on ait conservé , ce sont les inspirations de vapeurs iodées ; mais ces vapeurs ont beaucoup plutôt pour but d'agir localement sur le tissu pulmonaire que de modifier directement la constitution, et, par le fait , elles constituent une forme particulière de médication externe , quoique sans doute une certaine quantité de l'Iode inspiré passe dans la circulation , ce que l'on n'a pas suffisamment recherché.

L'application directe et locale sur les tissus, tel est donc le véritable mode d'emploi de l'Iode pur, et tel est aussi son véritable triomphe thérapeutique. Mises en honneur avec un grand succès par M. le professeur Velpeau, d'abord dans le traitement de l'hydrocèle, puis dans celui des inflammations et hydropisies de toutes les cavités closes, les applications locales d'Iode, en injections ou autrement, ont reçu une extension immense qu'aucune autre application externe n'a jamais atteinte. On peut voir, dans le très-utile ouvrage de M. Boinet (IODOTHÉRAPIE, Paris, 1855) tout ce qu'on peut en attendre, et l'on restera convaincu qu'alors même que l'auteur de cette remarquable monographie se serait fait illusion de moitié, ce que nous ne croyons pas, l'emploi local de l'Iode resterait encore, à beaucoup près, la médication locale la plus efficace que possède la thérapeutique.

Il ne peut entrer dans notre plan d'indiquer toutes les affections dans lesquelles les applications iodées locales sont utiles ou même vraiment héroïques. En faisant rentrer dans cette catégorie toutes les hydropisies circonscrites dans des cavités closes de toutes parts, toutes les altérations de sécrétions dans les mêmes cavités et dans d'autres cavités facilement accessibles, on n'aura encore désigné qu'une partie, la plus importante, il est vrai, de ces maladies. Quelques maladies de la peau, les ulcères rebelles de diverses natures, les plaies virulentes, les fièvres éruptives pustuleuses ou vésiculeuses (notamment la variole) sont encore autant de maladies dans lesquelles les injections et applications iodées ont rendu des services éminents.

Le docteur Norris, d'Edimbourg, a publié des faits qui semblent démontrer l'efficacité de ces applications dans l'érysipèle, lesquelles remplacent, dit-il, avec avantage, dans cette maladie, les applications de nitrate d'argent, et d'autres faits moins concluants qui tendraient à prouver l'efficacité du même moyen, appliqué sur l'abdomen, contre la fièvre puerpérale. Ce ne sont là que des indications générales, et, nous le répétons, pour avoir une idée complète de cette médication, il faut parcourir le livre très-complet de M. le docteur Boinet.

Les proportions les plus généralement usitées sont moitié de teinture pure d'Iode pour une partie d'eau distillée, soit teinture d'Iode 50 gramm. et eau 100 gramm.; c'est la proportion adoptée par M. Velpeau. On associe souvent à ce liquide, M. Boinet le fait presque toujours, 2 grammes d'Iodure de potassium, qui a la propriété de rendre plus parfaite la solubilité de l'Iode dans ce mélange d'eau et d'alcool. Tous les médecins comprendront d'ailleurs mieux que nous que ces proportions peuvent et doivent être modifiées par eux suivant le degré d'irritabilité de chaque individu et des surfaces à modifier. Il n'est point rare que M. Boinet emploie la teinture à l'état de pureté.

Quant aux rares praticiens qui, comme Patterson, continuent à prescrire l'Iode à l'intérieur, ils donnent ordinairement la teinture d'Iode à la dose de 4 à 8 gouttes, répétées deux ou trois fois par jour. Le praticien de Dublin dit avoir retiré de très-bons résultats de cette médication dans les cas de carie des vertèbres. Les faits qu'il rapporte sont encourageants sans être concluants. M. Trousseau a répété une fois les expériences de Patterson avec un résultat qui a paru être avantageux. M. Aran, qui a employé ce moyen avec des apparences d'un véritable succès contre la fièvre typhoïde, a administré la teinture à la dose de 15 à 30 gouttes, par 5 gouttes à la fois. Sur huit malades soumis à ce traitement, un seul a succombé. (Voir *Bullet. de thérap.*, t. 44, p. 272.)

DES COMBINAISONS D'IODES AUTRES QUE L'IODURE DE FER.

Avant d'exposer le sommaire de l'histoire thérapeutique des Iodures autres que celui de fer, car c'est seulement un tel sommaire qu'il est entré dans notre plan de tracer, nous devons dire pourquoi plusieurs de ces Iodures ne seront pas mentionnés, même sommairement, dans la partie médicale de cet opuscule. Beaucoup de ces combinaisons, soit qu'elles aient été proposées par caprice ou par l'amour de la nouveauté plutôt que par un véritable esprit de progrès, soit qu'elles aient été prématurément l'objet d'un oubli immérité, n'ont pas été suffisamment expérimentées pour qu'on puisse fonder sur leur utilité même des présomptions sérieuses. Telles l'Iodure d'antimoine, de baryum, de bismuth, de cyanogène, etc., etc. Nous croyons donc qu'il suffira de dire un mot de ces composés lorsque nous rapporterons, dans la partie pharmacologique, les formules dont elles ont été l'objet.

Nous diviserons les combinaisons iodées en composés inorganiques simples, composés inorganiques multiples, et composés iodo-organiques simples ou multiples.

<h3 style="text-align:center">Premier groupe. — Composés inorganiques simples.</h3>

Art. 3. — IODURE D'ARGENT.

Les préparations argentiques font partie, avec le cuivre et le zinc, de l'immense et stérile arsenal thérapeutique dirigé contre l'épilepsie ; l'Iodure a été un des sels d'argent conseillés, mais sans motifs suffisants, à moins qu'on ne se laisse guider par ce principe que là où tout échoue, tout peut être essayé. Le même Iodure a aussi été administré contre les gastralgies. La dose prescrite a été de 1 centigramme jusqu'à 4 ou 5 dans les vingt-quatre heures. Les résultats obtenus sont fort incertains. Ce sel paraît avoir été préféré au nitrate d'argent, employé dans les mêmes circonstances, parce qu'il ne détermine pas, comme le premier, la coloration de la peau.

Art. 4. — IODURE D'ARSENIC.

Ce composé a été employé par Thompson contre le cancer, concurremment avec l'Iodure de fer, et par Thompson, Neligan, Biett et M. Cazenave contre quelques maladies invétérées graves de la peau, notamment l'éléphantiasis des Grecs, et d'autres dartres rongeantes tuberculeuses. Neligan, de Dublin, l'a plus

spécialement prescrit contre le favus. La dose de
MM. Biett et Cazenave est de 5 centigrammes dans
4 grammes d'axonge, à l'extérieur, et la dose de
Thompson de 5 milligrammes toutes les huit heures,
à l'intérieur. La dose de Neligan est 1/10e à 1/4 de
grain.

Art. 5. — IODURE DE BARYUM.

C'est encore à MM. Biett et Cazenave, et Lugol
d'autre part, que l'on doit des tentatives thérapeutiques faites avec l'Iodure de baryum contre certaines
maladies rebelles de la peau et contre les scrofules. Plus
tard, M. Burgraeve répéta avec avantage, paraît-il,
ces expériences contre les scrofules et le goître. Malgré
ces autorités respectables, l'Iodure de baryum est resté
à peu près inusité, ce qui s'explique peut-être en partie
par son instabilité. Peut-être si l'on parvenait à lui
donner la fixité que nous avons donnée à l'Iodure de
fer, ce médicament sortirait-il de l'oubli. On se rappelle quelle immense importance Lisfranc accordait au
muriate de baryte dans le traitement des tumeurs
blanches. Nul doute que l'Iodure de la même base
n'eût au moins autant d'action s'il pouvait être administré avec sécurité.

Art. 6. — IODURE DE CALCIUM.

« L'Iodure de calcium, disent MM. Trousseau et
Pidoux, a reçu les mêmes applications que l'Iodure de
baryum. Nous ne séparerons pas de ce sel les prépara-

tions d'éponges autrefois fort usitées, et qui paraissent ne devoir leur efficacité qu'à la présence de l'Iodure de calcium. » Sans être peut-être complétement exacte, cette appréciation nous semble cependant se rapprocher beaucoup de la vérité, et elle nous semble justifier Brera et Giordano d'avoir voulu substituer l'Iodure de calcium à une substance nécessairement peu homogène en raison de la calcination qu'on est obligé de lui faire subir, calcination à laquelle beaucoup de pharmaciens ont aujourd'hui substitué la simple torréfaction pour ne pas volatiliser l'Iode. — Malgré ces considérations, l'Iodure de calcium est resté peu employé.

Art. 7. — IODURES DE MERCURE.

Les Iodures de mercure viennent immédiatement après ceux de fer et de potassium pour leur importance thérapeutique. Naguère encore ils occupaient le premier rang ; mais, au point de vue de leur mode d'action, il y a cette différence entre eux et les deux derniers que, dans ces Iodures, l'action de l'Iode est à peine sensible et entièrement dominée par celle du mercure, tandis que, dans l'Iodure de potassium, les deux éléments composants donnent lieu à un composé très-différent de chacun d'eux, quoique conservant encore l'action de l'Iode prédominante, et que, dans l'Iodure de fer, le fer et l'Iode conservent à un degré éminent, et bien remarquable à étudier, leur action propre la plus énergique, au moins thérapeutiquement parlant.

Il est à peine utile de dire aujourd'hui que c'est surtout contre la syphilis que les Iodures de mercure sont employés, et que, des deux, c'est au Proto-Iodure que l'on donne presque toujours la préférence, comme à peu près aussi actif, quoique très-notablement moins toxique. C'est surtout à Biett que l'on doit l'introduction dans la thérapeutique de ces deux composés. Cet habile praticien les avait aussi employés, surtout le Proto-Iodure, en pommade, contre quelques maladies de la peau autres que les syphilides. M. Boinet et d'autres praticiens ont suivi la même voie avec des chances diverses, et il est résulté de ces tentatives que les Iodures de mercure sont restés, mais comme moyens exceptionnels, dans l'arsenal thérapeutique des maladies rebelles de la peau non syphilitiques; ils sont, au contraire, aujourd'hui, la base du traitement des syphilides.

Les doses auxquelles on prescrit les Iodures sont de 1 à 5 centigrammes. L'accroissement progressif des doses de bi-Iodure exige plus de surveillance que celles du Proto-Iodure, qui est d'ailleurs, ainsi que nous l'avons dit, de beaucoup le plus employé.

Art. 8. — IODURE DE PLOMB.

Cet Iodure, assez employé encore actuellement, mais qui l'était bien davantage il y a quelques années, est à peu près exclusivement réservé pour l'usage externe, et appliqué en pommade sur les engorgements et tumeurs de diverse nature, sur les ulcères scrofuleux, etc.

Aujourd'hui il est presqu'entièrement remplacé par l'Iodure potassique, et qui le sera plus tard par l'Iodure de fer, quand tous les pharmaciens prépareront bien la pommade dont nous donnerons ailleurs la formule.

Quelques praticiens ont aussi prescrit l'Iodure de plomb à l'intérieur, dans les mêmes cas où on le prescrivait en topique. La dose à l'intérieur était de 25 centigrammes, et à l'extérieur de 4 grammes, d'une pommade renfermant 4 à 8 grammes de sel pour 32 grammes d'axonge.

Art. 9. — IODURE DE POTASSIUM.

Ce que nous avons dit de l'Iodure de potassium, dans nos généralités sur les iodiques, nous dispenserait d'y insister longuement ici, quand bien même notre intention serait d'étudier d'une manière complète la physiologie et la thérapeutique de ce puissant médicament. Nous avons déjà dit que tout ce qu'on a écrit sur les iodiques doit s'entendre presque exclusivement de l'Iode et de l'Iodure potassique. En cherchant à spécifier ce qui appartient à chacun d'eux et à ce qui est spécial à l'Iodure de fer, nous avons commencé à débrouiller un chaos très-fâcheux pour la médecine. D'autres, nous l'espérons, plus compétents, poursuivront la tâche que nous n'avons pu que commencer, et montreront qu'on ne peut pas faire l'histoire thérapeutique d'un radical chimique en étudiant seulement ce radical et un ou deux de ses composés.

Le nombre des affections au traitement desquelles

l'Iodure de potassium a été appliqué comprend aujour-
d'hui une grande partie du cadre nosologique ; mais il
s'en faut que l'application ait été partout également satisfaisante, et il y a beaucoup à retrancher des exagé-
rations dont ce médicament a été l'objet.

Au premier rang et à juste titre se présente la *syphilis constitutionnelle profonde*, comprenant en grande
partie ce que M. Ricord a désigné sous le nom de symptômes tertiaires. Imaginé en Angleterre par Wallace,
le traitement iodo-potassique de la syphilis a été im-
porté en France par M. Ricord et amené, par son talent, à ce degré d'extension et de popularité où nous
le voyons parvenu aujourd'hui. Quelque grande que
soit cette popularité, on peut dire qu'elle n'a rien
d'immérité, si l'on considère l'application de l'Iodure
potassique dans les cas où il est bien indiqué. Le soulagement du malade, dans ces cas, est si instantané
en quelque sorte, la disparition de la maladie est si
rapide, qu'il semble y avoir quelque chose de vraiment
merveilleux dans l'action du médicament. C'est surtout dans les affections syphilitiques profondes et très-
douloureuses, dans les céphalées, les exostoses, les
arthropathies, que l'Iodure manifeste ces remarquables
effets ; il semble que plus la maladie est violente, plus
son action bienfaisante acquiert de force. Dans les affections plus superficielles, les syphilides légères, les
érosions de la gorge, etc., l'Iodure semble encore devoir céder le pas aux mercuriaux, de même qu'il doit
leur céder le pas aussi pour la durée, la solidité des
guérisons. Les récidives, d'après toutes nos informa-

tions, sont beaucoup plus fréquentes après le traitement iodo-potassique qu'après le traitement mercuriel, et ce n'est souvent qu'en recourant à celui-ci que l'on peut consolider des améliorations merveilleusement commencées par celui-là. Mais lorsqu'il y a cachexie profonde et anémie, l'un et l'autre se trouvent bien de leur association, de leur alternance avec l'Iodure de fer, qui est aussi supérieur à l'Iodure potassique pour reconstituer l'organisme que celui-ci l'est à l'Iodure ferreux pour dissiper une violente douleur.

Les doses auxquelles on prescrit l'Iodure potassique sont de 50 centigrammes (ou même moins) à 4 grammes. Certains praticiens sont allés beaucoup plus loin, et l'on a vu **M. Puche**, pour prouver, dit-on, que le médicament n'est pas toxique, en porter la dose jusqu'à 45 grammes ou plus par jour. Mais ce sont là des écarts dans lesquels ne tomberont jamais les praticiens réservés : la thérapeutique n'y peut rien gagner, et les malades, dont on paraît par trop mépriser la santé, peuvent y perdre beaucoup. On verra, à la partie pharmacologique de ce travail, combien on a multiplié, un peu inutilement sans doute, les formes pharmaceutiques de l'Iodure de potassium.

Rhumatismes. — Goutte. — Névralgies. — L'action spéciale de ce médicament dans les maladies vénériennes dont la douleur est le symptôme prédominant, a fait penser à un grand nombre de médecins qu'il agirait aussi dans des affections douloureuses de nature non syphilitique. C'est ce qui les a portés à l'essayer dans le traitement de la goutte, du rhumatisme, dans les névralgies, et même on peut dire, en général, dans toutes les douleurs persistantes quelle qu'en soit la cause. Dans la goutte et le rhumatisme, les essais ne paraissent pas avoir été infructueux, et doivent encourager les praticiens à les répéter. On a réussi peut-être moins souvent contre les névralgies ; cependant on a obtenu aussi des succès qui paraissent réels.

La cachexie mercurielle a été traitée avec avantages par l'Iodure de potassium ; il en est de même de la salivation de même nature.

L'intoxication saturnine est dans le même cas. Quelques présomptions établies à cet égard par MM. Guillot et Melsens, ont été confirmées par les observations plus précises de Goolden en Angleterre (*The lancet* 1853).

Paralysies. — *Névroses.* — Il était peut-être médiocrement rationnel de penser qu'un médicament qui paraissait avoir une action utile pour calmer les nerfs douloureux, pût exciter avec avantage les nerfs ou les centres nerveux paralysés. Quelques médecins ont cependant préconisé l'Iodure potassique contre les paralysies *essentielles*, sans trop savoir sans doute, et tout au moins sans dire nettement, ce qu'il faut entendre par là. Leurs tentatives n'ont inspiré que peu de confiance. Des paralysies et des névralgies aux névroses il n'y a qu'un pas. La *chorée* est celle contre laquelle l'Iodure potassique paraît avoir produit les meilleurs résultats. Oke a rapporté des faits qui sont de nature à donner des espérances dans le cas où des médications ordinairement plus efficaces ont échoué (*Province, journ. of. medicine*, 1852).

Hydrocéphale aiguë et chronique. — M. le docteur de Loffore, d'Agen, M. Schoef Merceï, de Pest, ont rapporté des observations de méningite granuleuse, guérie à l'aide de l'Iodure de potassium à haute dose. En présence d'une maladie constamment mortelle, on se demande si le diagnostic de ces honorables observateurs a été bien justifié. Quoi qu'il en soit, leurs tentatives nous paraissent dignes d'attention. M. Hoskins a voulu faire en quelque sorte plus encore; il a voulu guérir avec ce médicament l'hydrocéphale chronique, et ses essais, dit-il, ne sont pas sans donner quelques espérances (*The lancet, mai* 1851).

Scrofules. — *Phthisie.* — *Leucorrhées.* — Dans la première de ces trois affections, l'Iodure potassique a été employé avec beaucoup de succès; dans la troisième avec un succès moins prononcé, et dans la seconde sans aucun résultat positif. Dans toutes, il est bien inférieur à l'Iodure ferreux, qui devra toujours lui être préféré dans ces cas.

Catarrhes. — *Laryngites.* — *Bronchites.* — Quand ces affections dépendent d'une cause spécifique, on conçoit que l'Iodure de potassium puisse avoir sur elles une heureuse influence; mais si elles étaient constituées par une inflammation franche, il est plus que douteux que son intervention pût être bien utile.

Diarrhée. — Le docteur Merei, dont le nom fait autorité en Allemagne dans la médecine des enfants, dit avoir combattu la diarrhée atonique qui se manifeste à cet âge, soit après la disparition des éruptions du cuir chevelu, soit dans d'autres circonstances, à l'aide de l'Iodure de potassium qu'il donne à très-faible dose, comme on le verra en jetant un coup d'œil sur la formule de ce médecin.

L'*albuminurie*, le *diabète*, le *cancer*, le *rachitisme*, font encore partie des maladies contre lesquelles on a tenté l'Iodure potassique. Rien n'autorise à penser que ces tentatives aient été assez heureuses pour inspirer de la confiance. Trois observations appartenant à un praticien distingué, le docteur Corrigan, de Dublin, peuvent seules donner quelques espérances. (*Bull. de thérapeutique*, tom. 48, p. 246.)

Le *goître* est une des affections contre lesquelles l'Iodure de potassium a obtenu les résultats les plus positifs. Lorsque cette affection existera chez un individu bien constitué et bien portant d'ailleurs, ce médicament sera le premier indiqué; dans le cas où il y aura concurremment, cachexie anémie, faiblesse, on devra préférer le Proto-Iodure de fer.

Si l'on a été assez d'accord sur les doses auxquelles on a administré l'Iodure de potassium dans la syphilis, rien n'est variable comme celles qu'on a prescrites dans les diverses maladies que nous venons d'énumérer : quelques-uns, comme Hanfield Jones, prescrivent contre le rhumatisme chronique 20 à 25 centigrammes seulement de sel; d'autres en donnent habituellement 1 gr. 50 centig., comme Oke dans la chorée; M. de Laffore a porté la dose beaucoup plus haut dans la méningite; mais dans une maladie de cette nature, on conçoit qu'il faille agir vigoureusement et rapidement. Dans tous les autres cas, nous croyons qu'on se trouvera bien d'adopter les doses de 50 centigr. à 4 gram. qui produisent, dans le traitement de la syphilis, tout ce qu'on peut attendre d'un médicament.

Art. 10. — IODURE DE SODIUM.

Les sels de sodium et de potassium ont tant d'analogie, qu'il est assez probable que l'iodure de sodium posséderait les mêmes propriétés thérapeutiques que son parallèle. Cependant, soit à cause de sa plus grande déliquescence, soit pour d'autres motifs, il est resté inusité.

Art. 11. — IODURE DE SOUFRE.

Ce composé introduit par Biett dans la thérapeutique comme un agent précieux contre les maladies de la peau, a été plus tard expérimenté avec plus de suite par Escolar, de Madrid, qui a publié neuf observations de psoriasis, de pytiriasis, etc., rebelles guéris à l'aide de ce médicament. L'élève par excellence et le successeur légitime de Biett, M. Cazenave, l'a employé avec succès en onctions contre des tubercules de sycosis qui persistaient après la disparition de tout phénomène inflammatoire. Il en a également obtenu de bons résultats dans des cas de lèpre vulgaire et dans d'autres affections squameuses plus graves. La guérison d'une lèpre très-étendue à l'aide de frictions, sur une surface très-circonscrite, a fait penser avec raison à M. Cazenave, que l'Iodure de soufre agit autant par absorption que par son action locale. Cependant l'habile thérapeutiste ne cherche pas à rendre l'absorption plus facile en dònnant le médicament à l'intérieur. Il se contente de l'application d'une pommade iodo-sulfureuse.

Des expériences répétées tout récemment ont semblé justifier toutes les espérances fondées sur les essais antérieurs. Cependant tous les expérimentateurs n'ont pas été également heureux, et ceux-ci, pas plus que les premiers, n'ont paru se préoccuper assez de l'instabilité du composé, ou du simple mélange qu'ils employaient, instabilité qui pouvait expliquer peut-être la diversité des résultats obtenus par les divers thérapeutistes ou même par un seul, à des époques diverses de ses expérimentations. Dans la partie pharmacologique, nous examinerons la question que nous ne faisons que poser ici ; quand il s'agit d'un médicament qui paraît avoir des propriétés aussi précieuses que l'Iodure de soufre, cette question est importante à examiner. Il ne faut pas oublier que c'est en étudiant cette question et en la résolvant, que nous sommes enfin parvenu à placer l'Iodure de fer au rang qu'il occupe et qui doit s'élever encore.

Art. 12. — IODURE DE ZINC.

Le docteur Barlow, de l'hôpital de Guy, à Londres, a préconisé ce composé dans le traitement de la chorée et rapporté une observation où la guérison paraît lui être due, au moins en partie. Néanmoins, cette opinion n'a pas paru suffisamment justifiée en France, pour qu'on ait jugé utile de répéter ses expériences. L'Iodure de zinc est donc jusqu'à présent resté sans applications suivies. (*The lancet*, décembre 1853.)

Deuxième groupe. — Composés ou mélanges inorganiques doubles.

Quelle que soit la puissance d'un médicament, il trouve toujours des cas réfractaires, même parmi ceux contre lesquels ce médicament est habituellement le mieux indiqué. A cette loi générale, les iodiques précédents, malgré toute l'efficacité dont ils jouissent, n'ont pas fait exception. Plusieurs médecins ont donc cherché dans des combinaisons doubles de ces iodiques, soit des propriétés tenant à la fois des deux Iodures composants, soit des propriétés plus énergiques, soit enfin des propriétés nouvelles, ou qui manifestassent leur action dans des cas offrant des conditions spéciales plus ou moins inconnues, et où les Iodures simples avaient été impuissants. La pratique, il faut le dire, a justifié quoiqu'à des degrés variables, ces diverses prévisions, ainsi que nous allons le dire en parlant de chacune des principales combinaisons ou mélanges doubles qu'on a introduits dans la pratique. Nous disons combinaisons ou mélanges, car si la combinaison est hors de doute dans quelques cas, dans d'autres elle est fort incertaine, et pour se faire une opinion fondée sur ce qui se passe réellement alors, il faudrait entrer dans des développements chimiques qui n'entrent point dans notre plan, et qui n'intéressent d'ailleurs que très-médiocrement la thérapeutique.

Art. 13. — IODHYDRARGYRATE D'IODURE DE POTASSIUM.

De tous les Iodures doubles c'est celui qui a été et qui est encore le plus employé, et l'on peut encore dire à juste titre, quoiqu'un médecin spécialiste ait singulièrement abusé de ce sel, et qu'il l'ait, qu'on nous pardonne ce mot, soumis à toutes les cuisines imaginables. Il est positif cependant, que des cas de syphilis qui résistaient au mercure et à l'Iodure de potassium employés isolément, ont cédé à l'emploi du sel double, et que d'autres, dont l'amélioration marchait lentement, ont fait des progrès plus rapides quand on a substitué le sel double à l'une des combinaisons simples. L'iodhydrargyrate, qui paraît jouir, quoiqu'à un moindre degré toutefois que l'Iodure potassique, de la propriété de calmer les affections syphilitiques très-douloureuses, semble avoir sur ce dernier l'avantage de procurer des résultats plus durables, et de conserver sous ce rapport les qualités spéciales aux sels mercuriaux. Néanmoins, si ce sel conserve les avantages propres aux deux composés qui lui servent d'éléments, il est positif aussi que ces avantages sont notablement affaiblis, et que l'iodhydrargyrate ne peut remplacer, et ne peut être substitué d'une manière générale ni au sel iodo-mercuriel, ni au sel iodo-potassique, et qu'il doit être réservé pour des cas exceptionnels.

La syphilis est la seule maladie à laquelle on ait appliqué jusqu'à ce jour l'iodhydrargyrate d'Iodure de potassium. Cependant M. Kaees a publié une observation de polydipsie qu'il suppose produite par une gastralgie et guérie à l'aide de ce composé. (*Americ. journ. of. med. sc.* 1853.)

Art. 14. — IODURÉ DE CHLORURE MERCUREUX.

Cette combinaison ou mélange double, découvert et décrit par un chimiste habile, **M. Boutigny** (d'Evreux), qui malheureusement n'a pas fait connaître exactement le véritable moyen de l'obtenir pur et facilement, a reçu, depuis quelques années, de **M.** le docteur Rochard, les plus utiles applications. Dans des expériences faites par l'auteur, dans la prison des jeunes détenus de Paris, sous le contrôle d'une commission nommée par le Préfet de police, il a été démontré catégoriquement que l'Iodure de chlorure mercureux est un des plus puissants anti-scrofuleux, et qu'il ne le cède pas à l'Iodure de fer lui-même. Mais son véritable triomphe est dans les maladies rebelles de la peau, contre lesquelles tous les autres moyens ont échoué, et notamment contre une maladie, la couperose, qui jusqu'à ce jour s'était montrée rebelle à toutes les ressources de la thérapeutique. Sur quatorze cas de couperose incurable que l'auteur a pu traiter avec une suffisante persévérance, il a obtenu quatorze guérisons; dans les cas qu'il n'a traités qu'incomplétement, il a obtenu des améliorations en rapport avec la régularité et la durée d'application du traitement. Des cas d'eczéma, de psoriasis, de lichen, qui avaient résisté pendant plusieurs années aux traitements les plus variés, dirigés par les médecins les plus justement célèbres des hôpitaux de Paris, ont également été guéris en quelques semaines, quelques mois au plus, par M. Rochard, à l'aide de l'Iodure de chlorure mercureux. On peut voir dans les numéros des 11 juin et 28 septembre 1855 et 3 janvier 1856 du *Moniteur des hôpitaux*, les remarquables observations publiées par M. Rochard, observations que le cadre de notre ouvrage ne nous permet pas de rapporter ici. Nous dirons seulement, en terminant, que l'application qu'a faite ce praticien de l'Iodure de chlorure mercureux est, sans contredit, une des plus belles conquêtes thérapeutiques de nos jours.

Art. 15. — IODURE FERRO-MANGANEUX.

Depuis que des traces de manganèse ont été découvertes dans le sang humain, quelques médecins, ou plutôt quelques pharmaciens, ont pensé d'abord que l'Iodure de manganèse pouvait être substitué à l'Iodure de fer ; puis, qu'il y avait tout au moins avantage à l'associer à ce dernier. La pratique n'a justifié ni l'une ni l'autre de ces suppositions, d'ailleurs peu rationnelles *à priori*, le manganèse ne paraissant réellement jouer aucun rôle sérieux dans l'économie animale. Seul, l'Iodure de manganèse a beaucoup moins d'action que l'Iodure de fer ; associé à celui-ci, il ne fait qu'en diminuer l'efficacité, et exiger ainsi qu'on administre aux malades de plus fortes doses de médicament pour obtenir un même résultat. Les combinaisons manganiques simples ou composées sont donc restées presque sans emploi dans la pratique, et rien ne fait présumer que cet état de choses doive changer.

Art. 16. — CYANHYDRARGYRATE D'IODURE DE POTASSIUM.

Frappé à la fois des avantages du cyanure de mercure, mis en lumière par l'illustre Parent-Duchatelet, mais en même temps des difficultés qu'il peut y avoir dans la pratique à l'emploi de ce sel, **M.** de Castelnau chercha à retrouver ces avantages dépouillés de leurs dangers dans l'association du cyanure de mercure à l'Iodure de potassium, association qui donne lieu à une véritable combinaison déjà sommairement étudiée et décrite par Caillot, et qui était restée sans usage en thérapeutique. Nous ne pouvons mieux faire, pour apprécier la valeur de ce composé double, que de rapporter ici ce qu'en disait **M.** de Castelnau, après avoir rapporté quelques faits où une guérison remarquable avait succédé à son administration :

« Bien que la thérapeutique de la syphilis soit incontestablement une des plus riches et des plus puissantes de la médecine, des exemples, peu fréquents sans doute, mais qui sont aussi loin d'être rares, viennent de temps en temps nous montrer que cette partie de la science laisse encore à désirer bien des perfectionnements. A propos de quelques cas analogues à ceux dont je viens de rapporter l'histoire, et qui, après un long et infructueux combat, m'avaient trouvé sans armes contre leur opiniâtreté, j'avais essayé plusieurs fois de nouveaux médicaments, mais sans obtenir des succès bien décidés ; le sel double de cyanure de mercure et d'Iodure de potassium m'avait seul procuré quelques résultats avantageux ; malheureusement les faits thérapeutiques sont si difficiles à étudier, lorsqu'on veut mettre quelque sévérité dans l'observation, que je n'avais pas encore trouvé le moyen d'en recueillir un avec tous les détails désirables, lorsque le malade qui fait le sujet de l'observation précédente se confia à mes soins. Si un seul fait pouvait servir de base au jugement qu'on doit porter sur un agent thérapeutique, il faut convenir que nous devrions juger d'une manière bien avantageuse le cyanhydrargyrate d'Iodure de potassium ; mais je suis trop habitué aux illusions thérapeutiques pour en user ainsi ; toutefois, il me semble permis, sans sortir des bornes du raisonnement le plus rigoureux, de croire que c'est à ce médicament que l'on doit attribuer la guérison de Lep....; puisqu'on se rappelle que la maladie, qui avait persisté pendant un temps très-long, à différents agents thérapeutiques, a cédé aussitôt que celui-ci a été mis en usage, et cela sans que les conditions hygiéniques dans lesquelles le malade se trouvait fussent aucunement améliorées, ou même, bien qu'elles fussent moins avantageuses, à certains égards, sans qu'aucun autre moyen ait été employé simultanément, et ait pu compliquer les effets du premier. Je ne m'empresserai donc pas d'exalter le nouveau médicament comme une panacée, mais je croirai avoir fait une chose utile en introduisant dans la thérapeutique un nouvel agent d'une efficacité incontestable, au moins dans certains cas. » (*Ann. des malad. de la peau et de la syphil.*, t. **1**, p. 369, 1844.)

Art. 17. — IODURE DE POTASSIUM IODÉ.

Sous le nom impropre de préparations iodo-iodu-
rées, on a rangé une foule de formules composées d'un
mélange, que quelques-uns ont appelé à tort combinaison d'Iodure de potassium et d'Iode. Ces mélanges
sont faits dans deux buts différents : tantôt, comme
dans les injections iodées, on ajoute un peu d'Iodure
de potassium à l'Iode pour en faciliter la dissolution ou
la rendre plus complète ; tantôt on ajoute de l'Iode à
l'Iodure de potassium pour le rendre plus actif. C'est à
ces derniers mélanges que l'on peut véritablement
donner le nom d'Iodure iodé. Le but qu'on se propose
dans ce cas est assurément atteint ; car, ainsi que nous
l'avons dit, c'est un simple mélange qui s'opère entre
les deux substances, et l'Iode reste libre, à l'état de
simple dissolution. Dès lors, on obtient avec ces dissolutions tous les effets qu'on doit attendre de l'Iode
simple, et leur administration interne doit être sur-
veillée avec le même soin que celle de la teinture
d'Iode. Ce n'est point le défaut, mais bien l'excès
d'activité qu'il faut craindre. On comprend par là que
les indications de l'Iodure potassique iodé sont exactement celles de l'Iode lui-même.

Art. 18. — BROMO-IODURES OU MÉDICATION DITE IMPROPREMENT BROMO-IODURÉE.

On a fait un certain bruit, depuis quelque temps,
d'une série de mélanges, en proportions variables,

d'Iodure de potassium et d'Iodure de fer, d'une part, avec du bromure de potassium et du bromure de fer d'autre part. Ces mélanges, d'abord proposés comme de simples solutés, ont ensuite été incorporés, tant bien que mal, dans l'huile de foie de morue, dans l'huile de baleine, de raie, d'olives, etc., dans du chocolat, dans des biscuits, dans du sel de cuisine, etc. Tous ces amalgames auraient, d'après l'auteur, entre autres vertus précieuses, celle de guérir l'aliénation mentale. Mais ces promesses n'ont séduit personne, et aucun praticien sérieux n'a cru devoir s'assurer par lui-même des avantages que pouvaient avoir des associations aussi irrationnelles, et qui doivent donner lieu à des produits variables, dont il est absolument impossible d'affirmer l'identité, c'est-à-dire qui manquent de la première condition de tout bon médicament. Nous aurons occasion d'insister sur ce point dans la partie pharmacologique de ce travail.

— *Médication chloro-bromo-ioduré.* — Un critique, qui blâme pourtant la conception bromo-iodurée de M. le docteur Lunier, a trouvé original de compliquer un peu plus les mélanges, et d'amalgamer dans une même marmite officinale des iodures, des bromures et des chlorures. Il est entendu qu'aucun médecin ne s'est trouvé encore pour essayer d'une semblable cuisine.

Troisième groupe. — Combinaisons ou mélanges simples d'Iode avec des matières organiques.

Beaucoup des composés ou des mélanges que nous

allons examiner, n'ont au fond d'autre objet que de rendre plus facile l'administration de l'Iode à l'intérieur, et n'agissent véritablement que par lui. L'importance qu'on a donnée à quelques-uns nous engagera seule à en dire quelques mots dans les articles séparés.

Art. 19. — IODURE D'ALBUMINE OU ALBUMINE IODÉE.

Un pharmacien distingué de Paris, M. Renault, a imaginé pour prescrire l'Iode avec avantage, de l'associer à une matière qui joue un si grand rôle dans l'économie animale, l'albumine. Des observations sérieuses faites avec le composé qu'il a obtenu prouvent, ainsi que cela ressort d'un rapport lu à l'académie de médecine, par M. le professeur Lecanu, que ce composé possède les propriétés de l'Iode dépouillées d'une grande partie de ses inconvénients.

Art. 20. — IODURE D'AMIDON.

Ce mélange rentre parfaitement dans la règle que nous avons formulée au commencement de ce paragraphe. L'Iodure d'amidon a été employé, dès 1836, par Buchanan, médecin de l'infirmerie de Glascow, uniquement pour rendre l'Iode moins irritant, et, il paraît y être si bien parvenu, qu'il dit avoir fait prendre jusqu'à trois onces d'Iodure d'amidon, équivalant à 72 grains (3 grammes 1/2 environ) d'Iode par jour à des malades, sans qu'ils en aient éprouvé la moindre trace d'irritation. Cependant l'Iode était absorbé, puisque d'après les expériences de l'auteur, on n'en trouvait pas de traces dans les selles, ce qui pourra paraître fort singulier, même en admettant l'absorption aussi parfaite que possible. Quelle est la substance la plus absorbable qui ne laisse pas quelques traces dans les selles quand elle est donnée en quantité notable? Après une absorption aussi considérable d'Iode, il devait être intéressant de connaître les effets physiologiques produits; mais quand il en arrive là, M. Buchanan décrit les effets irritants de l'Iode tels que nous les connaissons déjà, et quant aux effets thérapeuthiques, après avoir rapporté trois guérisons d'affections cutanées à l'aide de l'Iodure d'amidon, il dit que les effets de cet Iodure sont *exactement les mêmes que ceux de l'Iode et de l'Iodure de potassium*, et que l'énergie seule diffère et doit être ainsi classée : 1°. Iode pur; 2°. Iodure d'amidon; 3°. Iodure de potassium. Soit par suite de ces singularités, soit par d'autres motifs, les faits et observations de M. Buchanan ont fait peu de sensation, et l'Iodure d'amidon était oublié, quand on essaya de le réhabiliter en France, il y a près de dix ans. Mais faute d'expériences cliniques offrant un caractère suffisant de précision et d'authenticité, et sans doute aussi par suite de l'instabilité du composé, il est resté presque sans emploi. Cette instabilité, en effet, rend impossible l'homogénéité d'action du médicament, et comme il s'en décompose toujours et inévitablement une certaine portion dans l'estomac, on peut, avec une dose qui dans quelques cas n'aura déterminé aucune réaction sensible, observer d'autres fois des accidents gastriques trèsinquiétants. Tout justifie donc la réserve que les médecins ont gardée vis-à-vis de ce composé.

Art. 21. — PRÉPARATIONS IODO-TANNIQUES

(ET DES DIVERS SIROPS VÉGÉTAUX IODÉS).

Un pharmacien distingué d'Anvers, **M. Debanque,** cherchant le moyen de dissoudre l'Iode dans l'eau, trouva que l'addition d'une once de sirop d'écorces d'oranges dans une potion de 4 à 6 onces, rend parfaitement solubles dans ce liquide 25 à 30 centigrammes d'Iode; et, poussant plus loin ses recherches, il trouva que l'élément dissolvant du sirop est l'acide tannique. Ce praticien conseilla donc indifféremment le sirop d'écorces d'oranges ou l'acide tannique pour dissoudre l'Iode sans l'intervention de l'alcool, toutes les fois qu'on le jugerait utile. Mais l'utilité ? là était la question.

Pour l'usage externe, il est évident que la solution alcoolique répond à toutes les indications. Quant à l'usage interne, il restait à savoir si le tannin conservait à l'Iode mieux que l'amidon ses propriétés, tout en lui enlevant son action irritante, et en empêchant la formation de l'acide iodydrique dans l'estomac. Les expériences directes n'ont nullement résolu cette question ; mais *à priori* tout porte à croire que le tannin n'apporte pas à cette fâcheuse transformation de l'Iode, dans les voies digestives, un plus grand obstacle que l'amidon. Un habile praticien de Lyon, **M. Socquet,** a cependant publié des faits qui semblent prouver que les solutions iodo-tanniques n'occasionnent aucun accident, tout en conservant les propriétés thérapeutiques de l'Iode. Mais ces faits, comme ceux du docteur Buchanan, en ce qui concerne l'Iodure d'amidon, n'ont pas trouvé encore assez de crédit pour que les praticiens les plus autorisés aient cru devoir répéter les expériences de l'habile médecin de Lyon.

Malgré les incertitudes sur l'utilité du tannin iodé, une foule de pharmaciens ont associé l'Iode à une foule de sirops qui renferment une proportion quelconque de ce dissolvant végétal ; il est probable que cette richesse pharmaceutique, fort pauvre thérapeutiquement, s'augmentera encore, et que, aux sirops d'écorce d'orange iodé, de ratanhia iodé, de raifort iodé, etc., on pourra ajouter bientôt ceux de gaiac, de salsepareille, de cachou, de quinquina, etc. Il est fâcheux que la thérapeutique ne puisse rien gagner à ce luxe stérile.

Art. 22. — DES HUILES IODÉES.

M. Marchal, de Calvi, a eu le mérite d'appeler le premier l'attention sur un dissolvant de l'Iode, bien préférable au tannin et à l'amidon, c'est l'huile. Les observations positives recueillies par M. Marchal, prouvent que son huile conserve réellement une grande partie des propriétés de l'Iode ; sinon toutes, et il a vu des affections externes qui avaient résisté au traitement par l'Iodure potassique, céder assez promptement à l'emploi topique de l'huile iodée. L'usage interne de

cette huile a également produit quelques bons résultats.
Depuis M. Marchal, on a diversement modifié sa préparation, et on lui aurait enlevé, suivant l'un des mo-
dificateurs, tous les droits à la priorité de l'invention de
l'huile iodée (1) ; mais nous verrons, en traitant de la
pharmacologie de cette préparation, ce qu'une pareille
prétention a de peu fondé. Le seul reproche que l'on
puisse faire à l'huile de M. Marchal, si c'en est un,
c'est qu'elle se modifie à mesure qu'elle s'éloigne du
moment de sa préparation, et qu'elle ne peut s'employer que comme préparation magistrale. Mais cet inconvénient lui est commun avec toutes les imitations,
moins peut-être celle de M. Berthé, qui le possède tout
au moins à un degré beaucoup moindre. Nous croyons
donc que lorsqu'on voudra administrer l'Iode pur à
l'intérieur, l'huile de M. Marchal sera le moyen le plus
commode et le plus exempt d'inconvénients.

Art. 23. — TEINTURE CHLOROFORMÉE ET ÉTHÉRÉE D'IODE.

Ce dissolvant a été proposé par un ancien interne des
hôpitaux de Paris, M. le docteur Titon, comme le meilleur de tous les véhicules. Cette préparation doit être employée surtout ou même exclusivement, à en juger d'après
les expressions un peu obscures de l'auteur, en inhalations : on peut d'ailleurs se servir de tous les procédés d'in-
halations usités. Le chloroforme dissout jusqu'à 20 p. °|°
d'Iode. L'auteur semble laisser croire que c'est la solu-

(1) Deschamps (d'Avallon), *Manuel de Pharmacie*, p. 601.

tion dans ces proportions qu'il emploie. Le chloroforme, suivant lui, ayant la propriété d'éteindre ou d'amoindrir l'irritabilité pulmonaire, empêche par là l'action irritante de l'Iode, qui ne manifeste plus sa présence que d'une manière favorable, et lorsqu'il est déjà introduit dans la circulation générale. « A l'action sédative qui se manifeste au début, dit M. Titon, succède bientôt un surcroît d'énergie. Les forces semblent augmentées ; la *vivacité de l'intelligence et des sensations* annonce que l'Iode absorbé a porté son excitation jusque sur les centres nerveux, et qu'il en résulte un retentissement salutaire sur l'ensemble de l'organisme. » (TITON, *recherches sur les prépar. iodées*, *Paris*, 1854.) L'auteur pense que ce mode d'administration de l'Iode peut être très-avantageux dans le traitement de la phthisie, en général, contre toutes les maladies où l'Iode est indiqué, et même très-probablement contre le choléra. — La clinique n'a pas encore permis de se prononcer sur ses prévisions. Elle ne s'est pas prononcée davantage sur les inhalations de teinture éthérée d'Iode proposées, il y a plusieurs années dejà, par un ancien interne des plus distingués de Paris, M. le docteur Huette.

Art. 24. — IODOFORME.

En faisant connaître un nouveau mode de préparation de l'iodo-forme, bien préférable à celui de sérullas, M. le professeur Bouchardat a proposé l'emploi de ce composé très-actif contre les affections dans le traitetement desquelles l'Iode est indiqué, y compris le cancer. Quelques recherches commencées par le professeur lui-même, étaient de nature à encourager les cliniciens, qui cependant ne se sont pas livrés à des expériences suffisantes pour qu'on puisse se prononcer encore sur le degré d'utilité de ce corps.

DEUXIÈME PARTIE.

PHARMACOLOGIE.

CHAPITRE PREMIER.

GÉNÉRALITÉS SUR LES PRÉPARATIONS IODIQUES

Les innombrables préparations auxquelles l'Iode et ses diverses combinaisons ont donné lieu ne sont pas toutes, il s'en faut bien, conformes aux véritables règles qui doivent, autant que possible, présider aujourd'hui à la composition des produits pharmaceutiques. Ces principes sont, à notre avis, que les éléments actifs d'une préparation soient bien déterminés, qu'ils y soient toujours au même état, c'est-à-dire que le médicament soit homogène et toujours conforme à lui-même; qu'il soit dans des rapports fixes avec les matières inertes qui lui servent d'excipient, et, autant que possible, dans des rapports simples pour rendre les erreurs moins faciles.

Mais est-ce à dire que toute préparation qui ne remplira pas complétement ces conditions sera un mauvais médicament? Bien loin de nous une telle pensée : à cet égard nous partageons, au contraire, très-peu les préjugés des pharmaciens-chimistes et mathématiciens qui semblent vouloir, avant tout, que la thérapeutique se conforme aux lois de la théorie atomique et des règles de proportion ; nous pensons que la thérapeutique n'a qu'un seul juge souverain, l'expérience, et que là où l'expérience a prononcé, la pharmacie et la chimie n'ont qu'à exécuter, et à expliquer ensuite si elles peuvent.

Mais en l'absence de l'observation, et quand on n'a pour se guider que les analogies, la pharmacie qui n'est que de la chimie appliquée, la pharmacie peut et doit rendre des services réels qu'il ne serait pas moins déraisonnable de dédaigner, qu'il ne le serait de substituer la chimie à l'expérimentation.

Lorsque la chimie vous démontre, par des principes infaillibles, que deux corps ne peuvent se trouver en présence sans se combiner, sans s'altérer, sans se détruire mutuellement ou l'un par l'autre, celui-là créerait un très-mauvais médicament, une très-mauvaise formule en proposant pour administrer un de ces corps une préparation où ils se trouveraient tous les deux réunis. Que dire, par exemple, d'un médecin, assez distingué cependant, qui, pour composer des pilules d'Iodure de soufre *parfaitement inaltérables à l'air*, propose de les composer ainsi : Iodure de soufre, un gramme ; sucre, huile d'amandes et gomme arabique, *quantité suffi-sante ;* recouvrir chaque pilule d'une *enveloppe d'ar-*

gent? Il n'y a qu'à regretter que ce médecin ait oublié les principes les plus élémentaires de la chimie, et à dire que sa formule donne une détestable préparation qui peut au bout de quelque temps ne pas renfermer de traces de la substance qu'il veut administrer !

Nous appellerons donc sans hésiter mauvaises formules celles qui auront des défauts aussi radicaux que la précédente ; mais nous nous garderons bien d'infliger cette épithète aux préparations dont on ne connaîtrait pas rigoureusement le principe actif ou bien les proportions exactes dans lesquelles il se trouve par rapport à l'excipient dans lequel il est incorporé ; nous regretterons seulement que la chimie ne soit pas aussi avancée que la thérapeutique dans la connaissance d'un tel médicament.

Encore moins donnerons-nous le nom de *mauvaise formule* ou de *formule mal dosée* à une préparation qui ne serait pas combinée de façon à ce que le malade prît chaque fois une quantité rigoureusement décimale de principe actif. Par exemple, **M. Ricord** prescrit une potion d'Iodure de potassium où il y a 50 centigrammes de sel *à prendre en trois fois.* « Pourquoi 50 centigrammes, » dit un réformateur ; « *il faudrait 45 ou 60 centigrammes* (1) !! » Ainsi, ce qui préoccupe ce critique, ce n'est point la dose totale de médicament que le malade doit prendre en 24 heures, mais bien que chaque fois qu'il en prendra, la quantité soit une fraction décimale bien rigoureuse de la quantité totale;

(1) Deschamps, Manuel de Pharmacie, p. 478.

en sorte que si **M. Ricord** ordonnait de prendre la potion en 4 fois au lieu de trois, il aurait dû y faire entrer 48 ou 52 centigrammes d'Iodure au lieu de 50 ! Ce serait vraiment perdre son temps que d'insister sur de telles niaiseries. Il est donc bien entendu que nous ne condamnerons pas les formules qui n'auront pas d'autres défauts que de s'écarter plus ou moins du système décimal ; puissions-nous en rencontrer beaucoup qui n'en aient pas de plus graves.

Ces principes posés, nous allons passer en revue les différentes préparations iodiques parvenues à notre connaissance, en traitant avec tous les détails nécessaires celles qui ont pour base le Proto-Iodure de fer, objet spécial de nos recherches, et en indiquant et appréciant sommairement toutes les autres.

CHAPITRE II.

DES PRÉPARATIONS IODIQUES EN PARTICULIER,

Art. 1er. — IODURE DE FER.

Les observations de Coindet avaient à peine mis en évidence les avantages de l'Iode que, malgré un certain nombre d'oppositions plus ou moins vives, une foule de composés du métalloïde furent à leur tour essayés. L'Iodure de fer ne fit pas exception, et dès l'année même 1820, Bréra l'employa avec succès contre la chlorose et la scrofule. La dose à laquelle il le prescrivit fut de *cinq centigrammes* à *un gramme*, et la forme solide fut celle qui devint, à peu près, la formule du *Codex* et de toutes les pharmacopées; voici cette formule :

Limaille de fer,	20
Iode,	80
Eau,	100

Mettez l'eau avec la limaille de fer dans une chaudière de fonte, puis ajoutez l'Iode par parties, en remuant le mélange avec une spatule de fer; lorsque la liqueur, qui d'abord est brune, ne présentera plus que la *teinte verdâtre propre aux proto-sels de fer*, filtrez et évaporez rapidement jusqu'à siccité.

Le rédacteur du *Codex* insiste avec raison, comme

on voit , sur la *teinte verdâtre* des *proto-sels* de fer et de l'Iodure en particulier ; mais , comme pour prouver que celui qui résulte du procédé qu'il indique n'est pas un *proto-sel*, il ajoute aussitôt :

« L'Iodure de fer est en *masse brune,* déliquescente, d'une saveur styptique et atramentaire. »

Il nous serait facile de montrer toutes les défectuosités d'une telle formule ; mais cette tache a été si bien remplie par Dupasquier, médecin de l'Hôtel-Dieu de Lyon et professeur de chimie et de pharmacologie à l'Ecole de médecine de cette ville, que nous ne saurions mieux faire que de citer les judicieuses remarques de ce médecin-chimiste si distingué :

« L'Iodure de fer généralement usité, celui dont la préparation se trouve indiquée dans toutes les pharmacopées publiées depuis dix ans est, ainsi que je l'ai déjà dit , un médicament *totalement différent*, et *par sa nature chimique* et *par son action thérapeutique*, du *Proto-Iodure de fer* dont j'ai fait usage. *Ce n'est pas un Proto-Iodure de fer*, bien qu'on le désigne ainsi dans toutes les formules, mais un MÉLANGE *dont la composition varie* suivant le plus ou moins de précautions employées pour le *préparer* et le *conserver.*

» Cet Iodure, le seul qui ait été employé par les praticiens jusqu'au moment où j'ai commencé à faire connaître le résultat de mes recherches, est, comme on sait, un sel solide préparé par l'évaporation à siccité de la solution de Proto-Iodure. Pendant cette évaporation , ce sel se décompose en partie sous l'influence de l'oxigène atmosphérique , et *cette altération continue, même dans le flacon où on le conserve,* car il reste toujours une certaine quantité d'air, qui se renouvelle chaque fois qu'on vient à l'ouvrir. L'altération de ce sel est d'autant plus facile, qu'il est déliquescent, et que l'humidité absorbée facilite la réaction de l'oxigène.

» Tous les caractères, soit chimiques, soit physiques, démontrent que l'Iodure des pharmacies n'est pas un Proto-Iodure de fer :

» 1°. Ce sel, au lieu d'être *incolore* ou *très-faiblement verdâtre*, comme doit l'être le Proto-Iodure de fer, est toujours *d'un brun plus ou moins foncé;*

» 2°. Si on le dissout dans l'eau, le liquide, qui devrait être *sans couleur*, est d'un *rouge-brun* plus ou moins foncé, suivant que l'Iodure a subi plus ou moins l'influence de l'air;

» 3°. L'*odeur* et la *saveur* de cette dissolution indiquent évidemment la présence d'une quantité notable d'Iode libre. La dissolution du Proto-Iodure, récemment préparée et pure, est *inodore* et *n'a pas d'autre saveur* que celle qui est propre *à tous les sels ferreux ;*

» 4°. La solution incolore de Proto-Iodure *n'exerce aucune réaction apparente sur l'amidon; une seule goutte* de dissolution de l'Iodure des pharmacies le *colore* immédiatement en *bleu ;*

» 5°. Si, après avoir étendu de beaucoup d'eau la dissolution aqueuse de l'Iodure solide des pharmacies, on l'essaie par le cyanure jaune de potassium et de fer, *elle se colore* immédiatement en *bleu foncé.* La dissolution de Proto-Iodure de fer, au contraire, quand elle est bien préparée, c'est-à-dire parfaitement incolore, quand elle n'a pas subi l'influence décomposante de l'air, donne avec le même réactif, *comme tous les sels ferreux*, un précipité *blanc-bleuâtre*.

» En résumé, et d'après tous ces caractères, l'*Iodure de fer solide des pharmacies*, désigné dans les pharmacopées et les formulaires sous le nom de *Proto-Iodure de fer*, doit être considéré comme un *mélange, dans des proportions très-variables :*

» D'Iode libre ;

» De Per-Iodure de fer, plus ou moins mélangé de Proto-Iodure non encore décomposé ;

» De sesquioxide de fer.

» La présence de l'Iode libre, ou du moins d'un Iodure fortement ioduré, est prouvée par l'odeur du composé et la coloration de l'amidon en bleu. — Le précipité *bleu foncé* que produit le cyanure jaune de potassium et de fer démontre que l'Iodure est en grande partie, sinon en totalité, un Per-Iodure et non pas un Iodure ferreux. — Quant à l'existence du sesquioxide de fer, *elle y est forcée*, car sa formation est le résultat *nécessaire* du changement qu'éprouve le Proto-Iodure au contact de l'air. Quand on conserve une dissolution de Proto-Iodure seulement deux ou trois jours, on voit cet oxyde y former un dépôt rougeâtre. — M. Dumas pense que c'est une combinaison insoluble d'Iode et de peroxyde de fer.

» Ce qui précède doit suffire pour démontrer que l'Iodure, généralement employé sous le nom de Proto-

Iodure de fer, n'est pas un Proto-Iodure, mais un mélange variable dans sa composition et, par consé· quent, dans ses effets thérapeutiques ; il diffère donc essentiellement du Proto-Iodure de fer, dont l'administration a été suivie de résultats avantageux dans le traitement de la phthisie pulmonaire. J'ajouterai qu'il ne saurait le remplacer, l'observation clinique m'ayant prouvé que *la moindre altération du Proto-Iodure incolore* suffit pour atténuer ses propriétés médicales et lui communiquer une action irritante qui en change totalement les effets. » (DUPASQUIER, Rech. sur l'Iode de fer des pharm..... *Journ. de pharm.*, t. 27, 1840, p. 122 et suiv.)

Cette critique ne peut laisser le moindre doute sur la défectuosité des préparations d'Iodure ferreux usitées avant Dupasquier, et dont le *Codex* avait adopté une des formules avec une ininintelligence dont il donne si souvent des preuves. Voyons si Dupasquier a été aussi heureux à édifier qu'à détruire. Laissons-le parler :

« En combinant les éléments des préparations qui vont être formulées, j'ai eu pour but de faciliter les moyens de varier l'administration du Proto-Iodure de fer, tout en assurant à ce nouveau médicament un état de parfaite conservation (1). Dans toutes ces préparations, *la solution normale exceptée*, le composé proto-

(1) J'ai constaté par l'observation clinique ce fait important, que le Proto-Iodure de fer, sous quelque forme qu'il soit administré, agit d'une manière identique, quand il n'a point subi de décomposition. »

iodo-ferré se trouve à l'abri de l'oxygène atmosphérique, soit parce qu'il n'a de contact qu'avec l'acide carbonique (eau gazeuse proto-iodo-ferrée), soit parce qu'il est enveloppé par la gomme, la gélatine, le sucre ou le miel, substances qui ont la propriété de préserver les sels de protoxyde de fer de l'oxydation par le contact de l'air, d'où résulte leur décomposition partielle, c'est-à-dire leur altération.

» La première formule est celle du médicament *radical*, c'est-à-dire de la préparation que j'ai constamment employée pour le traitement des phthisiques à l'Hôtel-Dieu : c'est pour cette raison que je l'ai nommée *solution normale de Proto-Iodure de fer*. J'engage les médecins à la prescrire sous ce titre, et, pour plus de sûreté encore, à y joindre le nom de son auteur, afin qu'on ne confonde pas ce médicament avec le prétendu Proto-Iodure de fer des pharmacies, ce qui, je le répète, est de première importance au point de vue thérapeutique.

» Cette préparation normale sert de base à toutes les autres. J'ai eu soin, en terminant chaque formule, d'indiquer combien le médicament qui résulte de son exécution représente de solution normale ; par ce moyen, les praticiens auront la faculté de varier leurs prescriptions, sans s'éloigner des proportions ascendantes indiquées dans mon travail thérapeutique.

1°. *Solution normale de Proto-Iodure de fer du Dr Dupasquier.*

Iode,	10 grammes.
Limaille de fer,	20
Eau distillée,	80

» Introduisez le tout dans un petit matras, que vous tiendrez plongé pendant huit ou dix minutes dans de l'eau échauffée à + 70° ou 80° centigrades, mais non bouillante pour qu'il ne se volatilise pas une partie de l'Iode. Agitez le mélange à plusieurs reprises (1).

» *Remarque.* — Dès que la combinaison commence à s'opérer, le Proto-Iodure de fer formé entraîne la dissolution complète de l'Iode et le liquide devient *rouge-brun.* Si l'on continue quelques minutes à chauffer et agiter le mélange, *la couleur brune disparaît,* ce qui annonce que la combinaison de l'Iode et du fer est complétement effectuée. On peut d'ailleurs en acquérir la certitude absolue en filtrant le liquide, qui doit être parfaitement *incolore,* ou du moins n'avoir qu'une *nuance verdâtre presque insensible.* Dans le cas où la liqueur serait encore rougeâtre, ou seulement

(1) « On peut faire cette préparation à froid, mais on éprouve un peu plus de difficulté pour obtenir un liquide parfaitement incolore. Si l'on opère de cette manière, voici comment on doit procéder : il faut agiter le mélange, puis laisser le matras quelques minutes en repos. L'Iode réagit alors sur le fer, la fiole s'échauffe fortement et la combinaison s'opère. On peut la faciliter par deux ou trois agitations quand l'opération est arrivée à ce point de produire une assez vive chaleur. Si, au contraire, on agitait constamment dès le commencement de l'opération, le mélange ne s'échaufferait pas autant et la combinaison serait plus longue à s'opérer. »

un peu jaune, ou même d'un vert foncé , il est indispensable de la verser de nouveau sur le fer, et de maintenir le contact , jusqu'à ce qu'elle passe incolore en la filtrant.

La quantité de fer indiquée dans cette formule dépasse de beaucoup celle nécessaire pour saturer l'Iode, puisque le Proto-Iodure de fer est ainsi composé :

1 atome fer ou	17,8
2 atomes Iode ou	82,2
	100,0

» Mais cela importe peu , l'Iode ne pouvant dissoudre qu'une proportion déterminée du métal. En employant un grand excès de fer, j'ai eu pour but de rendre la combinaison plus rapide , et d'assurer, dans tous les cas, la saturation complète de l'Iode , même par des mains inhabiles. L'expérience m'a démontré qu'en employant mêmes parties égales de fer et d'Iode, on arrivait assez difficilement à obtenir une dissolution parfaitement incolore. Le plus souvent alors elle est d'un *vert un peu foncé*, ce que j'ai reconnu annoncer un Proto-Iodure avec excès d'Iode.

» Cette préparation doit être faite extenporanément; *il ne faut pas songer à la conserver ;* dès qu'on la laisse seulement *une heure* au contact de l'air, elle commence à s'altérer : une partie du fer combiné absorbe de l'oxygène, et se précipite à l'état de peroxide ; la portion d'Iode qui se trouve ainsi mise en liberté se dissout et communique au liquide une couleur rouge brunâtre d'autant plus intense, que la décomposition en est plus avancée. — La décomposition rapide du Proto-Iodure de fer a même lieu dans un flacon *plein* et *bouché à l'émeril*, ce qui peut s'expliquer par la décomposition de l'eau, opérée sous l'influence du sel ferreux.

» Les praticiens ne doivent jamais prescrire la solution normale par gouttes, puisqu'elle ne peut être conservée ; elle ne peut être non plus étendue dans une potion ou dans une tisane, car, dans les mélanges de cette nature, son altération est encore très-prompte.

2°. *Sirop Proto-Iodo-ferré.*

Solution normale de Proto-Iodure de fer,　　4 grammes.
Sirop de gomme incolore et très-consistant,　200
Sirop de fleur d'oranger,　　　　　　　　　50
» Mélangez exactement par une agitation de quelques instants.

» *Remarque.* — Il est indispensable que les sirops de gomme et de fleurs d'oranger soient incolores, pour que le médecin puisse avoir l'assurance que le médicament n'est pas altéré. Il est utile aussi de donner à ces sirops plus de consistance qu'ils n'en ont d'ordinaire, pour que l'addition de la solution normale ne les rende pas trop fluides, ce qui faciliterait l'altération du sel ferreux au contact de l'air. Moyennant cette précaution, le sirop Proto-iodo-ferré peut être conservé un mois, et même davantage, ce qui est nécessaire pour que les malades éloignés des pharmacies puissent s'en approvisionner.

» Chaque cuillerée à bouche de ce sirop représente à peu près quatre gouttes de solution normale.

» On peut sans inconvénient mélanger le sirop Proto-iodo-ferré, mais seulement au moment de le prendre, avec une tasse ou une demi-verrée de lait, d'eau gazeuse, de tisane pectorale, d'eau de gruau, etc.

5°. *Eau gazeuse Proto-Iodo-ferrée n° 1.*

Solution normale de Proto-Iodure de fer,   1 gramme.
Eau gazeuse,   1 bouteille.
Sirop de gomme,   80 grammes.

» Débouchez la bouteille d'eau gazeuse, jetez promptement une partie du liquide égale en volume à celle du sirop réuni à la solution ; versez-y l'un et l'autre et rebouchez aussitôt avec soin. Agitez ensuite pendant quelques minutes pour opérer le mélange.

» *Remarque.* — On a des eaux gazeuses Proto-iodo-ferrées n° 2, n° 3 et n° 4, en augmentant de la manière suivante la proportion de l'Iodure :

Eau gazeuse n° 2,   2 grammes Proto-Iodure de fer.
—   n° 3,   3 grammes   *id.*
—   n° 4,   4 grammes   *id.*

» L'opération doit être faite très-promptement, pour éviter une trop grande perte d'acide carbonique.

» Le malade doit prendre au moins dans une journée tout le liquide contenu dans une bouteille ; s'il répugne à boire autant, on pourra n'employer qu'une demi-bouteille d'eau gazeuse, sans changer la proportion de la solution normale ; il faudra seulement diminuer celle du sirop.

4°. *Marmelade de Proto-Iodure de fer.*

Solution normale de Proto-Iodure de fer,   15 gouttes.
Miel de Narbonne,   50 grammes.
» Mêlez : à prendre par cuillerées à café dans le courant d'une journée, au moins en 24 heures.

» *Remarque.* — On peut augmenter graduellement la dose du Proto-Iodure de fer. Si le mélange était trop liquide, on remplacerait alors une portion du miel Narbonne par du sucre en poudre.

» Cette marmelade peut être aromatisée selon le goût du malade, par exemple avec un peu de vanille.

5°. *Pilules Proto-Iodo-ferrées.*

Iode,   8 grammes.
Limaille de fer, 16
Eau distillée,   25
» Préparez comme la solution normale, puis filtrez et versez dans une cuiller de fer *non étamée*. Ajoutez ensuite :
Miel de Narbonne, 20 grammes.
» Faites évaporer rapidement jusqu'à dissipation d'une grande partie de l'eau du Proto-Iodure, c'est-à-dire jusqu'à ce que le mélange acquière la densité d'un sirop un peu clair ; ajoutez ensuite peu à peu et en agitant continuellement le sirop avec une spatule :
Gomme adrogante en poudre,   12 grammes.
» En procédant comme il vient d'être indiqué, on obtient une masse de consistance convenable qu'on divise ensuite en 200 pilules. Chacune pèsera à peu près 20 centigrammes.

» Chaque pilule représente, à très-peu près, 4 gouttes de solution normale.

» *Remarque.* — Ces pilules se conservent longtemps

sans altération. Il est facile, du reste, de s'assurer si elles ont été bien préparées et si leur conservation est parfaite. Il suffit pour cela d'en diviser une en tranches minces avec la lame d'un canif. Les tranches doivent être *incolores* et légèrement *translucides* (1).

» Les pilules Proto-iodo-ferrées peuvent remplacer avec avantage celles de Vallet et celles de Blaud, dans le traitement de la chlorose.

6°. *Tablettes Proto-Iodo-ferrées.*

Solution normale de Proto-Iodure de fer,   20 grammes.
Pâte de tablette de guimauve, quantité suffisante pour faire 200 tablettes.

» Versez la solution dans une cuiller de fer, ajoutez-y :

Sucre en poudre,   32 grammes.

» Chauffez. Quand le sirop aura acquis à peu près la consistance du sucre cuit à la plume, mélangez-le rapidement avec la pâte, puis divisez en tablettes.

» Chacune de ces tablettes contient environ une goutte de solution normale.

» *Remarque.* — Il paraîtrait plus simple d'ajouter la solution à la pâte, puis de lui donner la consistance qu'elle doit avoir en la roulant dans du sucre en poudre ; mais j'ai remarqué que le sel ferreux s'oxidait pendant cette préparation, et qu'on obtenait une pâte

(1) On verra plus loin que le véritable caractère de conservation n'avait pas échappé à Dupasquier ; beaucoup de ceux qui lui ont succédé ont rétrogradé depuis lui ; ce qui lui avait échappé, c'est que le caractère qu'il indique ne peut se conserver, et ne se conserve en effet que très-peu de temps, lorsqu'on emploie le procédé qu'il indique.

colorée en jaune brun. — Les tablettes, pour être bien préparées, *doivent être incolores.*

7°. *Gelée de Lichen Proto-Iodo-ferrée.*

Solution normale de Proto-Iodure de fer,   30 gouttes.
Gelée de lichen ,   100 grammes.

» Prenez le liquide qui doit fournir la gelée avant que celle-ci soit formée, ou bien faites liquéfier la gelée à une douce chaleur, puis ajoutez la solution de Proto-Iodure de fer. Placez ensuite le vase à la cave jusqu'à ce que le liquide acquière la consistance d'une gelée.

» On peut augmenter graduellement la dose du Proto-Iodure de fer.

8°. *Lavement Proto-Iodo-ferré.*

Solution normale de Proto-Iodure de fer,   .   15 à 30 gouttes.
Solution un peu visqueuse de gomme arabique,   demi-litre.

» Mêlez. Pour deux demi-lavements à prendre, l'un le matin et l'autre le soir.

» *Remarque.* — Ce mode d'administration peut être employé quand le malade a une grande répugnance pour *la saveur* du médicament, ce qui, d'ailleurs, est très-rare. C'est aussi un moyen de faire employer le Proto-Iodure à l'insu du malade.

» Si l'intestin repousse le liquide, ce qui arrive quelquefois, il conviendra d'ajouter à chaque demi-lavement depuis trois jusqu'à six gouttes de laudanum de Rousseau. Cette même addition convient aussi quand il existe de la diarrhée. » (A. Dupasquier, Recherches sur l'Iodure de fer des pharm....., *Journ. de pharma-cie*, 1840, t. 27, p. 122 et suiv.)

Ainsi que nous l'avons dit, la critique que fait Dupasquier de la formule du *Codex* est d'une justesse qui ne peut manquer de frapper tous les yeux attentifs, et, après l'évidence des démonstrations qu'il donne, il est à peine croyable que, *dans les hôpitaux même de Paris*, il se trouve encore, tant est puissante la force de la routine, quelques médecins, ou tout au moins un médecin qui s'obstine à prescrire ce qu'il continue à appeler le *Proto-Iodure* de fer.

De plus, la tentative de l'habile médecin lyonnais, est la première qui ait été sérieusement faite pour mettre entre les mains des praticiens l'Iodure ferreux à l'état de pureté. A ces titres, le mémoire de Dupasquier avait une trop grande importance historique, pour qu'il nous fût permis de ne pas le reproduire textuellement.

Il était encore loin cependant de combler tous les *desirata* de la science thérapeutique ou pharmacologique.

Le premier, mais non le plus considérable, des inconvénients qu'offraient la *solution normale* et par conséquent toutes les autres préparations de Dupasquier, fut spécialement signalé dans un mémoire qu'un pharmacien distingué de Paris, M. Félix Boudet, publia quelques mois après l'apparition du travail du médecin de Lyon. On lira avec intérêt les remarques de notre distingué confrère :

« On voit facilement, dit M. Boudet, à la simple

inspection des formules de **M. Duspasquier**, qu'elles correspondent à des doses d'Iodure de fer qui ne peuvent être représentées que par des nombres fractionnaires d'un usage incommode dans la pratique. Qu'il me soit permis de dire aussi qu'en admettant avec notre collègue que la dose d'Iodure de fer à prendre, dans les 24 heures, peut être porté jusqu'à 1 gramme, les proportions de ce sel qu'il a fait rentrer dans la composition du sirop et des pastilles, sont trop faibles, et exposent les malades à employer des quantités considérables de ces médicaments.

» Me fondant sur ces diverses observations, et particulièrement sur celles que j'ai exposées plus haut, à l'égard de la solution anormale, je propose les formules suivantes :

Solution officinale de Proto-Iodure de fer au dixième, destinée à remplacer la solution normale de **M. DUPASQUIER.**

	gr.
Iode pur,	8,50 (1)
Limaille de fer,	4,00 (2)
Eau distillée,	40,00
Sucre très-blanc,	55,00
Gomme arabique en poudre,	8,00

(1) Dans cette formule comme dans les suivantes, au lieu de 8 gr. 22 d'Iode, c'est-à-dire du poids rigoureusement nécessaire pour former 10 gr. d'Iodure, j'en emploie 10 gr. 50, pour tenir compte de la quantité d'Iodure qu'on laisse nécessairement dans le ballon et sur le filtre avec l'excès de limaille de fer.

(2) M. Dupasquier prescrit 20 gr. de fer pour 8 gr. d'Iode; cette proportion est trop forte; je l'ai réduite à 4 grammes qui sont bien suffisants.

» Versez l'Iode avec 50 grammes d'eau distillée dans un ballon de verre, ajoutez peu à peu et avec précaution la limaille de fer, en ayant soin d'agiter sans cesse le mélange ; chauffez légèrement jusqu'à ce que la liqueur soit devenue presque incolore ; filtrez au-dessus d'une capsule de fer contenant le sucre concassé ; lavez le filtre avec les 10 grammes d'eau réservés pour cet usage ; employez-les ensuite pour dissoudre la gomme, versez la solution dans la capsule et chauffez pour obtenir 100 *grammes* d'un liquide incolore qui contiendra 10 *grammes* de Proto-Iodure de fer pur, et dont chaque gramme représentera un décigramme ou un dixième de son poids de cette combinaison.

» Cette solution, renfermée dans une fiole *exactement pleine* et *bouchée*, se conserve *indéfiniment*, sans éprouver la plus légère altération. Si la fiole est incomplétement remplie et souvent débouchée, on voit au bout de quelques jours la surface du liquide *se colorer légèrement*, mais cette coloration s'arrête à la couche superficielle, et d'ailleurs elle est si légère qu'elle ne saurait inspirer aucune inquiétude sur la valeur de la préparation.

» Cette solution n'est plus un médicament magistral comme la solution normale de M. Dupasquier ; c'est une véritable préparation officinale avec laquelle la plupart des prescriptions médicales qui auront pour base l'Iodure ferreux, pourront être exécutées très-facilement ; s'il s'agit en effet d'introduire dans un sirop, une gelée, une potion ou tout médicament analogue, 2, 3, 4 ou 5 décigrammes de Proto-Iodure de fer, il suffira d'ajouter à chacune de ces préparations 2, 3, 4 ou 5 grammes de solution officinale. On pourra même, au besoin, mesurer cette solution par gouttes, en calculant que 12 gouttes pèsent environ 1 gramme, et re-présentent 1 décigramme d'Iodure.

» J'ai constaté d'ailleurs que le Proto-Iodure de fer pouvait se conserver plus de 24 heures, sans altération prononcée, dans une potion ou dans une boisson su-crée, pourvu que ces liqueurs continssent au moins un dixième de leur poids de sirop. » (F. BOUDET, Obser-vat. relatives au mémoire de M. le Dr Dupasquier, sur le Prot.-Iod. de fer; *Journal de pharm.*, 1840, t. 27, p. 535.)

Tout en constatant combien la critique de M. F. Boudet est juste, nous devons faire remarquer qu'elle est loin d'être complète.

Mais il faut dire avant tout que jamais un médecin de nos hôpitaux n'a prescrit l'Iodure de fer à la dose d'un gramme, depuis que le moyen a été trouvé de le bien préparer; nous doutons qu'il se rencontrât beau-coup de malades capables de supporter une pareille dose du médicament bien pur, et, dans tous les cas, cette dose est parfaitement inutile pour obtenir les effets les plus énergiques possibles.

En ce qui concerne les préparations de M. Dupas-quier, outre que quelques-unes d'entre elles sont ab-solument superflues, telles que les eaux gazeuses proto-iodo-ferrées, la marmelade, les tablettes, les lavements de même nature, on peut dire qu'elles pêchent toutes en ce que l'Iodure n'y est jamais suffisamment préservé du contact de l'air ou de l'humidité. Dans les pilules, la plus sérieuse de ces préparations, Dupasquier a re-cours à une substance, le miel, qui est tellement hygrométrique, qu'elle attirerait l'humidité presque à travers une enveloppe imperméable, à plus forte raison quand une telle enveloppe, comme dans ses pilules, n'existe pas (1). C'est donc par induction que Dupasquier, qui n'employait que la *solution normale*, préparée extemporanément, a cru à l'inaltérabilité de ses pilules. En fait, cette inaltérabilité n'existe pas ; tout le monde est aujourd'hui d'accord sur ce point. — Les autres préparations du savant médecin n'ont même jamais été admises dans la pratique.

Quant à la *solution officinale* de notre savant confrère, M. F. Boudet, il est bien vrai que cette solution se conserve, comme l'auteur l'indique, aussi longtemps que le flacon bouché à l'émeri où on l'a renfermé, sera plein (et conservé toutefois à l'abri des rayons solaires) ; mais comment pourrait-on tenir un flacon constamment plein sinon en ne se servant jamais de son contenu, ou en le consommant entièrement et instantanément, une fois que le flacon est ouvert ? Or, quel est le pharmacien qui aura l'occasion de consommer, nous ne disons pas en quelques heures, mais en un, en deux, en trois, en quatre jours, la quantité de solution que M. Boudet conseille de préparer, ou même

(1) Si quelqu'un pouvait douter combien la vérité a de peine à se faire jour et à s'établir, combien le progrès est lent et difficile, il n'aurait qu'à jeter un coup d'œil sur la note insérée dans le *Moniteur des Hôpitaux* du 5 octobre 1855, et dans laquelle on voit qu'un honorable confrère de province a cru réaliser un progrès en inventant la formule de Dupasquier, publiée il y a quinze ans et que tout le monde a aujourd'hui abandonnée.

la moitié, le quart, le dixième de cette quantité ? Evidemment il n'y en a pas un ou presque pas un qui consomme par jour un gramme d'Iodure de fer. Il faudrait donc avoir, dans autant de flacons bouchés à l'émeri, une demie, un quart de gramme de *solution officinale*. — Cela n'est pas réalisable ; aussi, malgré sa valeur scientifique incontestable, la préparation de **M. F. Boudet** n'a-t-elle jamais passé dans la pratique.

Nonobstant quelques tentatives plus ou moins scientifiques, la question en était encore au point où l'avait laissée notre habile confrère, lorsque j'entrepris, en 1846, des recherches qui, après deux années d'un travail suivi, devaient enfin me conduire à un résultat qui, heureusement, ne laisse rien à désirer, et que n'ont pu atteindre toutes les tentatives que mon procédé a suscitées et qui ont été faites dans une autre voie que celle que j'avais tracée.

Je vais donc une fois encore exposer dans tous leurs détails les moyens de conserver le Proto-Iodure de fer inaltéré, après avoir exposé toutefois aux médecins les conditions que j'ai cru devoir réaliser, tout en préservant de toute altération ce puissant médicament.

Conserver purement et simplement le Proto-Iodure de fer était un problème tellement simple, qu'il y a lieu de s'étonner qu'on l'ait cherché si longtemps. Mais résoudre ce problème sans se préoccuper des conditions que doit réaliser aujourd'hui tout bon médicament, était peu important pour la médecine. Or, les plus essentielles de ces conditions sont, à notre avis, les suivantes :

1°. Conserver le médicament inaltéré ;

2°. Le conserver pur de tout mélange avec des corps qui puissent agir chimiquement sur lui, alors même que ces corps auraient pour but de le reproduire en le décomposant ; car il est au moins très-probable, sinon certain, que dans ces décompositions et recompositions successives, une portion du corps à conserver finit toujours par changer de nature ;

3°. Enfin, joindre à une conservation parfaite un état de solubilité qui favorise l'absorption et n'expose pas la préparation à traverser le tube digestif à peu près dans l'état où elle y est entrée.

Avec de telles conditions, le problème se complique singulièrement ; on comprendra donc qu'il m'ait fallu deux ans de travail assidu avant de parvenir à les réaliser, et l'on comprendra aussi que ceux qui ont voulu arriver au même but que moi, sans se donner la même peine, aient imaginé des procédés souvent insuffisants, même sous le rapport chimique, et toujours défectueux au point de vue de la thérapeutique.

Nous ne saurions donc trop engager ceux de nos confrères qui voudront fabriquer eux-mêmes les préparations dont nous avons publié les formules, et auxquelles l'Académie de médecine a donné son approbation dans des rapports officiels, à suivre rigoureusement les indications suivantes :

1°. *Dragées de Proto-Iodure de fer inaltérable* (Gille) (1).

Iode pur et cristallisé,	50 gr.
Fer bien décapé réduit en limaille,	150 gr.
Sucre blanc pulvérisé,	100 gr.
Gomme arabique finement pulvérisée,	50 gr.
Eau distillée, Q. S.	

On met la limaille de fer dans une capsule de même métal avec suffisante quantité d'eau (soit 200 gr.). On y ajoute l'Iode par *petites quantités*, en agitant continuellement pour faciliter la réaction, mais avec assez de précaution pour éviter une trop grande élévation de température, qui aurait le grave inconvénient de volatiliser une partie de l'Iode. Lorsque la réaction est terminée, ce dont on s'aperçoit au changement de couleur de la liqueur, qui du rouge-brun passe au vert-clair, on porte la capsule sur le feu et on soumet le liquide à une très-courte ébullition ; on ajoute alors vingt grammes du sucre prescrit, et l'on verse la liqueur sur un filtre préalablement lavé à l'eau sucrée ; la liqueur filtrée est reçue dans une capsule contenant les 80 grammes de sucre restants, ainsi que la gomme ; on lave la limaille restée sur le filtre avec de l'eau sucrée et l'on ajoute cette eau de lavage à celle obtenue par la première filtration ; on porte alors le tout sur un feu doux ; où on laisse évaporer jusqu'à consistance pilulaire ; lorsque cette consistance est obtenue, on divise rapidement la masse en pilules de 20 cen-

---

(1) Voici comment s'exprimait M. LECANU, professeur à l'Ecole de pharmacie, dans un rapport fait à l'Académie impériale de médecine, au nom de MM. GIBERT, médecin de l'hôpital Saint-Louis ; GUIBOURT, professeur à l'Ecole de pharmacie, et LECANU, rapporteur : « *L'Iodure de fer des dragées* de M. GILLE avait remarquablement conservé une *teinte vert d'eau sans mélange aucun de teinte ocracée*, indiquant sa COMPLÈTE INALTÉRABILITÉ et justifiant parfaitement les succès, qu'au dire de l'auteur, les médecins de la maison de santé et de l'hospice Beaujon auraient obtenus de l'emploi de ses dragées. » (Bulletin de l'Académie nationale de médecine, séance du 13 août 1850 ; rapport de MM. Gibert, Guibourt et Lecanu, *rapporteur*).

tigrammes qu'on roule aussitôt dans la poudre de sucre. Ces pilules doivent être portées à l'instant dans une étuve modérément chauffée, où l'on achève de les dessécher pour les enrober ensuite de sucre, à la manière des dragées.

Ces diverses opérations, quoique fort simples, sont cependant assez délicates, et, pour conduire à un bon résultat, elles demandent à être exécutées avec beaucoup de précision. Un peu de dextérité et d'habitude corrigeront bientôt ce que les premières tentatives pourraient laisser d'imparfait.

Les dragées d'Iodure ferreux ainsi enrobées ressemblent à de vrais bonbons, et conservent avec la plus grande perfection le sel inaltéré, à la seule condition qu'on les place dans un endroit sec et non exposé à l'action des rayons solaires. Elles ont l'avantage d'offrir aux médecins, sous une forme agréable, un médicament des plus énergiques, non-seulement parfaitement conservé, mais, ce qui n'est pas moins important et ce que les médecins n'apprécient pas moins, d'une *extrême solubilité*, qui en rend l'absorption facile et prompte.

Ainsi que nous l'avons dit, des imitations plus ou moins grossières ne tardèrent pas à se produire dès que le succès de nos recherches fut connu. Depuis que la notoriété de ce succès s'est répandu davantage, ces imitations se sont nécessairement multipliées. Nous devons donc mettre les médecins en garde contre des préparations défectueuses, et leur rappeler en peu de mots les caractères que doit présenter une bonne préparation pilulaire d'Iodure de fer.

Lorsqu'on divise en tranches une dragée ou une pilule de Proto-Iodure de fer, cette tranche doit être TRANSLUCIDE, *d'un blanc verdâtre* (couleur propre aux proto-sels de fer), *sans mélange de teinte ocracée ou brunâtre*, suivant la juste remarque du rapporteur de l'Académie ; lorsqu'on plonge la dragée ou pilule dans de l'eau et qu'on agite un peu, elle doit *s'y dissoudre* ENTIÈREMENT *dans un quart d'heure ou vingt minutes au plus*, et ne laisser de résidu qu'au bout d'une demi-heure ou d'une heure, alors que la décomposition de l'Iodure s'est opérée ; ce résidu est du peroxide de fer, bien reconnaissable à sa couleur ocracée. Cette épreuve si simple de la solubilité, en même temps qu'elle éclairera le médecin sur la valeur de la préparation qu'il aura sous les yeux, lui montrera en même temps, si cette préparation est bonne, avec quelle rapidité s'altère le Proto-Iodure de fer, et combien il importe, au point de vue des résultats thérapeutiques, de ne prescrire que des préparations dont on puisse être sûr.

2°. *Huile de Proto-Iodure de fer inaltérable* (Gille) (1).

Plusieurs médecins des hôpitaux, convaincus d'une part, avec raison, que les diverses huiles de foie de

---

(1) Voici comment s'exprime sur cette huile M. le professeur CAVENTOU, dans son rapport, adopté à l'*unanimité* par l'Académie de médecine : « L'huile de Proto-Iodure de fer a une couleur légèrement ambrée ; elle n'a point d'odeur, elle est presque insipide ; elle peut se conserver à l'air sans éprouver d'altération sensible. » (Bull. de l'Acad. impér. de méd., séance du 4 octobre 1855, rapport de MM. Grisolle, Guibourt et Caventou, *rapporteur*).

morue., de composition *si variable* et presqu'impossibles à obtenir non falsifiées, comme nous le verrons ailleurs, n'agissent absolument que comme corps gras ; témoins, d'autre part, des heureux résultats produits par l'emploi des dragées d'Iodure de fer dans le traitement de la phthisie et du rachitisme, m'avaient exprimé le désir d'avoir une préparation dans laquelle le Proto-Iodure fût mêlé ou combiné à un corps gras. Je dus me mettre à l'œuvre pour répondre à ce vœu légitime ; mais le réaliser était chose peu facile. Il ne fallait pas songer à triturer le Proto-Iodure avec un corps gras solide : le temps nécessaire pour opérer un mélange intime aurait été beaucoup plus que suffisant pour permettre au sel de se décomposer au contact de l'air. Sachant, d'un autre côté, que l'Iodure de fer ne se dissolvait point dans l'huile ; mais nous rappelant ce principe, formulé de nouveau dans le rapport à l'Académie par M. le professeur Caventou, que « *des corps insensibles l'un par rapport à l'autre, quand ils sont mis directement en présence, peuvent, au contraire, se combiner directement lorsqu'on les soumet à une affinité prédisposante déterminée,* » nous eûmes la pensée de faire naître le Proto-Iodure de fer directement au sein de l'huile, au lieu de l'y plonger tout formé, et, à notre grande satisfaction, la dissolution s'opéra à merveille, et dans des proportions bien autrement considérables que celles qu'exigeaient les besoins de la thérapeutique. Il ne me restait plus qu'à voir si la solution se conserverait inaltérée, ce qui était fort probable, puisque l'Iodure, né dans l'huile même, s'y

trouvait nécessairement à l'abri de l'air et de l'humidité. Je dus néanmoins attendre l'épreuve du temps.
Pendant des années entières je conservai l'huile iodo-
ferreuse sans y constater la moindre altération, et c'est
alors seulement que je me décidai à communiquer à
l'Académie de médecine ma nouvelle préparation, à
laquelle ce corps savant voulut bien donner *unanime-
ment* son approbation, à la suite du rapport cité plus
haut.

Ce rapport, ainsi que la préparation elle-même, a
été, depuis, l'objet d'une critique peu intelligente;
avant de la réduire à sa juste valeur, faisons d'abord
connaître les précautions nécessaires pour obtenir les
résultats que j'ai annoncés et qui *tous ont été constatés
par la commission de l'Académie.*

Iode pur,	2 gr. 25 c.	
Limaille de fer décapée,	15	»
Huile fraîche d'amandes douces,	800	»

On prend d'abord la limaille de fer que l'on met dans un mortier; on y verse une quantité d'hui'e suffisante pour former avec la
limaille un magma très-épais, et l'on ajoute alors l'Iode pur par
très-petites quantités, en triturant avec soin, et en évitant de laisser aller trop loin l'élévation de température qui se produit pendant
la combinaison de l'Iode et du fer, aussi bien dans l'huile que dans
l'eau. On continue la trituration sans cesser, et lorsqu'on s'aperçoit que le magma, de noir-rouge qu'il était, devient d'un noir
verdâtre, on ajoute, par petites portions, l'huile d'amandes douces, en continuant toujours la trituration. Pour conduire l'opération à bonne fin, il faut environ quatre heures. Au bout de ce
temps, si l'on a convenablement opéré, l'huile a pris une couleur
brune, tout en conservant sa transparence; on l'introduit alors
dans un grand flacon bouché à l'émeri et rempli de grenaille de fer

décapée, et on laisse pendant dix jours sur le métal, en l'agitant de temps en temps. On la filtre alors et on la conserve pour l'usage dans les flacons bouchés à l'émeri. Elle ne renferme plus de traces d'iode libre.

L'auteur d'un livre *à deux fins* (1) et qui paraît avoir bien modestement la simple prétention de juger sans appel les travaux de tous ses confrères, en se fondant tant sur de bonnes que sur de mauvaises raisons, ou même sans raison aucune, a cru à propos de changer la dénomination de notre huile et de nier l'exactitude de nos observations et de celles de M. le professeur Caventou. Il a cru à propos, en outre, de rappeler en ces termes la discussion qui s'est élevée, au sujet de sa critique, entre M. Debout, rédacteur en chef du *Bulletin de thérapeutique*, et moi : « Nous avons publié en 1854, dans le *Bulletin général de thérapeutique*, » — (et, aurait-il pu ajouter, dans le *Répertoire de pharmacie*) — « des observations sur la formule d'huile d'Iodure de fer de M. Gille. Une longue discussion s'en est suivie, et nous sommes persuadé que l'*auteur au-*

(1) Ce livre est intitulé : *Manuel de Pharmacie* et ART DE FORMULER. Le livre était fini à la page 454, où est écrit le mot *fin*. Il a été publié d'abord avec 454 pages, puis a été annoncée notre *Monographie* et a paru le très-intéressant livre de M. le docteur Boinet, intitulé : *Iodothérapie;* alors l'auteur de l'*Art de formuler* a pensé qu'il donnerait de l'intérêt à son œuvre en ajoutant le formulaire qui termine le livre de M. Boinet, ce qui aurait eu lieu, en effet, s'il s'était contenté de copier; mais il a voulu perfectionner un peu, et il a gâté la typographie de son livre, car c'est la première fois qu'on aura trouvé dans un volume le mot *fin* écrit à deux endroits différents, à la page 454 et à la page 627, ce qui montre trop, car on s'en serait aperçu sans cela, que le travail de notre transcendant critique est un ouvrage à *deux fins.*

rait mieux fait de garder le silence : car il n'a pas été plus heureux *sur le fond* que *sur la forme*. Nous ne prétendions pas que son huile *était* (1) inactive... etc. »

Que M. Deschamps trouve sa forme et son fond meilleurs que les nôtres, la chose est naturelle; mais ce n'est pas une raison pour imposer d'autorité son opinion au lecteur, qui n'est pas absolument obligé de croire M. D...: sur parole. Il y a, suivant nous, un bien meilleur moyen de prouver au public qu'on a eu raison, que de le lui dire, c'est de lui mettre sous les yeux les pièces du débat; c'est, dans tous les cas, montrer un peu plus·de respect pour lui et le traiter moins cavalièrement. Pour notre compte, nous ne dirons donc pas que M. Deschamps a eu tort sur le fond ni même sur la forme. Mais, puisqu'il a cru devoir rappeler une discussion que nous ne demandions pas mieux que de laisser oublier, nous mettrons purement et simplement les éléments du procès sous les yeux du lecteur, et nous nous en rapporterons à son jugement.

Donc, environ *quatre mois* après le rapport de M. le professeur Caventou, *entièrement favorable* à notre préparation, et l'adoption de ce rapport, *à l'unanimité*, par l'Académie de médecine, M. Deschamps, à propos on ne sait trop de quoi, fit paraître l'article suivant à la fois dans le *Bulletin général de thérapeutique* et dans le *Répertoire de pharmacie :*

« A l'époque où les chimistes signalèrent l'Iodure

______

(1) Puisque M. D... est si difficile sur la forme, il aurait bien dû écrire *fût* au lieu de *était*.

de fer à l'attention des pharmacologistes, comme un agent thérapeutique de la plus grande importance, tous les praticiens, médecins et pharmaciens, comprirent qu'il devait être très-utile, puisqu'il pouvait agir et par son radical et par le principe comburant de ce radical. Tous se mirent à le prescrire et à le préparer; mais tous ne pensèrent pas que pour obtenir avec cet Iodure des effets remarquables, il était de toute nécessité de n'employer que de l'Iodure de fer au minimum d'ioduration; aussi l'administration de cet Iodure *n'était-elle suivie de résultats avantageux* SEULEMENT (1) lorsque les pharmaciens savaient que l'Iodure de fer des pharmacies n'était pas un Proto-Iodure de fer, et qu'ils le ramenaient, en exécutant les prescriptions des médecins, au minimum d'ioduration.

» Les médicaments dans lesquels l'Iodure de fer entrait étaient alors si mal exécutés, dans certaines villes, qu'on accusait les pharmaciens qui opéraient convenablement de ne pas savoir préparer l'Iodure de fer.

» En 1840, Dupasquier attira de nouveau l'attention des médecins sur cette préparation, en publiant un excellent Mémoire sur l'administration de l'Iodure de fer, et en proposant un certain nombre de formules. A partir de cette époque, l'Iodure de fer fut prescrit sous beaucoup de formes, mais personne ne pensa qu'il était possible de le combiner avec les corps gras et de préparer avec l'huile *d'amande* un agent

----

(1) On voit que si notre difficile contradicteur aime la forme, c'est plutôt chez les autres que chez lui.

thérapeutique utile. Cette idée était réservée à **M. Gille**, et cet habile pharmacien a présenté à l'Académie de médecine la formule suivante :

Iode pur,	2 gr. 25 cent.	
Limaille de fer bien décapée,	15	»
Huile d'*amande* (1),	800	»

Triturez dans un mortier de fer l'Iode et la limaille, ajoutez 50 grammes d'huile, et triturez sans discontinuer pendant une heure ; laissez ensuite la réaction se faire pendant quelques heures ; ajoutez le reste de l'huile et introduisez le tout dans un flacon bouché à l'émeri, abandonnez l'huile pendant huit jours et filtrez.

» Cette huile est légèrement ambrée, elle n'a pas d'odeur et est presque insipide. 30 grammes représentent 10 grammes d'Iodure ferreux.

» Pour expliquer la formation de cette huile, l'auteur suppose qu'elle contient ou de l'Iodure ferreux ou bien un composé quinternaire renfermant de l'Iode et du fer, dans les proportions du Proto-Iodure de fer. Il fit quelques expériences pour expliquer cette question importante ; mais les questions de cette nature sont extrêmement difficiles, les corps qui prennent naissance dans les réactions de ce genre, sont rarement des composés définis, des composés faciles à isoler ; aussi l'auteur est-il resté dans l'incertitude. Il a constaté cependant que le fer contenu dans cette huile y était en quantité telle qu'il représentait, aussi exactement que possible, le poids du fer qui devait être combiné à l'Iode employé.

(1) Notre prescription porte : huile d'*amandes*.

» Lorsque M. Debout nous confia la rédaction de la partie pharmaceutique du *Bulletin*, NOUS PRÎMES L'ENGAGEMENT DE NE DONNER QUE DE BONNES FORMULES, que des *formules utiles*, que des formules que nous aurions exécutées, si nous ne pouvions pas, *à priori*, juger *leur* importance et signaler *leurs* (1) avantages et *leurs* inconvénients. La formule de l'huile d'Iodure de fer étant une de ces formules qui ne peuvent *être appréciées sans être préparées*, nous essayâmes donc de la préparer, en suivant ponctuellement le procédé de l'auteur, et nous allons exposer nos observations.

» Disons d'abord que ce procédé, qui paraît si simple, nous a immédiatement embarrassé, parce que l'auteur ne dit pas combien il faut triturer de temps l'Iode et le fer avant d'ajouter l'huile, et parce que nous étions persuadé que cette recommandation devait être extrêmement importante, capitale même, pour la réussite de cette opération. Deux manières d'opérer se présentaient donc à notre pensée : triturer l'Iode et le fer pendant le temps nécessaire pour réduire l'Iode en poudre, triturer l'Iode et le fer pendant très-longtemps pour faciliter leur combinaison et pour essayer de préparer un Iodure anhydre, soluble dans l'huile ; car il nous paraissait difficile de supposer que les lois qui régissent les combinaisons, lorsqu'on emploie l'eau pour dissolvant, puissent être appliquées aux réactions qui

---

(1) M. Deschamps, qui aime la forme, devrait savoir que le pronom possessif *son, sa, ses, leurs*, ne peut se rapporter qu'à des êtres animés, et qu'*une formule* ne rentre pas dans cette catégorie de substantif.

ont lieu en présence de l'huile. Nous commençâmes cependant par triturer l'Iode et le fer pendant le temps nécessaire pour réduire l'Iode en poudre, puisque nous devions admettre, avec l'auteur, que l'Iode, le fer et l'huile pouvaient se combiner, pendant l'heure de trituration, pendant les heures qui s'écoulent après la trituration, et enfin pendant les huit jours qui se passent avant de pouvoir filtrer l'huile.

» L'huile que nous obtînmes n'était pas légèrement ambrée ; elle était *colorée en rouge*. Elle était à peu près inodore et presque insipide ; mais elle contenait de l'Iode libre. Nous pensâmes que l'auteur avait négligé de décrire complétement son procédé, et qu'il était probablement utile de triturer très-longtemps l'Iode et le fer avant d'ajouter l'huile. Nous recommençâmes cette opération, toujours en suivant ses recommandations, mais en triturant l'Iode et le fer pendant longtemps. Cette huile différait peu de l'huile précédente, et cependant nous avions trituré l'Iode et le fer pendant une demi-heure, puis l'Iode, le fer et l'huile pendant une heure, etc. Nous ne comprîmes pas pourquoi nous ne pouvions pas préparer cette huile, et nous crûmes qu'il était nécessaire de comparer l'huile que nous avions préparée avec l'huile de l'auteur. Nous fîmes acheter un flacon d'huile de Proto-Iodure de fer chez M. Gille, et nous reconnûmes, non sans surprise, que la couleur de cette huile était semblable à la couleur de la nôtre, et que, comme notre huile, cette huile contenait de l'Iode libre.

» La présence de l'Iode libre *détruisant entièrement*

toutes les suppositions que l'auteur a faites sur la composition et sur la théorie de la formation de l'huile d'Iodure de fer, nous allons chercher à expliquer *plus rationnellement* les phénomènes qui se passent pendant sa préparation.

» Lorsqu'on agite l'huile de Proto-Iodure de fer avec de la colle d'amidon, il se forme, comme nous l'avons déjà indiqué, de l'Iodure d'amidon. Lorsqu'on filtre l'huile après la réaction de l'amidon, l'huile est moins colorée que l'huile primitive. L'Iode libre que contient l'huile d'Iodure ferreux *se transforme*, après un certain temps, *en acide iodhydrique*; *l'huile perd de sa couleur, devient acide, commence à répandre l'odeur des corps gras qui rancissent*, et l'on ne peut plus démontrer la présence de l'Iode dans cette huile avec de l'amidon : il faut y ajouter un acide. Lorsqu'on ajoute avec de l'eau ce qui reste sur le filtre, après la filtration de l'huile, on obtient une eau de lavage qui contient de l'Iodure de fer. Lorsqu'on chauffe cette huile avec un soluté de potasse caustique, on précipite du fer à l'état d'oxyde. *Lorsqu'on agite* l'huile d'Iodure ferreux, privée ou non de l'Iode libre qu'elle contient, avec une *dissolution de tanin, l'huile devient noire* et *répand immédiatement une odeur désagréable*. Cette odeur se rapproche beaucoup de l'odeur de l'huile iodée colorée avant d'être lavée, et a une certaine analogie avec l'odeur des mauvaises huiles à brûler.

» On pourrait admettre, d'après ces résultats, qu'en triturant de l'Iode, du fer et de l'huile, l'Iode agit sur l'huile *et en décompose une partie* AVEC *une réaction complexe.* Dans cette réaction des acides gras deviennent libres, de l'oxyde de fer prend naissance, les acides et l'oxyde naissants se combinent, et les sels à base de fer se dissolvent dans l'huile. Il se forme en même temps un peu d'huile iodée, un peu d'Iodure de fer, etc. L'huile s'oppose, d'après les réactions que nous avons décrites précédemment, à la combinaison de l'Iode et du fer, et l'Iode reste libre, quoiqu'on ait employé un grand excès de fer. ON SAIT *depuis longtemps qu'il se forme un peu d'eau pendant la réaction de l'Iode sur l'huile.*

» Nous n'insisterons nullement sur cette théorie, qui peut être appuyée sur la réaction du tannin ; mais nous dirons qu'on ne comprendrait pas comment cette huile pourrait acquérir l'odeur qui se développe sous l'influence du tannin, si elle contenait réellement de l'Iodure de fer, ou si l'Iode, le fer et les éléments de l'huile formaient une combinaison quinternaire, et nous terminerons par les conclusions suivantes qui résument notre pensée.

» L'huile de Proto–Iodure de fer de M. Gille contient de l'Iode libre. Cet Iode réagit sur l'huile et se transforme insensiblement en acide iodhydrique. M. Gille a admis que son huile contenait de l'Iodure ferreux, mais il ne l'a pas prouvé. Si M. Gille avait cherché, avant de publier sa formule, si son huile contenait de l'Iode libre ; s'il avait lavé le résidu de la filtration avec de l'eau, et s'il avait reconnu que cette eau contenait de l'Iodure ferreux ; s'il avait dosé l'Iode de cette huile après avoir séparé l'Iode libre, il n'aurait pas admis

que le fer qu'elle renferme est combiné avec l'Iode, et il n'aurait pas dit : « 30 grammes de cette huile re-
» présentent 10 centigrammes d'Iodure de fer. » Tout porte à croire, au contraire, que la plus grande partie du fer est combinée avec des acides qui se forment sous l'influence décomposante de l'Iode. Cette huile contient aussi de l'Iode, qui est combinée avec l'huile de la même manière que dans l'huile iodée. Cette huile ne peut être placée au nombre des agents thérapeutiques sous le nom d'huile de Proto-Iodure de fer. Enfin, si quelques médecins *veulent absolument* la prescrire, les pharmaciens ne doivent la délivrer, à moins d'indication contraire, *qu'après l'avoir privée de l'Iode libre qu'elle contient.*

» Ces conclusions paraîtront peut-être trop rigoureuses aux savants qui ont constaté que, sous l'influence de l'administration de cette huile, certaines affections disparaissaient. Ils diront peut-être : Nous avons un médicament qui produit les effets que nous cherchons à obtenir, et nous l'employons. Nous n'avons pas besoin de savoir s'il est pur ou non, et s'il contient les corps qu'on nous annonce, nous ne nous occupons que de ses effets. Si un raisonnement semblable nous était opposé, nous n'aurions qu'à nous incliner et à dire : du temps de Galien et à l'époque où les premiers chimistes présentaient aux thérapeutistes des substances médicamenteuses, les thérapeutistes se contentaient d'étudier les effets des agents qu'on leur indiquait ou qu'ils préparaient ; aussi vantèrent-ils l'*arcanum duplicatum*, le *tartre vitriolé*, le *sel de Duobus*, et le *sulfate de potasse*, comme des agents distincts. Les anciens médecins ont abusé, tout le monde le reconnaît, des médicaments composés. L'école de Broussais a blâmé l'emploi des agents thérapeutiques. Une autre école a cherché à simplifier toutes les formules anciennes, et nous, nous avons une tendance à prescrire aux malades des médicaments dont nous ne connaissons pas la composition, et nous nous disposons, sans nous en apercevoir, à prescrire les médicaments secrets que nous ne voulons pas employer. Au lieu de faire des progrès, nous rétrogradons. — *Signé :* DESCHAMPS. » (Bull. de thérap., t. 46, p. 162.)

Comme on le pense bien, quelque confiance que nous inspirassent les expériences et les théories transcendantes de M. Deschamps, nous ne les considérâmes point cependant comme suffisantes pour nous faire renoncer à une opinion fondée sur plusieurs années de travaux et sur les observations des médecins les plus habiles ; nous dûmes donc chercher à ramener M. Deschamps dans une voie moins élevée peut-être, mais plus positive, et nous lui adressâmes dans ce but une rectification que M. Bouchardat inséra immédiatement, *après lui avoir donné son approbation*, mais que M. Debout crut devoir refuser par des motifs qu'il formula ainsi :

« M. Gille nous a adressé une longue réclamation à propos des observations de notre collaborateur, M. Deschamps, sur la composition de l'huile de Proto-Iodure de fer. L'honorable pharmacien ayant publié cet article dans le *Répertoire de pharmacie*, nous nous dispenserons de le reproduire ; le *Bulletin* n'a pas l'habitude d'insérer des travaux de seconde main. Les remarques de M. Gille portent spécialement sur deux points : d'abord sur le côté chimique de la question , puis sur le côté clinique. Nous ne *rentrerons pas dans la discussion des faits chimiques traités par M. Deschamps*, et nous nous contenterons de dire à M. Gille que *nous acceptons la preuve qu'il nous offre de la valeur clinique de sa préparation.* « L'utilité de l'huile d'Iodure de fer, dit-il, est aujourd'hui prouvée par des faits hors de toute contestation. Un observateur aussi rigoureux que distingué, M. Vigla, a constaté que, nonseulement l'huile de Proto-Iodure de fer est un médiment utile, mais qu'il produit les effets qu'on doit attendre d'un médicament qui contient l'Iodure de fer sous forme liquide. M. le professeur Maillot a constaté les mêmes résultats au Val-de-Grâce. » *Que M. Gille nous fournisse ces observations, qui témoignent de la valeur de l'huile d'Iodure de fer*, et NOUS NOUS EMPRESSERONS DE LES PUBLIER. *Une préparation pharmaceutique peut ne pas présenter une détermination chimique rigoureuse et être un médicament réellement utile ;* mais, pour que ce jugement soit accepté des praticiens, il faut qu'une expérimentation clinique rigoureuse ait eu lieu : les témoignages des savants confrères cités par M. Gille nous suffiront à cet égard. — *Signé :* DEBOUT. » (Bull. de thérap., 30 avril 1855, t. 46, p. 359.)

Certes, la proposition de M. Debout pouvait paraître généreuse ; mais sa générosité consistait à nous faire passer condamnation sur « *les faits chimiques* TRAITÉS

par M. Deschamps, » c'est-à-dire, en d'autres termes
et en bon français, à avouer que toutes les observations pharmaceutiques que nous avions faites, et la
commission académique après nous, étaient inexactes ;
c'était acheter trop cher une *générosité* de M. Debout ;
nous dûmes tenir à l'insertion de notre rectification ,
et comme il n'y a qu'un moyen de se mettre à l'abri de
la partialité d'un rédacteur en chef, nous dûmes nécessairement employer ce moyen. M. Debout, cette
fois, accueillit notre correspondance, mais en lui faisant subir des suppressions et en la faisant précéder et
suivre de remarques qui ne tendaient à rien moins qu'à
en dénaturer complétement le caractère. Voici d'abord
le prologue que notre *généreux* critique plaçait en tête
de notre lettre :

RÉCLAMATION PAR M. GILLE.

« Nos lecteurs se rappellent qu'à propos de cette réclamation , nous avions offert à ce pharmacien de reprendre l'étude complète de son huile, d'examiner en
même temps et le côté chimique et le côté clinique de
la question. *Notre caractère bien connu d'impartialité*
nous semblait garant de son adhésion. M. Gille répond
à cette proposition par une citation judiciaire ; nous
laissons à nos confrères le soin d'apprécier ce nouveau
procédé d'argumentation, par exploit d'huissier. —
Signé : DEBOUT. »

Après ce prologue venait notre lettre que voici :

Remarques sur les observations de M. Deschamps (d'Avallon), relatives à l'huile de Proto-Iodure de fer, par M. GILLE, pharmacien à Paris.

« Monsieur le Rédacteur,

» M. Deschamps (d'Avallon) s'est livré, sur l'huile de Proto-Iodure de fer, à quelques expériences et à quelques réflexions dont il a jugé à propos de rendre le public confident. Si l'ambition de l'habile pharmacien avait été entièrement satisfaite par la publication de l'ingénieuse théorie qu'il vient de mettre au jour, je me serais gardé de rompre le silence. Mais, comme M. Deschamps a déduit de cette théorie (à laquelle cependant il avoue ne pas attacher une grande importance) des conséquences pharmaceutiques et thérapeutiques d'une haute gravité, et qui ne tendraient à rien moins qu'à faire *débaptiser* et *dénaturer* un médicament dont l'efficacité est démontrée par les expériences publiques les plus positives, et qui a reçu la sanction de l'Académie tout entière, j'ai cru de mon devoir de montrer aux pharmaciens et médecins qui, par impossible, seraient tentés de suivre les conseils de M. Deschamps, combien ces conseils reposent sur une base fragile.

» Avant d'entrer dans le fond des questions qu'il a voulu résoudre, M. Deschamps fait observer que nous avons bien « *essayé de faire quelques expériences,* » mais que nous ne sommes pas parvenu à *éclairer* la question, d'ailleurs *extrêmement difficile,* de la composition de notre huile. Nous n'oserions nous flatter

d'avoir, en effet, entièrement résolu cette question ;
mai nous aimons à croire que si **M.** Deschamps avait
pris une connaissance complète et de notre travail à
l'Académie, et du savant rapport de **M.** Caventou, il se
serait assuré que nous avions fait un peu plus que d'*essayer de faire*, et que si nous n'avions rien résolu,
nous avions du moins un tant soit peu éclairé quelque
chose. Telle a été, en tous cas, l'opinion que la Commission, par l'organe de **M.** Caventou, a fait partager
à toute l'Académie.

» **M.** Deschamps fait observer encore que nous n'avons pas « dit notre *modus faciendi*, » et qu'il s'est
trouvé « *immédiatement embarrassé* » quand il a voulu
préparer l'huile d'Iodure de fer. Nous ne savons, en
vérité, comment nous expliquer l'embarras de **M.** Deschamps ; non-seulement nous avons fait connaître
notre procédé, mais encore nous l'avons pratiqué, à
quelques précautions accessoires près, en présence de
M. le professeur Caventou, *qui a mentionné ce fait*
dans son savant rapport. C'est donc bien gratuitement
que notre habile contradicteur s'est mis dans l'embarras.

» Une autre observation que semble nous opposer
M. Deschamps, c'est que « *il lui semble difficile de
supposer que les lois qui régissent les combinaisons,
lorsqu'on emploie l'eau pour dissolvant, puissent être
appliquées aux réactions qui ont lieu en présence de
l'huile.* » Ce qui nous semble difficile à nous, c'est de
savoir dans quel but **M.** Deschamps soulève cette question de chimie transcendante, et sur quelles considé-

rations et sur quels faits il fonde, à cet égard, une doctrine qu'il semble adopter d'inspiration et comme pour son usage particulier ; ce n'est pas assurément sur la réaction de l'Iode et du fer dans l'huide ; car, précisément dans ce cas spécial, cette réaction est parfaitement semblable à celle qui a lieu dans l'eau ; c'est-à-dire que lorsqu'on met, par exemple, en présence 30 grammes d'Iode, 30 grammes de limaille de fer dans 60 grammes d'huile, il y a élévation de température, volatilisation d'Iode, formation d'un sel de fer ; aussi n'est-ce pas ainsi que nous avons conseillé de procéder. Mais c'est trop s'appesantir sur une assertion dont, nous le répétons, il nous paraît difficile de saisir la portée.

» La première objection *fondamentale* que **M. Deschamps** nous adresse est relative à la couleur de l'huile de Proto-Iodure de fer. Notre habile contradicteur sait, aussi bien que nous, ce que dit le proverbe sur les questions de cette nature ; nous n'insisterons donc pas longtemps, et nous nous bornerons à maintenir que notre huile a une couleur *ambrée*, et non pas *rouge*, pourvu qu'on la regarde dans les conditions propres à déceler la véritable coloration des corps, c'est-à-dire qu'elle ne soit pas en masse trop considérable.

» La seconde objection *fondamentale* de **M. Deschamps**, et celle-ci comprend toutes les autres, c'est que notre huile renferme de l'Iode libre, et que la présence de ce corps *détruit* ENTIÈREMENT *toutes nos suppositions sur la composition et sur la théorie de la formation de l'huile de Proto-Iodure de fer.*

» Il convient ici de distinguer.

» Notre huile contient des traces d'Iode libre parfaitement insuffisantes d'ailleurs pour troubler en rien les effets ordinaires de l'Iodure ferreux ; c'est un fait que nous avons reconnu depuis longtemps, et que nous aurions déjà communiqué à l'Académie de médecine, si nos occupations nous avaient permis de terminer les recherches que cette savante Compagnie a bien voulu nous engager à poursuivre. Mais, en attendant qu'une nouvelle communication, digne de l'Académie, nous fût possible, fallait-il changer le nom de notre huile ou la dénaturer, ou enfin renoncer, non pas à ce que M. Deschamps appelle nos suppositions, mais à tous les faits chimiques et thérapeutiques qui nous prouvent que l'Iodure de fer est la base active de notre huile? C'est là ce que nous n'avons pas jugé raisonnable. Voyons si M. Deschamps a de bien bonnes raisons pour croire le contraire. Quand nous disons croire le *contraire*, ce n'est pas absolument le mot technique ; car M. Deschamps admet qu'il se forme dans notre huile « *un peu d'Iodure de fer ;* » s'il y en a *un peu*, nos suppositions ne pourraient donc qu'être *partiellement* détruites et non pas *entièrement*. Mais, malgré ces aveux, M. Deschamps, par une *légère* contradiction, qu'expliquerait peut-être une précipitation trop grande dans la rédaction de son article, ne semble pas moins avoir pour but de prouver que notre huile ne contient pas d'Iodure ferreux du tout, et voici sur quels faits il appuie cette variante de sa première opinion :

1°. « On sait depuis longtemps *qu'il se forme un*

» *peu d'eau pendant la réaction de l'Iode sur l'huile.* »

» Voilà encore une de ces lois que **M.** Deschamps nous semble avoir créées pour son usage particulier : jusqu'à présent nous ne connaissons que lui qui sache si bien ce qu'il annonce comme une loi : bien plus, c'est qu'on ne voit guère comment de l'eau pourrait se former dans une réaction de l'*Iode* sur l'*huile*, *faite dans les conditions indiquées pour la préparation de notre huile*, et qui excluent absolument toute intervention de l'eau, soit liquide, soit en vapeurs. Nous aurons à revenir sur cette loi, à propos de l'acide iodhydrique.

2°. « L'*Iode libre que contient l'huile* d'IODURE FERREUX » (comme on le voit, **M.** Deschamps admet ici l'existence de l'Iodure ferreux dans notre huile) « *se transforme, après un* CERTAIN TEMPS, EN ACIDE IODHYDRIQUE ; l'huile *perd sa couleur, devient acide, et commence à prendre l'odeur des corps gras qui rancissent.* »

» *Toutes ces assertions*, disons-le sans tarder, sont autant d'erreurs.

» On comprend très-bien que, lorsqu'on admet qu'il se forme de l'eau pendant la réaction de l'Iode sur l'huile, on admette qu'il s'y forme aussi, consécutivement, de l'acide iodhydrique ; ce serait là une conséquence forcée ; c'est là ce qu'on observe dans l'huile iodée de **M.** Personne, dans la préparation de laquelle on fait intervenir la vapeur d'eau, et dans l'huile iodée de **M.** Deschamps lui-même, qui a recours à l'intervention de l'alcool ; mais *lorsqu'on opère à l'abri de* *tout moyen d'hydratation*, comme l'a fait, par exemple, M. Berthé, dans les expériences si rigoureuses, si remarquables, qu'il a communiquées à l'Académie, *et que M. le professeur Bouchardat a confirmées* dans son savant rapport, on arrive facilement à démontrer, avec cet habile chimiste, QU'EN THÉORIE, IL NE PEUT SE FORMER ni de l'eau ni de l'acide iodhydrique, et QU'EN FAIT, il N'Y A dans l'huile préparée NI L'UN NI L'AUTRE de ces corps : c'est ce dont M. Deschamps pourra s'assurer quand il voudra, comme s'en est assuré M. le professeur Caventou, *qui a conservé* PENDANT NEUF MOIS, à l'Ecole de pharmacie, *l'huile préparée sous ses yeux*, et, pendant DIX-HUIT MOIS, à l'Académie de médecine, celle que j'avais déposée au secrétariat de cette Société. Le *rancissement* et la *décoloration* étant une conséquence de l'oxydation de l'huile, je n'ai pas besoin de dire que, si les huiles de MM. Personne et Deschamps blanchissent et rancissent à la longue, l'huile de Proto-Iodure de fer, au contraire, ne subit nullement ces altérations, du moins pendant l'espace de DEUX ANS (1), la plus longue période pendant laquelle j'aie encore conservé ce produit.

» 3°. Lorsqu'on chauffe l'huile de Proto-Iodure de fer avec un soluté de potasse caustique, on précipite le fer à l'état d'oxyde. — En quoi une telle réaction a-t-elle pu étonner M. Deschamps, et comment a-t-elle pu lui donner à penser qu'*il n'y avait pas d'Iodure*

—————

(1) A l'heure où j'écris ces lignes, je conserve depuis 46 MOIS de l'huile qui n'a subi ni la moindre décoloration, ni le moindre rancissement.

ferreux dans notre huile? Est-ce qu'en faisant agir, non-seulement à chaud , mais même à froid , de la potasse caustique sur l'huile d'Iodure de fer, *il ne doit* pas se former *un savon à base de potasse* , de l'*oxyde de fer* et de l'*Iodure de potassium?* Il n'est pas besoin d'être aussi habile que **M.** Deschamps pour comprendre cette réaction , qui ne peut absolument rien prouver en faveur de sa thèse.

» Voici donc maintenant l'unique soutien de la théorie de **M.** Deschamps :

» Si « lorsqu'on agite l'huile d'Iodure ferreux avec » une *dissolution de tannin* , l'huile *devient noire* , et » répand immédiatement une odeur désagréable. »

» Il y a, dans ces propositions, beaucoup de faux qui ne prouve rien, et un peu de vrai qui ne prouve pas davantage. Voici ce qu'il y a de faux :

» 1°. L'huile ne devient nullement *noire ;* elle *blanchit* , au contraire , par la combinaison de l'Iode avec une partie du tannin, et par la combinaison de l'oxyde de fer, qui prend naissance , avec l'acide gallique ;

» 2°. L'huile ne répand pas *immédiatement* une odeur désagréable, mais bien *à la longue* , et à mesure seulement qu'elle s'oxyde, c'est-à-dire qu'elle rancit.

» Voici ce qu'il y a de vrai :

» Il se forme dans l'huile un précipité d'abord violet, puis noir, de gallate de fer.

» Qu'en faut-il conclure? Plus on s'interroge, moins on comprend que **M.** Deschamps ait pu baser toute sa théorie sur cette réaction. En effet, cette réaction n'est-elle pas tout aussi naturelle que celle de la potasse caustique, et n'y a-t-il pas, dans l'agitation de l'huile avec l'*eau* et l'*air*, *tout ce qu'il faut* pour oxyder le fer et pour faciliter sa combinaison avec le tannin? Si M. Deschamps s'était un peu moins complu dans le hasard des théories nouvelles, il s'en serait assuré par un procédé bien simple ;

» Il aurait préparé une solution aqueuse d'Iodure de fer ;

» Il y aurait versé une dissolution de tannin ;

» Il aurait vu que la réaction était *absolument la même* qu'avec la solution huileuse, et la rectitude habituelle de son jugement l'aurait inévitablement conduit à admettre que le fer se trouvait *au même état* dans les deux solutions.

» M. Deschamps aurait pu faire aussi bien encore : il aurait pu faire bouillir pendant quelques instants l'huile d'Iodure ferreux avec l'eau distillée, et il aurait pu ensuite constater dans cette eau TOUS LES CARACTÈRES DU PROTO-IODURE DE FER.

» Toutes ces expériences, et d'autres encore, ont d'ailleurs été faites par M. le rapporteur de la Commission académique, et elles lui ont paru suffisantes pour le satisfaire pleinement. Il est vrai que le savant rapporteur n'avait aucune *théorie* à proposer, et que, sous ce rapport, il était dans de bien meilleures conditions que M. Deschamps pour voir les faits d'une manière complète et dans toute leur signification. Le seul tort de M. Deschamps a donc été d'avoir une théorie nouvelle, et voici quelle théorie.

» Dans la réaction de l'Iode, du fer et de l'huile,

« *les acides gras deviennent libres, l'oxyde de fer
prend naissance, les acides et l'oxyde naissants se
combinent, et les sels à base de fer se dissolvent dans
l'huile ; il se forme en même temps un peu d'huile
iodée, un peu d'Iodure de fer.* »

» Outre les raisons énoncées ci-dessus, et qui toutes
militent contre une semblable théorie, elle offre encore
cette petite difficulté : c'est que l'oxydation du fer, et
j'ai *toujours* eu soin de conseiller, pour la préparation
de l'huile, l'emploi de la limaille parfaitement décapée
(Voir le rapport de l'Académie), est *parfaitement impossible* dans l'huile, quand on opère comme je l'ai
indiqué. M. Deschamps, pour qui probablement les
expériences de M. Berthé n'existent pas, raisonne, à
propos de cette oxydation, exactement comme à propos
de la formation de l'eau et de l'acide iodhydrique, et
en cela il aurait pu être parfaitement dans le vrai ; il
ne lui a manqué que de faire son raisonnement précisément en sens inverse. Or, *il n'y a pas d'oxyde de
fer, il n'y a pas de sels de fer*, c'est-à-dire de savons
de fer, et par conséquent la théorie de notre contradicteur pèche tout simplement par la base.

» M. Deschamps aurait pu se convaincre qu'elle
pèche par ailleurs encore : s'il avait plus usé de l'expérience et moins du raisonnement, il aurait dissous
10 centigrammes de savon de fer, et 9 centigrammes
d'Iode dans 30 grammes d'huile ;

» Il aurait vu que, si l'on chauffe à la chaleur du
bain-marie un mélange comme celui-là, on observe
d'abord une décoloration considérable, et bientôt, au

contraire, une profonde réaction dans laquelle l'huile acquiert une coloration de plus en plus foncée, qui persiste après le refroidissement.

» Par comparaison, l'huile de Proto-Iodure de fer ne se décolore pas, elle se fonce bien un peu, mais cette coloration disparaît après le refroidissement, et l'huile reprend sa couleur primitive.

» M. Deschamps semble ignorer un fait qui n'est peut-être pas sans importance, et qui se trouve consigné dans le Mémoire que j'ai eu l'honneur d'adresser à l'Académie :

» C'est que l'*Iodure de fer n'est pas le seul corps* que je sois parvenu à dissoudre dans l'huile : j'y ai dissous, entre autres, l'*Iodure de soufre;* or, je ne pense pas que, pour cette dissolution, M. Deschamps veuille invoquer la formation d'un *sel à base de soufre*, d'un *savon de soufre.*

» En résumé, il y a, dans l'huile que j'ai présentée à l'Académie, du Proto-Iodure de fer et une petite quantité d'Iode libre; IL N'Y A PAS ET NE PEUT Y AVOIR DE SAVON DE FER.

» Faut-il, avant de livrer cette huile pour la pratique médicale, la priver, comme le conseille M. Deschamps, de la petite quantité d'Iode libre qu'elle contient? Le conseil se concevrait, à la rigueur, si l'Iode était par lui-même (à cette dose) un corps malfaisant, et ce ne peut être là l'opinion de M. Deschamps, qui a imaginé une huile iodée (1); or, dans

(1) Voir plus loin l'article Huile iodée.

un tel état de choses, le conseil de M. Deschamps, s'il était suivi, n'aurait d'autre effet, nous le déclarons nettement, que d'introduire dans l'art pharmaceutique *la plus déplorable anarchie.*

» Certes nous pensons, comme M. Deschamps et comme *tous les pharmaciens et médecins*, qu'on devra réduire, autant que possible, à des principes fixes et bien déterminés, tous les agents de la matière médicale; *avec tout le monde* encore, nous considérerons toujours comme un immense progrès la découverte de la quinine, de la morphine, etc., de même que la détermination chimique rigoureuse du sel duobus et du tartre stibié. Mais si, partant de ces découvertes, fondées sur des *faits et des démonstrations irrécusables*, les pharmaciens, trompés par de fausses analogies, allaient, *au gré des théories qu'ils pourraient créer, débaptiser et dénaturer* des médicaments d'une utilité démontrée par l'expérience clinique, loin de voir un progrès dans une telle manière de procéder, nous n'y saurions voir et l'on y devrait voir, nous le répétons, qu'UN DÉPLORABLE CHAOS. Or, l'utilité de l'huile d'Iodure de fer est aujourd'hui prouvée par des faits hors de toute contestation. Un observateur aussi rigoureux que distingué, M. Vigla, a constaté que non-seulement l'*huile de Proto-Iodure de fer est un médicament utile*, mais qu'elle produit « *les effets qu'on doit attendre d'un médicament qui contient l'*IODURE DE FER *sous forme liquide.*

« M. le professeur Maillot a fait, au Val-de-Grâce, *les mêmes observations ; tous les médecins* qui ont ex-

périmenté l'huile, l'ont trouvée d'une composition
toujours *identique, invariable*, c'est-à-dire *remplissant
la condition essentielle de tout bon médicament.*

» Le pharmacien qui, *sans indications spéciales de
la part du médecin* nécessairement guidé par les expériences cliniques déjà faites, *se permettrait d'altérer
un tel médicament, manquerait donc, de la manière
la plus grave, à tous ses devoirs.* » *Signé :* F. GILLE.

Ces remarques, nous aimons à le croire, répondaient
péremptoirement aux expériences plus ou moins rigoureuses et aux théories plus ou moins romantiques de
M. Deschamps. Mais son honorable défenseur, M. Debout, trouvant, sans doute en qualité d'avocat, que
toute cause est bonne à défendre, chercha à se rattra-
per aux branches, et, profitant de la discrétion que
nous avions eue de ne pas abuser de notre droit, en
épuisant tout ce que nous aurions eu à dire sur l'étrange
critique de son second, il jugea à propos d'orner notre
lettre de l'épilogue suivant :.

« Nous nous bornerons à faire remarquer que M. Gille
est forcé de reconnaître que son huile contient de l'Iode
à l'état libre; or, ni lui, ni son savant rapporteur
M. Caventou (M. Deschamps avait eu le bon goût de ne
pas le mettre en cause) (1), n'en avait fait mention,

(1) Est-ce bien par *bon goût* que M. Deschamps n'avait pas mis en cause
M. le professeur CAVENTOU, ou bien parce qu'il a eu la modestie de craindre que le public, ayant à choisir entre l'autorité de M. Deschamps et celle
de M. Caventou, n'eut la faiblesse de se décider pour cette dernière ! Que
le lecteur, qui doit maintenant connaître le *goût* de M. Deschamps, décide la question.

Cette circonstance avait cependant une certaine portée : M. Gille *calcule* la quantité d'Iodure ferreux contenue dans son huile, SEULEMENT *par la somme des éléments* (1) *destinés à former ce sel;* or, si une partie de l'un d'eux est trouvée à l'état de liberté, elle n'est donc pas combinée, et *par conséquent* la quantité d'Iodure que l'on prétendait devoir exister dans le nouveau produit pharmaceutique ne s'y trouve pas. Nous nous contenterons, *pour aujourd'hui*, de cette simple remarque, puisque nous nous proposons de revenir prochainement sur l'ensemble de cette discussion. — *Signé :* DEBOUT. » (Bull. de thérap., t. 46, p. 473.)

L'épilogue était inspiré par la même bonne foi que le prologue, mais précisément pour cette raison, il ne

---

(1) Si M. Debout, qui se croit une grande autorité chimique, n'avait pas ignoré les principes les plus élémentaires de la chimie, il se serait dispensé de commettre une pareille hérésie : il n'y a pas d'écolier qui ne sache que les combinaisons chimiques se font dans des proportions *définies;* que par conséquent pour déterminer la quantité d'une de ces combinaisons, il suffit de doser l'un des éléments composants; comme la volatilité de l'Iode rend à peu près impossible le dosage d'une quantité de ce principe aussi faible que celle qui est renfermée dans notre huile, on a dû nécessairement calculer la quantité de Proto-Iodure par le dosage du principe le plus facile à extraire intégralement, c'est-à-dire par le dosage du fer. Ce fait a été exposé tout au long dans le rapport de M. CAVENTOU, qui s'est lui-même donné la peine de répéter l'analyse. Mais c'est là ce qui a peu préoccupé M. Debout; moins désireux d'éclairer la question que de sortir honorablement, aux yeux de ses lecteurs, du mauvais pas dans lequel il s'était mis, il a cru utile, à son point de vue, de passer ces détails sous silence, espérant, sans doute, que ses lecteurs ne seraient point informés de sa tactique, et seraient assez ignorants pour ne pas s'apercevoir de sa bévue chimique. Nous avons lieu d'espérer que ses calculs auront été moins exacts que ceux qui nous ont servi à doser l'Iodure ferreux de notre huile.

pouvait nous satisfaire davantage; nous dûmes donc avoir de nouveau recours à notre messager ordinaire, l'IMPARTIALITÉ BIEN CONNUE de M. Debout ne nous laissant pas le choix à cet égard : et, comme lorsqu'on arrive aux *questions de bonne foi*, la discussion prend nécessairement de la gravité, nous dûmes requérir l'insertion des lignes suivantes qui établissent nettement la position de M. Debout et la mienne, dans cette question spéciale. Mais, fidèle à son habitude, il composa encore un prologue et un épilogue où il cherchait à dénaturer mes intentions, ainsi que le lecteur va en juger :

Premier Prologue de M. Debout.

« Les auteurs de traités de médecine pratique les plus estimés, dit M. Debout, n'ont pas hésité à représenter les matériaux dont se compose la matière médicale comme un mélange informe de recettes, de pratiques et de formules, dont il fallait à tout prix débarrasser la science; ce sont « *des écuries d'Augias, disent-ils, qui, pour être nettoyées*, ATTENDENT UN NOUVEL HERCULE (1). » Il importe donc à ceux qui veulent

____

(1) M. Debout est prodigue d'esprit, mais aussi de fiction : nous ne connaissons aucun auteur de thérapeutique qui se soit servi de cette poétique comparaison ; si M. Debout en connaissait un, comme le donneraient à entendre ses guillemets, il aurait bien dû avoir la *générosité* de le citer; mais ce que nous connaissons moins encore, c'est un médecin qui se soit posé en Hercule, et qui se soit *réservé la tâche d'un* DEMI-DIEU !!! Le monde et la science attendaient M. Debout pour voir une telle mission acceptée par un *simple* mortel !

concourir au progrès de la thérapeutique de s'opposer à l'encombrement et de n'admettre les nouvelles préparations pharmaceutiques qu'après un examen sérieux; c'est le moyen le plus certain de favoriser la tâche réservée *au savant* ASSEZ COURAGEUX *pour suivre l'exemple donné par un demi-dieu.*

» En plaçant sous les yeux de nos confrères la réclamation de M. Gille, nous avons voulu leur montrer ce qu'il en coûte aux travailleurs consciencieux qui n'hésitent pas à se vouer à ce contrôle *ingrat* et *modeste* (1). Afin de rendre l'exemple plus complet, nous continuons l'insertion des *exploits* (2) que nous adresse M. Gille. » (*Bullet. de thérap.*, t. 46, p. 525.)

Deuxième lettre de M. GILLE.

Paris, ce 3 juin 1854.

Monsieur le Rédacteur,

« Dans les lignes qui accompagnent la réclamation que j'ai eu l'honneur de vous adresser, vous cherchez à me représenter comme un argumentateur par exploit d'huissier, et par conséquent à me faire devant vos lecteurs une situation que je ne puis accepter, parce qu'elle n'est pas la mienne; c'est donc avec un bien vif regret

(1) Rôle bien *modeste*, en effet, que celui d'Hercule !! — Probablement pour paraître ambitieux aux yeux de M. Debout, il faut marcher tout au moins sur les brisées de Jupiter !

(2) *Exploits* que nous reconnaissons humblement être bien piteux à côté de ceux d'Hercule. — On ne sera plus étonné, après une semblable poésie, que M. Deschamps préfère LA FORME de son avocat à la nôtre.

que je me vois obligé de requérir de vous l'insertion de
la lettre suivante, qui prouvera, contrairement à vos
assertions :

» 1°. Que je n'ai eu recours à mon droit qu'après avoir
épuisé tous les autres moyens possibles, et lorsque votre impartialité, sur laquelle je croyais en effet pouvoir
compter, m'a fait complétement défaut.

» 2°. Que vous ne m'avez jamais proposé, comme vous
le dites, « d'*examiner de nouveau le côté chimique de
la question* » que j'ai soulevée, puisque vous avez très-
catégoriquement déclaré, au contraire, dans le n° du
30 avril de votre journal, page 359, que : « *Nous ne
rentrerons pas dans la discussion des faits chimiques
traités par* **M. Deschamps.** »

» Si, comme j'avais le droit de l'espérer, vous aviez
fait précéder ma réclamation de la lettre suivante, que
j'ai eu l'honneur de vous adresser, vous m'auriez épar-
gné le regret d'en requérir aujourd'hui l'insertion.

» Voici cette lettre qui établira parfaitement nos si-
tuations respectives :

Paris, 24 mai 1854.

« **Monsieur le Rédacteur,**

» **Le 15 avril dernier, mon excellent et savant maî-
» tre, M. le professeur Bouchardat, m'a donné con-
» naissance d'un article critique sur un de mes tra-
» vaux, publié par M. Deschamps (d'Avallon) dans le
» *Bulletin de Thérapeutique* du 28 février 1854, et
» textuellement reproduit dans le *Répertoire de Phar-
» macie.***

» Le 20 avril, j'eus l'honneur de vous adresser une
» réponse que j'avais déjà rédigée pour le *Répertoire*,
» et qui répondait également à l'article du *Bulletin*,
» puisque les deux articles n'en faisaient qu'un.

» Le *Répertoire de Pharmacie* s'empressa de publier
» ma réponse; mais le *Bulletin* crut devoir la refuser
» par les motifs que vous me fîtes l'honneur d'exposer
» dans le n° du 30 avril 1854, à savoir que : « le *Bul-*
» *letin n'a pas l'habitude d'insérer des travaux de se-*
» *conde main,* » et qu'il n'y a pas lieu de rentrer « dans
» la *discussion des faits chimiques traités par M. Des-*
» *champs.* »

» Le 3 mai, j'eus l'honneur de vous écrire une se-
» conde lettre pour vous faire observer que ce n'était
» point un travail, soit de première, soit de seconde
» main, que j'avais eu la prétention de vous adresser,
» mais bien une réponse à une critique sans fondement,
» réponse qui devait nécessairement être la même que
» celle que j'avais adressée à un autre journal, puis-
» qu'elle répondait à un même article, publié dans
» deux journaux différents. J'insistai donc pour l'in-
» sertion de ma réclamation, tout en invoquant beau-
» coup moins mon droit que votre sentiment d'impar-
» tialité.

» Aucune réponse ne fut faite à cette seconde lettre;
» mais dans les explications qui ont eu lieu entre nous,
» pendant l'*entrevue que vous avez provoquée*, vous
» avez cru devoir refuser l'insertion que j'ai réclamée.
» *Les motifs que vous avez invoqués* n'ayant pu me
» convaincre de l'inutilité de ma réponse, je suis obligé

» de recourir à mon droit, pour obtenir une juste ré-
» paration.

» Veuillez croire, Monsieur le Rédacteur, au regret
» que j'éprouve d'être obligé de recourir, vis-à-vis
» de vous, à la rigueur de mon droit, et soyez per-
» suadé que je comprends assez les exigences d'une ré-
» daction en chef, pour que votre résistance ne puisse
» altérer en rien le sentiment d'estime que doit inspirer
» votre caractére et dont j'ai l'honneur de vous offrir
» la sincère expression. »   F. GILLE.

Troisième épilogue de M. Debout.

« Cette nouvelle réclamation est un peu plus grave que
la première, car elle n'est ni plus ni moins qu'un dé-
menti dont ce pharmacien réclame l'insertion. Or, en
présence des preuves irrécusables de la véracité de nos
assertions, nous pourrions nous refuser à cette nouvelle prétention de M. Gille, mais nous l'avons dit,
c'est un des mille désagréments auxquels nous expose
notre mission, toujours sérieuse, dont nous avons
voulu offrir un exemple à nos confrères; par ce motif
nous avons passé outre.

» Oui! quoique j'eusse écrit dans le n° du 30 avril :
« Nous ne rentrerons pas dans la discussion des faits
chimiques exposés par M. Deschamps, » j'avais le droit
de dire, dans celui du 30 mai, « que j'avais offert à
M. Gille d'examiner le côté chimique de la question,
et qu'il avait répondu à cette proposition si loyale par
une citation judiciaire. » Voici, en effet, ce qui s'était

passé dans l'intervalle de la publication de nos deux articles ; J'AVAIS EU LA GÉNÉROSITÉ DE ME TAIRE, afin de ne pas aggraver la position que se crée M. Gille ; mais, puisque-j'y suis forcé, il me faut bien publier les faits. Comme ce pharmacien l'avoue, j'avais provoqué une entrevue, et, dans la visite qu'il me fit, je lui tins le langage suivant :

» Le *Bulletin de Thérapeutique*, dans la discussion des faits, n'a jamais cherché qu'à mettre en relief la vérité. Lorsqu'il publie une assertion erronée, il n'attend pas, pour revenir sur son jugement, d'y être provoqué judiciairement. Vous prétendez, Monsieur Gille, que la critique de M. Deschamps est mal fondée. Eh bien ! auprès des lecteurs d'un journal, il est une autorité qui domine celle du collaborateur, c'est celle du rédacteur en chef. Je vous offre donc de reprendre l'étude *chimique* et *clinique* de votre huile d'Iodure de fer. Afin de vous donner toutes les garanties d'un bon examen, vous saurez que l'analyse de votre huile se fait, en ce moment, dans le laboratoire de la pharmacie centrale des hôpitaux, sous les yeux de M. Soubeiran ; qu'avant de publier le résultat de ce nouvel examen chimique, j'irai lire mon travail devant la Société de pharmacie, et le présenterai ainsi à la discussion d'un corps savant, dont vous ne pouvez nier la compétence.

» J'ajoutai : « Quant au côté clinique de la question, voici une lettre d'un de nos savants confrères de la province, M. Putégnat, qui m'offre quatorze observations inédites de l'emploi de l'huile d'Iodure de fer. Je joindrai ces observations à celles de MM. Vigla et Maillot, que vous possédez ; j'ai donc, vous le voyez, tous les éléments d'un jugement sérieux. »

» En présence de propositions semblables, M. Gille prétend que les *motifs que j'ai invoqués*, pour me substituer à lui dans l'appréciation de son produit pharmaceutique, ne lui présentaient pas *la garantie* d'une juste réparation, et il ne craint pas d'ajouter, aujourd'hui, des paroles comme celles-ci : « Vous ne m'avez jamais proposé, *comme vous le dites*, d'examiner de nouveau le côté chimique de la question. » Il n'y a qu'un tribunal auquel il soit possible de déléguer le jugement d'une manière semblable de discuter : celui de l'opinion publique. Comme toujours, nous lui faisons appel avec confiance. — *Signé :* DEBOUT. » (Bull. de thér., t. 46, p. 525.)

Voici, enfin, la première fois que nous nous rencontrons d'accord avec M. Debout : il fait appel au tribunal de l'opinion publique, et nous nous abandonnons sans réserve à ce tribunal. Il y a seulement cette différence, entre M. Debout et nous, qu'il s'efforce de soustraire aux yeux du juge une partie des éléments du débat, tandis que nous nous efforçons, au contraire, de ne lui rien cacher. C'est ce que prouve la lettre suivante, que la même *impartialité bien connue* de M. Debout nous obligea à lui adresser. Cette fois-ci, l'austère rédacteur l'inséra sans prologue :

A M. Debout, rédacteur en chef du Bulletin de thérapeutique.

« Monsieur le Rédacteur,

» Par la *suppression que vous avez fait subir* à la

dernière réponse que j'ai eu l'honneur de vous adresser, par la persévérance que vous mettez à me représenter à vos lecteurs, à l'aide d'*assertions* et d'*insinuations* INEXACTES et MALVEILLANTES, comme un homme qui craint la discussion scientifique loyale, il m'*est parfaitement démontré que votre but*, en vous substituant à votre collaborateur, *a été de poursuivre mon œuvre*, c'est-à-dire *moins d'éclairer vos lecteurs* que de *nuire à mes intérêts professionnels*, et de jeter de la défaveur sur un produit examiné par une Commission académique qui, après dix-huit mois d'un examen sévère, l'a fait adopter par l'Académie de médecine tout entière.

» Vous ne trouverez donc pas mauvais que je tienne, à mon tour, *à rétablir les faits dans toute leur vérité*, et à défendre de légitimes intérêts. Je regrette beaucoup que votre *défaut d'impartialité* m'ait obligé à recourir à l'intermédiaire d'un huissier pour vous adresser mes rectifications : c'est vous dire que je regretterais bien plus encore qu'une résistance systématique, de votre part, m'obligeât à invoquer la justice d'un tribunal.

» Dans une conversation qui a eu lieu entre nous, *et que vous avez inexactement reproduite*, vous m'avez MENACÉ d'une certaine Commission à laquelle vous faites allusion dans votre dernier article, et qui serait chargée de contrôler, *surtout de contredire*, tous les faits chimiques constatés par la Commission académique OFFICIELLE, et enfin, *pour me servir de votre expression*, de COULER MON HUILE.

» Quoique j'aie lieu de croire la question chimique aujourd'hui parfaitement jugée par tous vos lecteurs, je me fais un devoir de vous déclarer que, loin de redouter le contrôle d'une Commission *même instituée à votre sollicitation, je serai heureux de mettre à sa disposition la quantité d'huile dont elle aura besoin pour ses recherches , à la condition que* TOUTES LES PRÉCAUTIONS *seront prises pour qu'il soit parfaitement démontré que c'est* SUR L'HUILE DÉLIVRÉE PAR MOI *que les expériences auront été faites.*

» La véritable question sur laquelle vos lecteurs eussent désormais besoin d'être éclairés, c'était *la question clinique ;* or, pour achever de me représenter aux yeux des médecins comme un homme qui veut mettre la lumière sous le boisseau, vous ne vous contentez pas d'*insinuations malveillantes*, VOUS SUPPRIMEZ A DESSEIN, *dans ma dernière lettre, le paragraphe qui prouve mon désir sincère d'éclairer ce qui pouvait encore rester douteux.* Puisque vous avez SUPPRIMÉ ce paragraphe, j'en dois conclure que c'est vous qui, *contrairement à ce que vous avez dit et imprimé*, voulez laisser vos lecteurs dans le doute relativement à la question clinique, la seule, en définitive, qui les intéresse. Permettez-moi donc de rétablir ce paragraphe, et de le faire suivre de l'exposé succinct des observations cliniques qui ont servi de base au rapport de la Commission académique.

» Voici d'abord le paragraphe supprimé par vous.

» *Mais auparavant, pour répondre à l'une des alléga-*
» *tions que contiennent vos remarques, j'ai l'honneur*

» *de vous informer que je tiens à votre disposition les*
» *observations de* **MM.** *Maillot et Vigla, afin que*
» *vous puissiez,* QUAND VOUS LE DÉSIREREZ, *édifier*
» *vos lecteurs sur le côté clinique de la question.* »

« Voici maintenant les observations de **MM.** Maillot et Vigla, déposées entre les mains de la Commission académique. »

Le lecteur a déjà pris connaissance de ces observations dans la première partie de ce travail (Thérapeutique de l'Iodure de fer); il est donc inutile de les reproduire ici. Nous passerons immédiatement aux remarques dont nous les faisions suivre dans notre lettre à **M.** Debout :

« J'aime à croire, Monsieur le Rédacteur, qu'après avoir pris connaissance des faits précédents, vos lecteurs conserveront moins de doute encore sur la question clinique que sur la question chimique. Je pourrais les édifier aussi sur plusieurs des allégations que vous avez émises dans votre dernier article et sur la prétendue *générosité* dont vous auriez usé à mon égard ; mais comme mon intention n'est pas de donner à cette discussion un caractère personnel, et que *mon seul but* est, au contraire, *d'éclairer l'opinion publique exclusivement sur ce qui intéresse la science*, j'ai l'honneur de vous présenter mes salutations. »   GILLE.

Ainsi que nous l'avons dit, M. Debout ne mit point de prologue à cette lettre ; il crut qu'un épilogue lui suffirait, et voici celui que lui inspirèrent son humeur poétique et son *impartialité bien connue :*

« En ne se retranchant pas uniquement dans la *dis-cussion des faits chimiques* (1), **M.** Gille semble prouver qu'il doute lui-même de la bonté de ses arguments. Il demeurera donc évident pour nos confrères que ce pharmacien, en nous adressant une réclamation nouvelle, a plus songé à profiter de l'occasion qui lui était offerte pour appeler leur attention sur son médicament qu'à porter la lumière sur les obscurités qui règnent relativement à la nature des éléments chimiques de ce produit. Il a surtout oublié que nous ne pouvions le suivre sur le nouveau terrain où il place la discussion ; car il n'a pas qualité pour discuter avec nous les résultats fournis par l'expérimentation clinique, et d'ailleurs il est partie trop intéressée dans un semblable débat. » DEBOUT.

Malgré la supériorité de sa forme et de son fond, malgré son apparente assurance, il est probable que le judicieux rédacteur était peu satisfait d'avoir mesuré sa poésie avec notre prose. Cet épilogue n'était plus, en effet, qu'un pâle reflet de ceux où il invoquait Hercule et toute la mythologie. Espérant sans doute plus de succès avec un nouvel adversaire, il prétexte notre incompétence en clinique pour s'adresser à un praticien distingué, et il dédie à **M.** Vigla l'épître qui suit :

Pour qui **M.** Debout pense-t-il donc écrire? Il déclare d'abord qu'*il ne reviendra pas sur les faits chimiques;* nous le forçons à y revenir en traitant chacun de ces points *dans tous ses détails*, et c'est ce même M. Debout qui nous reproche ensuite d'abandonner *la discussion des faits chimiques, et de douter de la bonté de nos arguments!* Si les lecteurs du *Bulletin* manquent de mémoire, qu'ils sont à plaindre ! et s'ils n'en manquent pas, que M. Debout est à plaindre !

16.

A M. VIGLA, MÉDECIN DES HOPITAUX.

« Monsieur et très-honoré confrère ,

» Lorsqu'une nouvelle préparation pharmaceutique se produit, croire que son expérimentation au lit du malade est le seul critérium du jugement que nous en pouvons porter, est une erreur encore trop commune de nos jours (1). Grâce aux progrès de la chimie, *les médicaments galéniques*, c'est-à-dire ces préparations dans lesquelles les réactions sont impossibles à apprécier, *ont disparu* pour faire place à des produits dont la nature chimique est bien connue et la composition nettement définie. Cette phase nouvelle, dans laquelle la pharmacie est entrée, est un progrès immense pour la thérapeutique. En effet, avant de soumettre la valeur d'un agent médicamenteux à l'expérimentation clinique, il est non-seulement possible, mais c'est le devoir du médecin, de vérifier la présence des éléments que l'on prétend entrer dans la composition du nouveau médicament. L'humanité réclame, *des progrès de la science*, que *les pauvres malades ne soient plus la coupelle des expérimentations thérapeutiques* (2).

(1) Ce ton magistral venant de M. Debout, et s'adressant à un homme comme M. Vigla, n'est-il pas bien récréatif?

(2) Quel homme à découvertes que ce M. Debout : si tous les médicaments galéniques ont disparu, c'est probablement parce que M. Debout a isolé tous les principes actifs de l'huile de foie de morue, de la thériaque, du diascordium, de l'huile de ricin, de la manne du gayac, de la salsepareille, etc., etc. Pourquoi donc M. Debout, qui est si enclin à la générosité,

» Le temps et les *connaissances spéciales* (1) manquent à beaucoup de membres du corps médical pour
procéder à ces premières recherches : aussi est-ce pour
venir en aide à nos confrères, que le *Bulletin de Thérapeutique* consacre une des divisions de son cadre aux
questions chimiques et pharmaceutiques (2). Ces tra-

garde-t-il pour lui seul toutes ces précieuses découvertes, au lieu d'en
faire profiter ses confrères!! Mais voici qui est bien plus curieux, qui prouve
que M. Debout n'attache pas à ses paroles plus de valeur qu'elles n'en
ont, et que tout ce qu'il cherche, c'est moins d'éclairer la science que de
défendre les causes tant bonnes que mauvaises qui lui tombent entre les
mains. Ici, M. Debout veut que la chimie éclaire la composition des médicaments galéniques; or, voici ce qu'il écrivait un an auparavant dans ce
même *Bulletin* destiné à éclairer ses lecteurs sur la composition des médicaments : « C'est une *tendance fâcheuse* de notre époque que celle qui consiste, en présence d'un médicament donné, suffisamment connu et éprouvé,
à rechercher quel est, des nombreux éléments qui le composent, *celui auquel il doit son activité?* » (*Bull. de Thérap.*, t. 43, p. 11.) — Pauvres
lecteurs! fiez-vous donc aux convictions de M. Debout, chimiques, phar-
macologiques, thérapeutiques et autres!!

Si M. Debout est plein de générosité et de poésie, il faut avouer qu'il
manque parfois de clarté : Comment les expérimentations *thérapeutiques*
peuvent-elles se faire sans que les *malades* en soient la « COUPELLE? »
C'est encore là un secret que M. Debout garde pour lui, et que personne
ne devinera assurément! Mais si tous ces précieux secrets prouvent que
M. Debout est un habile homme, prouvent-ils qu'il soit bien *généreux?*

(1) M. Debout compte probablement sur l'absence, chez ses lecteurs, de
ces *connaissances spéciales*, pour leur faire accepter, sans examen, ses
théories et celles de son collaborateur; mais il oublie que, s'il faut des
connaissances spéciales pour se livrer à des recherches chimiques, il ne
faut que du bon sens pour en apprécier la valeur, quand elles sont soumises à une discussion approfondie. Il ne s'agissait donc, pour mettre les lecteurs à même de juger le débat qui s'agite, que d'en placer sous leurs yeux
tous les éléments; aussi M. Debout s'y est-il refusé, autant qu'il l'a pu.

(2) Voilà donc, enfin, le bout de l'oreille.... de l'IMPARTIAL rédacteur
en chef:

1° *Les médecins sont ignorants en chimie et en pharmacie:*

vaux, dont la rédaction est toujours confiée à un pharmacien haut placé dans la science, et par son savoir, et
par sa probité (nous citerons seulement parmi les prédécesseurs de M. Deschamps, MM. Soubeyran, Bouchardat, Mialhe, Dorvault, etc.), ont pour but, lorsque les circonstances le commandent, d'éclairer nos
confrères sur la valeur des nouveaux médicaments.

» *Il est à regretter*, Monsieur et honoré confrère,
*que vous n'ayez pas lu, en leur temps, les remarques
de notre collaborateur sur l'huile médicamenteuse que
vous expérimentiez* (1) ; les réserves émises par M. Deschamps sur les résultats de la réaction de l'Iode, du fer
en limaille, mis en contact avec de l'huile fixe, vous
auraient tenu en garde, et vous n'auriez pas certifié
que « cette huile vous avait fourni pour résultat thérapeutique tout ce qu'on doit attendre d'un médicament
qui contient de l'Iodure de fer, sous forme liquide. »
Et M. Maillot n'eût pas accepté que 30 grammes d'huile
contenaient 10 centigrammes de sel de fer.

» On dit vulgairement que, « pour faire un civet, il
faut un lièvre. » Eh bien ! très-honoré confrère, je vais
vous prouver combien, en fait d'induction thérapeuti-

2°. *Le* Bulletin *possède un oracle chimico-pharmaceutique pour dissiper leur ignorance ;*
3°. Conclusion..... M. Vigla l'a trop bien formulée pour y rien changer : « PRENEZ MON OURS. »

(1) M. Debout, qui aime beaucoup la poésie, se sera laissé séduire par
la logique du loup de Lafontaine : Les observations chimiques de M. Vigla
sont de la fin de 1851 et du commencement de 1852 ; les oracles de M. Deschamps sont du mois de février 1854 ; il est clair que M. Vigla a eu tort
de ne pas les lire avant d'expérimenter ! Quel logicien que ce M. Debout !

que, il faut se montrer réservé. L'huile médicamenteuse dont vous vous êtes servi contient, en effet, de l'Iode et du fer, mais nullement dans les proportions qui constituent l'Iodure de fer. Ainsi, votre civet avait été fait sans lièvre (1).

» Vous savez, puisque M. Caventou l'a rappelé dans son rapport à l'Académie, que l'huile fixe ne dissout pas le Proto-Iodure de fer tont formé, si ce n'est en proportions infinitésimales, et bien insuffisantes pour les besoins de la thérapeutique. Aussi était-ce une ingénieuse idée que d'avoir pensé à faire agir l'huile sur les éléments du Proto-Iodure de fer à l'état naissant, c'est-à-dire par contact médiat. Malheureusement les résultats, cela arrive souvent, ne sont pas venus confirmer ce que l'induction, tout ingénieuse qu'elle était, avait laissé concevoir. Nous regrettons, pour notre part, que M. Caventou n'ait pas procédé lui-même aux analyses qu'il a soumises à l'Académie (2), car il aurait constaté le fait, et vous n'auriez point commis la méprise que nous nous permettons de vous signaler.

» Appelé forcément, par *notre position de rédacteur*

(1) Quel logicien et quel poète que ce M. Debout ? Suivez plutôt : il y a dans l'huile de M. Gille des traces d'Iode libre, c'est-à-dire un faible excès de ce métalloïde sur la quantité nécessaire pour former le Proto-Iodure de fer ; donc, il n'y a pas, dans l'huile de M. Gille, du Proto-Iodure de fer !

(2) Ce que l'impartial rédacteur en chef devrait regretter, c'est de n'avoir pas dit que, si M. Caventou n'avait pas procédé *lui-même* aux analyses, il y avait *fait procéder* sous ses yeux ; or, comme les réactions chimiques ne sont pas sujettes aux mêmes tours de main que les manipulations culinaires, nous croyons que tout chimiste trouvera une garantie suffisante dans cette manière de procéder.

en chef, à contrôler les assertions de notre collabora-
teur, M. Deschamps, qu'on avait accusé d'avoir,
au profit de mauvaises passions (1), dépassé les limites
d'une discussion impartiale, nous avons dû, comme
M. Caventou, examiner la composition chimique de
l'huile médicamenteuse que vous avez expérimentée.
Afin d'entourer le jugement que nous allions porter,
dans une question de pure chimie, de toutes les garanties en notre pouvoir, nous avons prié M. Soubeyran
de nous permettre de procéder à l'analyse du nouveau
produit pharmaceutique dans le laboratoire de la pharmacie centrale, et sous ses yeux. La présence de l'éminent professeur de pharmacologie de la Faculté de médecine vous suffira, je l'espère, ainsi qu'à tous nos
confrères, comme garantie des résultats chimiques qui
me restent à vous signaler (2).

» Nous avons saponifié et brûlé 140 grammes d'huile
d'Iodure fer, qui nous ont fourni, à l'analyse :

Iode	0,250
Fer	. 0,056

(1) L'imagination poétique emporte l'impartial rédacteur en chef ; jamais nous n'avons accusé M. Deschamps de *mauvaises passions* : nous
nous sommes contenté de le convaincre d'un peu de légèreté et de beaucoup
de présomption ; ces menus défauts n'ont jamais passé, même dans le dic-
tionnaire de l'Académie, pour de mauvaises passions, quoiqu'ils en puissent être la source.

(2) Nul doute, en effet, que le témoignage de M. Soubeyran n'eût suffi à
M. Vigla comme à nous ; mais il faut que M. Debout se défie de son imagination et qu'il ne prenne pas ses rêves pour des faits : M. Soubeyran n'a JAMAIS
PROCÉDÉ NI FAIT PROCÉDER SOUS SES YEUX à l'analyse de notre huile ; il *n'a
donc jamais contrôlé* les analyses *faites sous les yeux de M. Caventou,* et
dire ou même donner à entendre le contraire, est un écart d'imagination
auquel on pourrait donner un nom beaucoup moins parlementaire.

» Si les 250 milligram. d'Iode trouvés après la combustion du savon, y avaient été à l'état d'Iodure de fer, il aurait fallu trouver 0,054 de fer ; donc, il manquait 0,018 ou un tiers de ce métal, pour que tout l'Iode fût à l'état d'Iodure.

» Voici maintenant pour l'Iode. Si les 140 grammes d'huile avaient contenu la quantité du métalloïde employée pour leur préparation, nous aurions dû trouver 0,394, au lieu de 250 milligrammes : il y a donc 144 milligrammes perdus (1).

(1) A cette analyse *chimique* du savant *clinicien*, avec qui « *nous n'avons pas qualité pour discuter les faits cliniques*, » nous nous contenterons d'opposer l'analyse faite sous les yeux de M. Caventou, professeur à l'école de pharmacie :

« Il est encore une question, importante dans l'espèce, que votre rapporteur a tenu essentiellement à faire résoudre, et dont l'Académie va comprendre la portée : en mettant en contact de l'Iode, du fer en limaille et de l'huile fixe jusqu'à ce que toute trace apparente d'Iode ait disparu, et filtrant ensuite pour séparer l'excès de fer, M. Gille ne doutait pas, comme du reste l'analogie et toutes les réactions portaient à le croire, qu'il se formait véritablement un Proto-Iodure de fer ; nous avons demandé à l'auteur de déterminer la quantité de fer par l'analyse directe et non par la simple induction théorique tirée des réactions constatées.

» Il a, à cet effet, préparé une huile contenant 90 centigrammes d'Iodure ferreux pour 100 grammes d'huile, et il a soumis cette huile à l'action décomposante de l'acide nitrique concentré, dans une capsule de porcelaine placée sur un bain de sable. C'est une opération longue et pénible qui n'a pas duré moins de sept heures pour la réduction du corps gras en charbon. Ce charbon a été détaché avec soin et projeté ensuite par petites parties dans un creuset de porcelaine chauffé à blanc. La complète incinération a encore demandé près de quatre heures. Enfin, le résidu de cette combustion a été traité par l'acide nitrique pour convertir ce fer en peroxyde. La moyenne de *trois combustions* a donné 355 milligrammes de peroxyde de fer par opération ; or, 355 milligrammes de peroxyde de fer correspondent à 242 milligrammes de fer métallique, qui exigent 565 mil-

» En présence de ces chiffres, il vous restera démontré que l'Iode et le fer ne sont pas, dans l'huile médicamenteuse que vous avez employée, dans les proportions qui constituent le Proto-Iodure de fer.

» Maintenant, y a-t-il de l'Iodure de fer dans ce produit? On a prétendu qu'il suffisait, pour s'en convaincre, de faire bouillir pendant quelques instants cette huile avec de l'eau distillée, et qu'on constaterait dans cette eau tous les caractères du Proto-Iodure de fer. Nous avons répété cette expérience sous les yeux de M. Soubeyran, *elle ne nous a révélé aucune trace de sel de fer ;* nous n'avons pas été plus heureux avec l'alcool (1).

» M. Deschamps a donc eu raison, vous le voyez, de contester, dans son article, la dénomination imposée au nouveau produit, et l'a rangé, à bon droit, au nombre des médicaments galéniques. Les résultats de l'analyse chimique que nous venons de rapporter ne laissent aucun doute à cet égard.

» Lorsque nos confrères voudront faire bénéficier

ligrammes d'iode pour constituer 805 milligrammes de Proto-Iodure ferreux; la quantité d'Iodure ferreux supposé contenu dans les 100 grammes d'huile mise en expérience analytique étant de 900 milligrammes, on voit que la différence est insignifiante. *L'analyse directe est donc venue confirmer positivement les prévisions de M. Gille sur la formation d'un véritable Iodure ferreux dans la préparation de l'huile de ce nom. (Bulletin de l'Acad. de Méd., séance du 4 octobre 1853).*

(1) Voir pour la réponse à cette étrange assertion l'analyse précédente de M. Caventou, et celle que pourra faire avec notre huile tout pharmacien ou médecin qui possédera les premiers éléments de l'analyse chimique. Quant à la présence de M. Soubeyran à l'analyse de M. Debout, nous nous sommes déjà expliqué précédemment sur ce point.

leurs malades de l'action de l'Iodure de fer, ils devront continuer de prescrire ce sel sous la forme médicamenteuse classique, celle de pilule. » *Signé :* Debout. (*Bull. de Thérap.*, 15 juillet 1854, t. 47, p. 54.

Pour nous, comme pour tout homme intelligent et de bonne foi, la question était assez éclairée ; une nouvelle réponse de notre part n'aurait pu contenir que des répétitions ou des personnalités, et nous tenions à éviter les unes et les autres et à rester sur le terrain de la science. Nous n'usâmes donc point du droit que nous donnait l'épître de M. Debout. Malheureusement pour lui, M. Vigla, médecin des hôpitaux, professeur agrégé à la Faculté de médecine, chargé par conséquent de donner des leçons et non d'en recevoir, M. Vigla ne se trouva point d'humeur à en recevoir une du savant *chimiste-clinicien, rédacteur en chef* du *Bulletin de thérapeutique,* et il adressa à cet *impartial* critique la lettre suivante :

A *Monsieur le docteur* Debout, *rédacteur en chef du* Bulletin général de thérapeutique.

« Je dois à l'obligeance d'un de vos abonnés, Monsieur et très-honoré confrère, la connaissance et la communication de la lettre que vous m'adressez dans le dernier numéro de votre recueil. Elle renferme quelques préceptes de thérapeutique qui ne me paraissent pas puisés à une saine doctrine, et j'y trouve, à propos d'un fait récent de ma pratique, *une leçon* que je ne puis accepter, ne la croyant pas méritée.

» Vous dites : « Avant de soumettre la valeur d'un agent médicamenteux à l'expérimentation clinique, il est non-seulement possible, mais *c'est le devoir du médecin* de vérifier la présence des éléments que l'on prétend entrer dans la composition du nouveau médicament. » Eh bien? j'en appelle à la pratique éclairée de mes collègues, et je réponds : *la chose est impossible*, parceque le temps et surtout *les connaissances spéciales font défaut à la presque unanimité*, et j'ajoute qu'il leur suffit que le médicament proposé émane d'un pharmacien habile et consciencieux, pour qu'ils soient autorisés à l'expérimenter. A chacun son rôle, et, en agissant ainsi, je crois être dans le mien, que je trouve déjà assez étendu.

» Vous avez trop de bon sens pour contester ce principe, que vous reconnaissez un peu plus loin en termes presque identiques à ceux dont je viens de me servir ; mais, par une étrange application, vous semblez vouloir en tirer un privilége au profit de votre journal, comme cela résulte du passage suivant : « Aussi est-ce pour venir en aide à nos confrères que le *Bulletin de Thérapeutique* consacre une des divisions de son cadre aux questions chimiques et pharmaceutiques. Ces travaux, dont la rédaction est toujours confiée à *un pharmacien haut placé* dans la science, et par son savoir et par sa probité.....; » et vous citez des noms dont je reconnais comme vous l'honorabilité. Mais vous admettrez aussi que l'on trouve ces mêmes garanties chez beaucoup d'autres, heureusement pour les besoins de la science, *auxquels vous ne pourriez suffire ;* et puisque vous aimez les citations empruntées aux faits d'un autre ordre et d'une autre science, en me rappelant que « *pour faire un civet, il faut un lièvre,* » pourquoi vous arrêter en si bon chemin, et ne pas me dire tout simplement, sans détour : PRENEZ MON OURS ?

» Mais abordons le fond de la question. Il vous suffira d'*un peu de réflexion* pour voir que, toute philosophique qu'elle paraisse, votre proposition n'est pas soutenable : non, *pour expérimenter rationnellement un médicament, il n'est pas nécessaire d'en connaître la composition intime,* les combinaisons exactes. Sait-on exactement à quel principe, à quelle formule l'huile de foie de morue doit ses propriétés ? Est-on renseigné d'une manière plus positive sur la composition des *eaux minérales naturelles,* et, pour parler des médicaments galéniques eux-mêmes, faudrait-il renoncer, pour les raisons que vous donnez, au *diascordium,* à la *thériaque* et à tant d'autres ? Sur tous ces points, la *thérapeutique a précédé la chimie,* et, sans faire fi des secours qu'elle peut recevoir de cette dernière, elle ne doit pas craindre d'aller encore de l'avant.

« Après les préceptes la *leçon.*

» Vous me dites : « Je vais vous prouver combien, en
» fait d'induction thérapeutique, il faut se montrer
» réservé. L'huile médicamenteuse dont vous vous êtes
» servi contient, en effet, de l'Iode et du fer, mais
» nullement dans les proportions qui constituent l'Io-
» dure de fer ; ainsi, votre civet avait été fait sans liè-
» vre. »

» Je n'entrerai pas, mon cher confrère, dans la discussion chimique : je reconnais volontiers mon incompétence, *en me permettant d'élever quelques doutes sur l'étendue de votre science en fait d'analyses aussi délicates ;* mais cela ne fait absolument rien aux résultats thérapeutiques que je crois avoir obtenus de cette huile. Je ne devais pas procéder autrement que je l'ai fait, et c'est vous-même qui allez me laver de votre accusation. Le passage que je vais citer est emprunté à la discussion même que vous avez engagée avec M. Gille sur le médicament en litige, l'huile de Proto-Iodure de fer.

» Cet honorable et laborieux pharmacien vous parlait des résultats obtenus par M. Maillot, au Val-de-Grâce, et par moi-même, à la Maison de santé ; et vous lui répondiez (30 avril 1854, page 359 du *Bulletin*) : «Que » M. Gille nous fournisse ses observations, qui témoi- » gnent de la valeur de l'huile d'Iodure de fer, et nous » nous empresserons de les publier. *Une préparation* » *pharmaceutique peut ne pas présenter une détermi-* » *nation rigoureuse, et être un médicament réelle-* » *ment utile ;* mais, pour que ce jugement soit accepté » des praticiens, il faut qu'une expérimentation clini- » que rigoureuse ait eu lieu. Les témoignages des sa- » vants confrères, cités par M. Gille, nous suffiront » à cet égard. »

» Pourquoi *ce qui vous suffisait le 30 avril est-il insuffisant le 15 juillet?* Comment avez-vous si rapidement abandonné une doctrine thérapeutique qui m'a toujours paru et me paraît encore la seule vraie, et *changé d'opinion* sur *des faits qui n'ont pu changer ;*

Je vous laisse le soin de l'expliquer à vos lecteurs.

» Un mot encore, mon cher confrère, votre débat avec M. Gille dure depuis trois grands mois, et c'était déjà trop de m'y trouver indirectement et involontairement engagé. Je croyais le voir enfin toucher à son terme, quand vous m'interpellez personnellement. Me permettrez-vous *un conseil* en échange d'*une leçon* :

» Toute pleine d'intérêt que soit cette discussion pour M. Gille et pour vous, elle pourrait bien n'être pas autant du goût de vos lecteurs qui, mis en veine de malice par votre *civet de lièvre*, auraient le droit de vous rappeler le *pâté d'anguilles* du confesseur de Louis XIV.» *Signé* : VIGLA. (*Bull. de thérap.*, 30 *juillet* 1854, t. 47, p. 110).

Cette brève réplique paraissait péremptoire ; M. Debout cependant s'était proposé d'y répondre ; mais il sentit que l'autorité de M. Vigla était un peu plus difficile à ébranler que la nôtre, qui n'avait uniquement pour elle que la raison et le bon droit. Aussi, avant d'insérer la lettre de M. Vigla, M. Debout crut-il nécessaire de réfléchir et de se donner du temps. Il imprima en tête de cette lettre les lignes suivantes :

« Au moment de mettre sous presse, nous recevons la lettre suivante de notre honorable *collègue* (1), M. Vigla. L'espace nous manque pour y répondre ! »

Depuis deux ans l'espace a toujours manqué à M. De-

---

(1) *Collègue*, en quoi ? M. Debout n'est ni médecin des hôpitaux, ni professeur agrégé à la faculté de médecine, que nous sachions! M. Debout aura confondu *collègue* avec *confrère;* c'est d'ailleurs là une mince erreur en comparaison des autres,

bout, et cela prouve en sa faveur : il a compris que les leçons et les conseils de **M.** Vigla valent mieux que les siens, et il les a acceptés. C'est là pour **M.** Debout le seul bon fruit qu'ait porté cette trop longue discussion. Quant à **M.** Deschamps, il paraît décidé à mourir dans l'impénitence finale, puisque, même la lettre de **M.** Vigla lui semble malheureuse pour le fond et pour la *forme*. Nous espérons que nos lecteurs seront moins difficiles que **M.** Deschamps, et qu'ils trouveront dans l'article de **M.** Vigla la meilleure conclusion possible à cette trop longue discussion.

Sirop d'Iodure de fer inaltérable (Gille).

Les désirs plusieurs fois manifestés de plusieurs médecins, notamment de **MM.** Blache et Guersant, qui rencontraient souvent, chez les enfants, des obstacles difficiles à vaincre dans l'administration des dragées et de l'huile iodo-ferrée, nous ont fait chercher un moyen de conserver ce sel dans du sirop, comme nous l'avions fait dans les deux autres excipients.

On sait que plusieurs causes contribuent à altérer celui qui est fait par les procédés généralement suivis : les principales sont le peu de viscosité de ce sirop, qui ne défend pas suffisamment le sel iodé de son affinité pour l'oxygène de l'air; en second lieu, l'impureté des matières qui servent à sa composition ; enfin, très-souvent un défaut de soin dans la préparation.

En évitant ces causes d'altération, nous sommes parvenu à composer un sirop qui conserve pendant très-longtemps, même pendant des températures élevées, le Proto-Iodure. Nous prévenons seulement que ceux qui voudront obtenir un produit aussi parfait que possible, ne devront négliger aucune des précautions que nous allons indiquer, quelque minutieuses qu'elles puissent paraître. Voici notre manière de procéder :

Gomme arabique purifiée (1),	1,000	gram.
Sucre de canne, parfaitement raffiné,	2,670	
Eau distillée,	2,330	
Proto-Iodure de fer pur,	28 80	

On fait dissoudre la gomme arabique dans un poids d'eau égal au sien; cette dissolution doit être faite dans un vase de porcelaine ou de faïence, et obtenue dans le moins de temps possible, car tout le monde sait que par son exposition à l'air la gomme en dissolution acquiert promptement une réaction acide La solution une fois obtenue, on la passe dans une étamine parfaitement propre.

D'autre part, on fait avec le sucre et l'eau distillée un sirop que l'on clarifie au blanc d'œuf. On le fait cuire jusqu'à ce qu'il marque bouillant 32 degrés; on ajoute la solution de gomme à ce sirop et l'on passe le tout à travers une étamine de laine. .

Le Proto-Iodure de fer pur doit avoir été préparé à l'instant même où l'on veut faire le sirop. La solution de ce sel doit être filtrée à travers un papier ne contenant pas d'amidon, et le filtre doit avoir été préalablement lavé avec de l'eau distillée sucrée. La solution filtrée du sel ferreux doit être reçue sur du sucre cassé réservé à cet effet; on fait avec ce sucre et la solution un sirop que

(1) Il a été reconnu depuis longtemps que la gomme arabique, outre les impuretés qu'elle contient, est souvent souillée d'une matière particulière à réaction acide. Il est indispensable que la gomme employée soit débarrassée de ces deux sortes d'impuretés; pour la purifier, il faut la décortiquer, enlever toutes les impuretés grossières qui la souillent, puis la laver à plusieurs reprises dans l'eau distillée. Cette opération préparatoire est de la plus grande importance, si l'on tient à avoir un produit qui se conserve longtemps.

l'on mèle immédiatement à celui que nous avons indiqué plus haut.

Ainsi obtenu, le sirop doit être renfermé dans des flacons de verre bouchés à l'émeri. Lorsque ces flacons sont pleins, le sirop se conserve indéfiniment, car nous en avons depuis plusieurs années qui n'a éprouvé aucune altération ; quand les flacons sont en vidange, la conservation a lieu encore pendant plus de temps qu'il n'en faut pour qu'un flacon commencé soit consommé entièrement.

Nous croyons devoir insister en terminant sur l'observation rigoureuse de toutes les précautions que nou venons d'indiquer. Ces précautions sont fort simples assurément ; mais elles exigent un soin en quelque sorte minutieux, et c'est faute d'avoir eu ce soin qu'on n'a pas obtenu des résultats tels que nous les avons annoncés.

Pommade d'Iodure de Fer (Gille).

La pommade d'Iodure de fer est aujourd'hui aussi peu employée qu'elle mériterait de l'être beaucoup ; la raison malheureusement n'en est que trop légitime. Lorsque par hasard un praticien ordonne cette pommade, elle est presque toujours préparée avec de l'Iodure de fer du *codex* (Iodure de fer sec), lequel, ainsi que nous l'avons déjà dit plusieurs fois, n'est pas de l'Iodure de fer, mais bien un mélange, en proportions variables de ce sel, d'Iode et d'oxyde de fer. On compose ainsi une pommade qui est une véritable pommade iodée, et qui possède des propriétés irritantes plus ou moins prononcées, quelquefois presque corrosives.

Pour préparer une véritable pommade iodo-ferrée,

il faut, comme pour le sirop, prendre de l'Iodure de fer dissous qu'on vient de préparer à l'instant. Les proportions de la solution sont de moitié eau et moitié de sel ferreux en poids. On incorpore cette solution dans de l'axonge benzinée, et dans les proportions prescrites par le médecin. Au lieu d'une pommade brun-marron comme celle que l'on obtient avec l'Iodure ordinaire des pharmacies, on a une pommade parfaitement blanche, c'est-à-dire que l'Iodure de fer n'a donné aucune coloration à l'axonge. La graisse jouissant de la propriété de préserver les molécules d'Iodure ferreux du contact de l'air, cette pommade se conserve presqu'aussi bien que celle d'Iodure de potassium, quand on la renferme dans des flacons bien bouchés.

La pommade iodo-ferreuse ainsi préparée a une action bien plus favorable que celle d'Iodure potassique sur les ulcères et les engorgements scrofuleux; elle modifie rapidement et très-avantageusement tous les ulcères atoniques et phagédéniques; la facile pénétration des sels ferreux solubles à travers la peau lui permet même d'agir comme tonique général.

Les proportions entre l'Iodure ferreux et l'axonge peuvent nécessairement varier comme les indications que le médecin veut remplir. Voici la formule que nous exécutons habituellement sur les indications des praticiens qui ont substitué dans la plupart des cas la pommade iodo-ferreuse à celle d'Iodure de potassium.

Axonge benzinée,	50	grammes.
Iodure ferreux,	5	»

F. S. A.

Renfermez cette pommade dans un flacon que vous boucherez avec soin.

Les préparations qui précèdent peuvent, croyons-nous, remplir toutes les indications qui se présenteront aux praticiens ; ce sont, dans tous les cas, les seules qui puissent mériter leur confiance quant à la conservation du Proto-Iodure ; toutes celles dont on a surchargé la thérapeutique et que nous allons passer en revue, pêchent par cette base essentielle, et de plus sont souvent d'une administration presqu'impossible par leur saveur, ou bien d'une digestion tellement difficile que ce qu'elles renferment d'Iodure non altéré risque fort de passer dans le tube digestif sans éprouver les effets de l'absorption. Nous pourrions nous dispenser de reproduire ici toutes ces formules ; mais notre intention n'étant pas de substituer notre jugement à celui des médecins, nous croyons de notre devoir de mettre sous leurs yeux toutes ces formules, sauf à les prévenir des inconvénients et des imperfections qu'elles offrent.

Les formules de Dupasquier et celles de notre distingué confrère, **M. Boudet**, se trouvant inscrites et appréciées dans l'historique que nous avons tracé de l'Iodure de fer, nous ne les reproduirons pas ici ; nous nous contenterons de renvoyer à cet historique, où l'on trouvera d'ailleurs la critique de beaucoup des formules suivantes qui ne sont que des copies plus ou moins malheureuses de celles du savant médecin de Lyon. Les formules du *codex*, à base d'Iodure de fer, se trouvant à leur tour appréciées avec beaucoup de justesse par Dupasquier lui-même, nous croyons également ment inutile de les reproduire. Voici donc celles que nous croyons devoir inscrire dans notre ouvrage, classées par ordre alphabétique, des médicaments dans lesquels elles entrent, ordre que nous suivrons du reste pour tous les composés ou mélanges iodiques.

Bains d'Iodure de fer (Pierquin).

Iodure de fer,   60   grammes.
Eau,   500   »
Pour un bain de 100 litres.

Ces bains n'étant pas usités, nous croyons superflu de nous occuper de la modification que certain réformateur a fait subir à la formule précédente.

Chocolat d'Iodure de fer (Pierquin).

Iodure de fer,   6   grammes.
Chocolat,   494   »

Une demi-tasse à une tasse par jour. Chaque demi-tasse contient 25 centigr. d'Iodure.

Le mélange d'un médicament quelconque avec une substance alimentaire quelconque, avec le chocolat par conséquent, mélange dont on a singulièrement abusé, ne nous paraît avoir aucun autre avantage, sinon de rendre plus facile, moins désagréable le médicament en question. Quand cet avantage fait défaut, le mélange est pour le moins inutile ; quand il a pour résultat de rendre à peu près inévitable l'altération du médicament, le mélange est alors complétement défectueux : c'est ce qui a lieu pour le chocolat d'Iodure de fer. Bien des praticiens nous ont demandé de préparer un chocolat de cette nature, le chocolat étant aujourd'hui un aliment fort à la mode et excellent d'ailleurs. Jamais nous n'avons pu nous rendre à ce désir, parce que l'association réclamée donne au chocolat une saveur fort désagréable, à moins que l'Iodure n'y soit en proportions insignifiantes ; le chocolat iodo-ferré devra donc être proscrit toutes les fois qu'on voudra administrer un médicament sérieux.

Eau gazeuse de Proto-Iodure de fer (Dupasquier).

(Voir l'historique ci-dessus.)

Eau iodo-ferrée (Mialhe).

(Voir l'Iodure de Potassium.)

Gelée de Lichen proto-iodo-ferrée (Dupasquier).

(Voir ci-dessus.)

Injections d'Iodure de fer.

Iodure de fer venant d'être préparé, de 5 centigr. à 1 gr.
Eau distillée,   60 »

On comprend que, suivant qu'on les fait dans l'urètre ou dans le vagin, suivant qu'il s'agit de combattre une inflammation aiguë ou chronique, rien ne doit plus varier que les doses proportionnelles du sel et du véhicule. L'important, pour qu'une injection iodo-ferrée agisse convenablement, c'est qu'on la prépare avec un sel tout récent et qu'on ne la conserve pas au delà de quelques heures en vidange.

Lavement proto-iodo-ferré (Dupasquier).

(Voir l'historique ci-dessus.)

Lotions d'Iodure de fer.

(Mêmes remarques que pour les Injections.)

Marmelade proto-iodo-ferrée (Dupasquier).

(Voir l'historique ci-dessus pour l'appréciation de cette mar-melade qui n'en est pas une.)

Pastilles d'Iodure de fer.

Iode ,	20	grammes.
Fer,	10	»
Eau ,	200	»
Sucre blanc granulé ,	1000	»
Essence de menthe ,	5	»

Ajoutez une suffisante quantité d'eau de menthe à la solution d'Iodure de fer, et faites des pastilles de 50 centigr.

Mêmes remarques que pour le chocolat iodo-ferré.

Pilules d'Iodure de fer.

Il en est des formes pharmaceutiques données à un mé-dicament comme des médications affectées à certaines maladies ; le nombre de ces médications en trahit inévitablement l'impuissance; le nombre des formules est le signe de leurs défectuosités. Cette règle s'applique parfaitement aux pilules d'Iodure de fer, et cela est d'autant plus regrettable que la forme pilulaire est en définitive la plus commode pour administrer les médicaments, et que le discrédit de toutes les mauvaises formules qu'on a variées à l'infini, et qui ne s'élèvent pas à moins d'une vingtaine, rejaillit toujours un peu sur celle que nous avons proposée et qui remplit rigoureusement toutes les conditions que recherchent avec raison les praticiens. Nous ne surchargerons pas ces pages de toutes ces formules; par l'examen des unes, on jugera parfaitement des autres, surtout si l'on se rappelle les principes que nous avons posés pour la conservation de l'Iodure de fer, et les signes faciles que nous avons décrits et qui permettent d'en reconnaître la pureté.

Pilules de Dupasquier.

(Voir à l'historique.)

Pilules magistrales d'Iodure ferreux (Mayet).

	gram.	centigr.
Iode ,	3	50
Fer porphyrisé ,	1	»
Eau ,	4	»

F. S. A. L'Iodure de fer dans une capsule du même métal ou de porcelaine dont vous connaîtrez le poids ; ne filtrez pas afin de laisser un excès de fer. Ajoutez :

Miel blanc ,	1 gr. 50 c.

Chauffez sur une lampe à esprit de vin jusqu'à ce que le mélange ait perdu 3 grammes. Ajoutez :

Gomme adragante ,   2 gr.

Laissez encore quelques secondes sur le feu, afin que la gomme se gonfle convenablement, et incorporez à cette masse :

Poudre de guimauve ,   2 gr.

Vous obtiendrez un produit pesant *dix grammes* et contenant *quatre grammes* d'Iodure de fer.

C'est là du moins la prétention de l'auteur ; mais il a oublié que la gomme adragante renferme un principe qui réagit très-promptement sur l'Iodure de fer ; que cette réaction se manifeste par l'apparition d'une couleur rouge, et qu'à partir du moment où la coloration s'observe, la quantité d'Iodure de fer diminue.

Pilules de Proto-Iodure de fer (Perrens).

Iode ,   1 gr.
Fer en poudre non oxydé,   1
Miel blanc ,   1
Poudre de réglisse ,   2

Broyez rapidement dans un mortier de fer l'Iode et la limaille, de façon à opérer un mélange exact ; ajoutez le miel ; broyez vivement. Lorsque la masse n'exhale plus l'odeur de l'Iode, incorporez de vive force la poudre de réglisse et divisez rapidement en 25 pilules, que vous argenterez et conserverez dans des flacons contenant du lycopode.

Suivant l'auteur, ces pilules que l'on peut préparer en 10 minutes, se conserveraient pendant très-longtemps. Non-seulement la préparation est difficile, ce qui ne serait pas le principal inconvénient ; mais l'association du miel au Proto-Iodure est toujours mauvaise, en ce que le miel étant très-hygrométrique, entretient dans la pilule une humidité qui facilite la décomposition de l'Iodure. Il y aurait bien d'autres choses à dire sur cette formule qui n'est qu'une copie malheureuse de celle de Dupasquier.

Autre (Calloud).

Iodure de potassium ,	2	gr.	10 c.
Sulfate de fer cristallisé,	1		60
Mie de pain ,	2		»
Sucre ,	1		»
Poudre de guimauve , Q. S. pour	56	pilules.	

Chaque pilule, dit l'auteur, contient 52 milligrammes d'Iodure de fer.

— Le procédé qui consiste à obtenir par double décomposition l'Iodure dans une masse pilulaire, au lieu de l'y mettre tout fait, est mauvais, parce que lorsqu'il s'agit d'un composé aussi instable que l'Iodure, on n'est jamais sûr de la quantité qui s'en formera, ou mieux si la réaction sera complète. L'auteur de la formule précédente ne sait donc pas si ses pilules contiennent 52 milligrammes d'Iodure, ou seulement 40, 30, ou même beaucoup moins, ou même s'il y en a en quantité quelconque. On s'explique difficilement d'après cela, comment la formule précédente a été imitée par M. Chapoteaux, sans avantage aucun, ou peu s'en faut. Voici la formule de M. Chapoteaux :

Iodure de potassium ,	5	gr.	70 c.
Proto-sulfate de fer,	7		65
Fer réduit par l'hydrogène ,	2		»

Faites une masse pilulaire avec une quantité suffisante d'extrait de chiendent et divisez la masse en 100 pilules.

Ces pilules, suivant l'auteur, seraient inaltérables lorsqu'elles ont été recouvertes d'un mélange de sucre, d'amidon , de sucre et de gomme arabique pulvérisée. Quel avantage peut donc présenter la voie de double décomposition dans la conservation de l'Iodure de fer ?

Pourquoi choisir un extrait hygrométrique pour associer à un sel déjà très-avide d'eau ? Nous ne voyons là qu'une association très-peu favorable pour la durée prétendue indéfinie de ces pilules.

Pilules de fer composées (Burgraeve).

Savon médicinal,	8	grammes.
Gomme ammoniaque,	4	»
Iodure de fer nouvellement préparé ,	2	»
Poudre de ciguë,	2	»
Poudre d'aconit .	2	».

Pour des pilules de 20 centigr.

Deux le matin et deux le soir.

Cette association de savon et de substances végétales à l'Iodure de fer en assurerait la décomposition, si le mode de préparation ne la rendait déjà certaine.

Pilules emménagogues (Lugol).

Iodure de fer ,	0,50 centigr.
Amidon ,	1,20
Sirop de gomme, Q. S.	

Pour 24 pilules.
Décomposition instantanée.

Autre (Werneck).

Iodure de fer,	4 grammes.
Suc de réglisse,	Q. S.

Pour 60 pilules.

Mêmes remarques que pour les précédentes.

Pilules d'Iodure de fer et de Sulfate de Quinine (Bouchardat).

Notre savant maître, M. le professeur Bouchardat, pensant avec raison qu'il peut être utile d'associer le Proto-Iodure de fer à la quinine dans le traitement de la chlorose et surtout des fièvres intermittentes rebelles et accompagnées de cachexie, a proposé la formule suivante, qui peut rendre des services. Nous pensons cependant qu'on assurera davantage les résultats que le savant professeur a voulu atteindre en administrant séparément l'Iodure de fer et le sulfate de quinine. Quoi qu'il en soit, voici la formule de M. Bouchardat.

Proto-Iodure de fer,	5 gram.
Sulfate de quinine,	1 »
Miel,	1 »
Poudre de réglisse, Q. S.	

Pour 30 pilules.

A une heure d'intervalle, 2 à 6 par jour dans la chlorose. 12 à 18, en trois fois, dans les fièvres intermittentes.

Pommade d'Iodure de fer (Pierquin).

Proto-Iodure de fer,	3 gr.
Axonge,	17 »

Mêlez.

(Voir ci-dessus les remarques que nous avons présentées à propos de notre formule de pommade.)

Pommade d'Iodure de fer composée (Duval).

Axonge,	64 gr.
Proto-Iodure de fer,	8 »
Extrait de jusquiame,	8 »
Camphre,	8 »

Mêlez.

Formule aujourd'hui bannie de la pratique.

Sirop proto-iodo-ferré (Dupasquier).

(Voir l'historique ci-dessus.)

M. Deschamps a cru devoir perfectionner le sirop de
Dupasquier en substituant le sirop simple au sirop de
gomme. C'est un moyen de hâter un peu plus la décomposition de l'Iodure. — De deux choses l'une : ou
l'on veut que le sirop se conserve, et alors il faut le
préparer comme nous l'avons dit, ou bien on veut le
consommer à l'instant même., et alors il suffit de mê-
ler sans autre embarras, à du sirop simple , du Proto -
Iodure récemment préparé.

Sirop iodo-ferré (Mialhe).

Ce sirop n'est pas un sirop d'Iodure de fer, mais bien
d'Iodure de potassium. On le trouvera à l'article qui
traite de ce dernier sel.

Sirops mélangés ou composés.

Le légitime succès obtenu en thérapeutique par l'Iodure de fer n'a pas tardé à produire ce que nous avons
déjà signalé dans la partie thérapeutique de ce travail,
pour les iodiques en général, une foule de mélanges,
d'associations de l'Iodure avec des substances minérales et surtout organiques. On en a déjà vu quelques
échantillons à propos des pilules. Mais c'est surtout le
sirop qui a servi de substratum à tous ces assaisonne-
ments. Nous n'entrerons pas dans les détails de ces mélanges, dont le nombre augmente naturellement tous
les jours, et augmentera probablement encore jusqu'à
ce que tous les sirops de la pharmacopée universelle y
aient passé. Pour quelques médicaments très-fixes, ces
associations n'ont guère que l'inconvénient de l'inutilité; mais quand il s'agit d'un sel aussi altérable que
l'Iodure de fer, ils ont pour conséquence d'atténuer
ou même de détruire l'action du véritable principe actif. Tous ces mélanges doivent être rigoureusement
proscrits.

Sirop d'Iodure de fer et de sulfate de quinine (Bouchardat).

Iode,	5	grammes.
Fer,	2	»
Eau,	20	»
Filtrez après la combinaison et versez		
la liqueur filtrée dans :		
Sirop de sucre,	1 kil. 120	»
Dissolvez,		

Sulfate de quinine ,   1   «
Dans
    Eau acidulée ,   10   »
Et ajoutez ce soluté au sirop. Mêlez et divisez en flacons.

Solution normale d'Iodure ferreux (Dupasquier).

(Voir l'historique.)

Solution officinale de Proto-Iodure de fer (F. Boudet).

(Voir également l'historique.)

M. Deschamps a cru utile de perfectionner et la solution normale de Dupasquier et la solution officinale de
M. F. Boudet, et il a imaginé pour cela un hydrolé concentré, plus une solution radicale ; mais comme il fait
lui-même remarquer à la suite de ses formules que
« toutes les solutions d'Iodure de fer qui sont conservées, ne valent pas l'Iodure nouvellement préparé, »
on ne voit guère pourquoi il s'est donné la peine d'ima-
giner les siennes.

Tablettes proto-iodo-ferrées (Dupasquier).

(Voir l'historique.)

Les tablettes étant encore moins propres que les
pastilles et les biscuits à la conservation de l'Iodure,
doivent à plus forte raison être proscrites ; nous croyons
donc inutile de nous occuper de celles qu'on a imaginées depuis Dupasquier, sans plus de succès que lui.

Teintures d'Iodure de fer.

Nous disons *teintures,* parce qu'on ne s'est pas contenté d'en proposer une seule. On ne s'explique pas trop quel but on a voulu atteindre en les imaginant ; ce qui est plus clair, c'est qu'on fait, en les exécutant, de très-mauvaises préparations.

Vin d'Iodure de fer.

| Iodure ferreux, | 10 grammes. |
| Vin de Bordeaux, | 520 » |

Autre.

Sulfate de fer,		80 c.
Iodure de potassium,	4 gr.	5 »
Vin blanc,	52	» »

On pulvérise, on mélange, on ajoute quelques gouttes de vin pour faciliter la réaction, on triture un instant et l'on filtre.

M. Deschamps trouve ces formules mauvaises et inutiles ; nous, nous les trouvons mauvaises seulement ; si elles étaient bonnes, nous croyons qu'elles pourraient être utiles. Mais M. Deschamps semble croire que ces formules ne sont mauvaises que parce qu'elles ont un goût très-désagréable; elles sont mauvaises pour cela, il est vrai, mais elles le sont encore parce qu'elles ne conservent pas l'Iodure. Dans tous les cas, puisque M. Deschamps tient compte avec raison de la saveur des médicaments, on ne comprend pas trop pourquoi il a voulu substituer aux vins précédents le suivant, qui ne vaut guère mieux sous ce rapport, et qui est tout aussi défectueux, au point de vue de la conservation de l'Iodure.

Autre (Deschamps).

Iode,	**2** gr.
Limaille de fer,	1 »
Eau distillée,	7 » 20 c.

Pesez dans un flacon, bouchez, agitez jusqu'à ce que le liquide soit décoloré, et filtrez.

Liquide filtré,	8 grammes.
Vin pour les vins médicamenteux agité	
avec un peu d'oxyde de fer hydraté,	592 »

Mêlez.

Nous croyons qu'on fera bien d'administrer l'Iodure de fer aux phthisiques sous une autre forme que le vin de M. Deschamps, malgré sa recommandation, car c'est véritablement une chose fort désagréable à prendre que les vins additionnés de sels de fer et positivement sans avantages sur les autres formes.

Art. 2. — IODE.

Les formules sous lesquelles on a prescrit l'Iode peuvent être rangées en deux catégories, suivant que l'Iode est prescrit pur, ou qu'il est associé à l'Iodure de potassium. Ces dernières préparations ont souvent été comprises dans la médication iodo-potassique, sous le nom d'Iodures iodurés. D'abord cette dénomination est impropre, puisque l'Iodure associé à l'Iode est un Iodure *iodé* et non ioduré ; ensuite elle est impropre très-souvent, parce que le médicament principal étant l'Iode et le médicament accessoire, l'Iodure, il est naturel que ce soit l'Iode qui forme le substantif de la préparation. Ce n'est que lorsque l'Iode est lui-même le principe accessoire que la dénomination inverse doit être adoptée.

1°. PRÉPARATIONS D'IODE PUR.

Bains d'Iode.

Ce mode d'administration de l'Iode a été très-peu employé, sans doute à cause de son prix élevé ; la dose d'Iode ou mieux de teinture d'Iode ne devrait pas être de moins de 60 à 100 grammes pour un bain ordinaire. Le défaut d'usage ne permet pas de dire si ce mode d'administration posséderait quelques avantages, au moins dans quelques cas spéciaux, sur les modes adoptés.

Bains de vapeur.

Un pharmacien de Bordeaux a proposé d'administrer ces bains ainsi qu'il suit :

Dans une chambre à bains de vapeur en bois, on allume une ou deux lampes à alcool jusqu'à ce que le sujet soit en pleine transpiration. On expose *alors* dans une capsule de porcelaine, et sur un support, à la chaleur de la lampe, la quantité du métalloïde que l'on veut employer. On commence, pour un adulte, par 1 gramme, et on augmente de 50 centigrammes jusqu'à 2 grammes 50 et 3 grammes. Lorsqu'on brusque la dose, l'épiderme s'enflamme, se couvre d'érythèmes et même de papules, ce qui disparaît aussitôt que l'on modère les doses. La durée de ces bains est un peu moins longue que celle des bains de vapeur ordinaires. Ces bains, que nous sachions, n'ont pas encore passé dans le domaine de la pratique.

Emplâtre iodé (Roderburg).

Iode pur,   2,0 gram.
Divisez-le avec quelques gouttes d'alcool, ajoutez-y alors quelques gouttes d'huile d'olive, puis incorporez le tout dans :
    Emplâtre simple ramolli par la chaleur.   52,0 gr.
Malaxez avec soin.
Cet emplâtre est brun rougeâtre.

Cet emplâtre n'est point un emplâtre d'Iode, mais bien d'Iodure de plomb. Il sera toutefois facile au médecin d'avoir un véritable emplâtre iodé, s'il le juge utile, en prescrivant de le préparer avec l'emplâtre de cire et de l'Iode, et non avec l'Iode et l'emplâtre simple.

Emplâtre calmant et fondant iodé (Boinet).

Emplâtre de Vigo ,	16 gram.
Extrait de belladone,	4 »
Extrait de ciguë ,	4 »
Iode en poudre très-fine,	1 »

Mêlez et étendez sur de la peau ou de la toile.

« La composition de cet emplâtre, dit M. Boinet, peut donner naissance à un Iodure de mercure, ou même à un bi-Iodure, mais jamais il ne nous a paru être suivi d'effets fâcheux. »

Émulsion iodée (Marchal).

Liquide composé d'un gramme d'huile iodée du même auteur (voir plus loin, huiles iodées) , et d'une suffisante quantité d'eau et de gomme pour faire une émulsion.

Contre les plaies et engorgements scrofuleux et syphilitiques rebelles.

Huiles iodées.

L'idée de ces huiles, idée suivie d'exécution, la priorité par conséquent appartient bien, quoi qu'en dise M. Deschamps, à M. Marchal (de Calvi), qui a rendu un véritable service en ouvrant la voie aux recherches qui ont suivi.

1°. *Huile iodée* de M. Marchal (de Calvi).

Iode,	1 gr.
Huile d'amandes douces,	19 »

Faites dissoudre. — Liquide rougeâtre au moment où on vient de le préparer.

2°. *Huile iodée* de M. Personne.

Iode,	5 gr.
Huile d'olives,	100 »

Faites dissoudre. Faites passer à travers la dissolution un courant de vapeur d'eau jusqu'à décoloration complète. Ajoutez de nouveau 5 autres grammes d'Iode et continuez le courant de vapeur pour obtenir la décoloration. Décantez l'eau, et lavez l'huile avec une faible solution de bicarbonate de potasse ou de soude jusqu'à ce que toute réaction acide ait disparu. Laissez déposer et filtrez l'huile au papier. Pour l'huile qui doit être conservée, décantez l'eau, et faites passer plusieurs fois de la vapeur d'eau.

Huile incolore. Huile iodée de M. Deschamps.

Huile d'amandes,	100 gram.
Teinture d'Iode,	24 »

« Versez ce mélange dans une cornue ou dans un ballon; introduisez une feuille de platine roulée, et distillez ou chauffez avec précaution jusqu'à ce que l'huile soit entièrement décolorée; laissez refroidir l'huile et lavez-la avec de l'eau contenant 2 grammes de bi-carbonate de soude par 1,000 grammes d'eau, puis avec de l'eau simple, pour enlever l'excès d'alcali. Filtrez l'huile dans un flacon, ajoutez 2 grammes d'amidon, agitez et chauffez au bain marie pendant une demi-heure; laissez refroidir et conservez dans des flacons remplis le plus possible. — Quelquefois l'huile s'émulsionne quand on la lave avec de l'eau; lorsque cela arrive, il faut faire bouillir de l'eau dans un vase étamé, verser l'huile émulsionnée, faire bouillir un peu, etc.» (L'etc. est de M. Deschamps).

Huile colorée.

Iode,	10 gram.
Huile d'amande, .	100 »

« Pesez l'Iode et l'huile dans un flacon et chauffez au bain marie pendant quelques heures. Agitez de temps en temps pour que l'Iode ne réagisse pas trop fortement sur une partie de l'huile, et ne détermine pas la formation de cette matière noire dont nous avons parlé, et laissez refroidir. Lavez l'huile avec de l'alcool pour enlever l'excès d'Iode et lavez-la avec de l'eau alcaline et enfin avec de l'eau pure.

Dans ces trois huiles, la formation de l'acide iodhydrique y est parfaitement constatée, et les auteurs ont rigoureusement recommandé les lavages réitérés tant avec de l'eau alcaline qu'avec de l'eau pure. Les deux huiles de M. Deschamps ayant été abandonnées aussitôt que créées, nous nous abstiendrons de faire sur leur compte aucune réflexion.

Quant à celle de M. Personne, l'Académie lui ayant donné la préférence, nous avons trop de respect pour ses décisions, pour émettre une appréciation quelconque dans cette circonstance.

Huile iodée de Berthé.

```
Iode,                                        5 gram.
Huile d'amandes,                             100  »
```

Chauffez doucement au bain marie dans un ballon ; entretenez la chaleur jusqu'à ce que la couleur brune ait complétement disparu ; cette opération fort simple dure environ deux heures ; au bout de ce temps, filtrez l'huile et conservez pour l'usage. L'auteur, avec juste raison, fait observer que ce *modus faciendi* est exempt de tout inconvénient que la formation de l'acide iodhydrique n'a pas lieu ; il devient, dès-lors, très-évident que cette formule est sinon la meilleure, du moins une excellente formule d'huile iodée, et celle qui, en définitive, répond le mieux aux besoins de la pratique.

Huile iodo-phosphorée (Berthé).

M. Berthé voulant se rapprocher davantage de la composition de l'huile de foie de morue, qu'il avait pour but de remplacer, a imaginé d'ajouter à son huile iodée une faible proportion de phosphore, corps que l'huile dissout également. Il dissout cette proportion de phosphore dans un peu d'huile et mêle celle-ci à l'huile iodée.

Injection iodée (Velpeau).

```
Teinture d'Iode,                             50 gr.
Eau distillée,                               100  »
```

Mêlez.

Pour injecter dans la tunique vaginale contre l'hydrocèle, dans les kystes synoviaux, les cavités closes diverses, etc.

« Mauvaise formule ! » dit M. Deschamps (*Ma-*

nuel, p. 464).— Pourquoi?— Est-ce parce que M. Velpeau a opéré jusqu'à présent des centaines d'hydrocèles et de kystes de toutes sortes avec un succès à peu près constant, en faisant usage de cette injection! C'est probablement ce que tous les chirurgiens se demanderaient s'ils avaient lu M. Deschamps. Mais, jusque-là, ils se contenteront de guérir leurs malades.

Inhalations, — inspirations, — fumigations iodées.

Frappés des graves inconvénients qu'entraîne l'administration interne de l'Iode pur, de quelque façon qu'on l'enveloppe et qu'on le masque, plusieurs médecins ont songé à le prescrire sous forme de fumigations, trouvant d'ailleurs, à ce mode d'administration, l'avantage d'agir tout à la fois généralement et localement sur les parties malades, lorsque la maladie avait son siége dans les poumons, la gorge ou les fosses nasales. Beaucoup de procédés ont été imaginés pour faire des inspirations ou des inhalations iodées.

Le plus simple est celui qu'on emploie pour beaucoup d'autres substances, qu'on prescrit sous la même forme; il consiste dans des cigarettes formées d'une substance inerte quelconque, ou même d'une substance plus ou moins calmante (belladone, datura, opium, etc.), mélangée de poudre d'Iode. Ce procédé a été le premier mis en usage, mais l'irritation produite par les vapeurs iodées n'a pas tardé à y faire renoncer. Quelques praticiens cependant l'emploient encore.

M. Chartroule, voulant éviter l'inconvénient de l'irritation, principalement en dosant la quantité d'Iode que le médecin emploie, a imaginé un appareil à l'aide duquel on peut en effet mesurer assez exactement la quantité d'Iode que le malade inspire, ou tout au moins la quantité qui s'en vaporise. Cet appareil n'empêche pas cependant que l'irritation ne se manifeste à un degré suffisant pour que beaucoup de malades renoncent aux inspirations.

M. Lenglebert a associé, comme on le verra plus loin, les vapeurs d'Iode à celles de substances calmantes, et de plus, a conseillé de faire inspirer ces vapeurs mélangées à une certaine quantité d'air. Pour cela, il a imaginé de mettre l'Iode sous forme de trochisques. Ce moyen, assez imparfait, n'est guère employé que par l'auteur.

Enfin M. Titon, peu satisfait de tous les moyens précédents, a proposé de faire des inhalations avec du chloroforme contenant de l'Iode en dissolution, dans les proportions que nous donnons plus loin. Il dit s'être assuré que l'Iode, ainsi inspiré, est parfaitement absorbé sans produire aucune irritation, et qu'on le retrouve dans les urines. On s'explique difficilement toutefois comment, s'il ne se produit aucune irritation, l'auteur dit qu'il faut par des inhalations courtes et fréquemment répétées, *habituer le poumon* au moyen, ce qui doit *nécessairement* produire une sorte de *cautérisation locale* qui ne peut qu'amener une modification favorable dans la sécrétion et même dans l'état des parties plus ou moins ulcérées. »

Quoi qu'il en soit, voici comment il conseille de procéder habituellement à ces inhalations :

« Je place sous les narines un flacon ouvert pendant une, deux ou trois inspirations, puis je le retire pour permettre une ou deux inspirations d'air pur, et ainsi de suite pendant quatre ou six minutes. Ces inhalations sont répétées plus ou moins souvent suivant le cas. »

Lavement iodé (Cadet).

Gomme arabique,	15,0 gr.
Eau,	150,0 »
Ajoutez après dissolution :	
Teinture d'Iode,	5 gouttes.

Abandonnée à juste titre pour son insignifiance.

Liniment ioduré composé (J. Cloquet).

Alcoolat de Romarin,	40 gram.
Teinture d'Iode,	8 »
Ammoniaque,	2 »
Baume tranquille,	16 »
Mêlez.	

Agiter au moment de s'en servir.

Il est évident qu'il se forme dans ce mélange de l'Iodhydrate d'ammoniaque.

Liniment contre les engelures (Cadet).

Teinture d'Iode,	4 gr.
Laudanum de Rousseau,	8 »
Huile d'amandes douces,	60 »
Eau de chaux,	60 »

Ici, ce n'est point l'Iodhydrate d'ammoniaque, mais

celui de chaux qui se forme : il est douteux qu'il ait une action bien prononcée.

Lotion iodée (Foi).

Iode,	5 gram.	10 cent.
Alcool,	5 »	80 »
Eau,	500 »	» »

Pour laver les plaies scrofuleuses.

Mellite iodé (Hannon) *(n° 1)*.

Iode,	» gram.	10 cent.
Miel de Narbonne,	40 »	» »

Triturez l'Iode avec un peu de sucre et ajoutez le miel.

Un gramme sur une tartine de confiture. — On augmente la dose progressivement.

(n° 2).

Huile d'olives,	10 gram.
Iode,	1 »

Triturez dans un mortier chauffé :

Huile ci-dessus,	1 *goutte*.
Miel,	1 cuill. à caf.

Une à quatre cuillerées à café par jour.

L'auteur pense que ces deux préparations sont les meilleures formes sous lesquelles on puisse administrer l'Iode. C'est une opinion qui paraît lui rester toute particulière.

Pâte sthénique (Hannon).

On prépare cette pâte en ajoutant à la pâte de Lichen assez de l'huile iodée qui entre dans la composition du mellite n° 2 ci-dessus, pour que chaque morceau de pâte renferme une goutte d'huile ou 5 milligrammes d'Iode.

Deux à cinq morceaux par jour.

Aussi inusitée et aussi défectueuse que les mellites précédents.

PILULES.

Avant de reproduire les formules auxquelles l'Iode sert, ou est censé servir de base, nous croyons devoir faire remarquer, d'une manière générale, que l'Iode se prête peu à la forme pilulaire. Sa volatilité le rend incoercible; il désorganise très-promptement tous les excipients organiques auxquels on est obligé de le mélanger. C'est une remarque que nous faisons une fois pour toutes, afin d'éviter les répétitions.

Pilules d'Iode (Bréra).

Iode ,	0,05 grammes.
Poudre de réglisse ,	1,2 »
Rob de sureau ,	Q. S.

F. S. A. Huit pilules.

Quatre à huit dans la journée comme emménagogues.

Autres.

Iode,	» gr.	4	cent.
Suc de réglisse ,	1 »	20	»
Rob de sureau ,	Q. S.		

Pour 8 pilules.

Autres pilules (Helmenstreit).

(Formule de Radius.)

Iode,	0,55 grammes.	
Extrait de gentiane,	4,0	»
Mucilage de gomme arabique,	Q. S.	

F. S. A. 24 pilules.

Trois ou quatre fois par jour dans la salivation scorbutique ou mercurielle.

Un critique, plein de sagacité autant que d'exactitude, fait remarquer que chacune de ces pilules contient : **$0^g01458333$** d'Iode !!! D'où il conclut que c'est une formule mal dosée. Ce critique ne dit pas s'il aurait été plus satisfait dans le cas où chaque pilule aurait contenu un CENT MILLIONIÈME d'Iode de plus ou de moins.

M. Hannon et M. Deschamps lui-même, ont imaginé aussi des formules de pilules d'Iode, qui ne remplissent nullement les conditions qu'on doit exiger d'une bonne préparation.

Saccharure d'Iode (Hannon).

Iode,	» gr.	10 cent.	
Sucre pulvérisé,	20 »	»	»

Triturez dans un mortier, de manière à obtenir un mélange parfaitement homogène, et divisez en 20 prises que vous conserverez dans du papier.

On en prend de une à quatre prises par jour sur une tartine de beurre ou de confitures. — Très-mauvaise préparation, d'abord parce que l'Iode ne doit jamais être donné en poudre, ensuite parce qu'il se volatilise avec une grande rapidité ainsi placé dans du papier.

Pommade d'Iode (Bréra).

Iode,   1,0 gr.
Axonge,   20,0 »

F. S. A. — Cette pommade est rouge-brun, mais elle blanchit avec le temps par suite de la combinaison de l'Iode avec le corps gras, combinaison analogue à celle qui se passe dans les huiles iodées.

En frictions contre le goître et les tumeurs scrofuleuses.

A peu près inusitée. — Voir sur les pommades les remarques que nous présentons à propos de celle d'Iodure de potassium.

POTIONS.

Potion excitante iodée (Kluge).

Iode,   0,5 grammes.
Alcool,   8,0 »
Faites dissoudre et ajoutez :
Eau de canelle,   80.0 »
Sirop de sucre,   16,0 »
F. S. A.

Contre la salivation mercurielle. — Demi-cuillerée au commencement; puis une cuillerée quatre fois par jour.

Autre (Formule de Radius).

Teinture d'Iode,   80 gouttes.
Quinquina jaune,   10 grammes.
Décocté,   500 »

Deux cuillerées trois fois par jour.

Autre (Foy).

Teinture d'Iode ,	10 grammes.
Sirop de fleurs d'oranger	50 »
Eau de saponaire,	120 »

A prendre par cuillerées de 2 à 6 par jour dans les affections scrofuleuses.

Poudre iatraleptique iodée (Mojsisovics).

Iode,	0,03 grammes.
Lycopode,	0,10 »

Formez par trituration une poudre homogène.

Trois doses semblables par jour en frictions sur la langue.

Poudre hydragogue (Jahn, pharm. de Phœbus).

Iode,	« gr.	3	cent.
Calomelas ,	1 »	»	»
Digitale,	1 »	»	»
Sucre	60 »	»	»

Faites une poudre homogène à diviser en seize prises.

Une prise toutes les trois heures dans l'hydrocé-phale.

Poudre de camphre iodé (Barrère).

Pour préparer cette poudre, on place du camphre granulé dans une tabatière; on y ajoute un sachet contenant quelques fragments d'Iode, et l'on agite.

On prise ensuite le camphre.

L'auteur pense que l'association du camphre et de l'Iode doit enlever à celui-ci son action irritante. Le fait est au moins douteux. Dans tous les cas, un praticien éclairé ne prescrira jamais des poudres d'Iode et de camphre sans indiquer les doses.

Sachet iodé.

On a fait avec l'Iode comme avec une foule d'autres ubstances, des sachets en interposant de 10 à 20 centigrammes de poudre d'Iode entre deux couches de ouate; l'extérieur de ces deux couches est recouverte d'une toile cirée, et l'autre, celle qui doit être appliquée sur la partie malade, d'une toile ordinaire seulement. — Ce topique, inusité aujourd'hui, a été conseillé contre le goître.

SIROPS.

Sirop d'Iode (Henry).

Teinture d'Iode,	20,0 grammes.
Sirop de sucre,	520,0 »

Mêlez la teinture au sirop froid.

Ce sirop est jaune brun, et a une odeur prononcée d'Iode. Il contient 0,15 d'Iode par 30,0.

Mauvaise préparation, attendu qu'elle ne conserve son intégrité que quelques heures. Elle est aujourd'hui complétement inusitée.

Sirop de Bochet.

Salsepareille,	
Sassafras,	
Squine,	aa. 1000,0 gr.
Gayac,	
Séné,	

19

Faites deux décoctions avec quantité suffisante d'eau ; réunissez les liqueurs et réduisez-les par évaporation à 8000,0. Ajoutez :

Sucre,
Miel, } aa. 5000,0 gr.

Clarifiez, cuisez à 28°, passez et ajoutez :

Teinture d'Iode, 125,0 »

Ce sirop de couleur noirâtre contient, quand on vient de le préparer, 1/100 de teinture d'Iode.

Il est encore usité avec un certain succès, paraît-il, contre le goître, le rachytisme, les scrofules, la syphilis constitutionnelle, la goutte. Mais il est évident que ce n'est pas à l'Iode pur qu'il peut devoir ses propriétés.

Soluté ou topique iodé (Schoenlen).

Sel marin,	180,0	grammes.
Sulfate de magnésie,	60,0	»
Teinture d'Iode,	2,0	»
Eau,	500,0	»

Soluté rouge–vin clair.

On imbibe de ce liquide chaud des compresses que l'on applique sur les tubercules et scrofules des glandes lymphatiques externes. Elles produisent une assez vive irritation et même une éruption pustuleuse à la peau.

TEINTURES.

Teinture d'Iode (Codex).

Iode,	50,0	grammes.
Alcool à 85°,	375,0	»

Faites dissoudre par trituration dans un mortier.

— Liquide brun-noir.

Cette préparation contient 1⁄12 de son poids d'Iode.

Les pharmacopées suivantes prescrivent :

Edimbourg 1841.		Dublin 1826.		Prusse 1847.	
Iode,	75,0	Iode,	2,6	Iode,	2,8
Alcool rectifié,	900,0	Alcool rectifié,	51,0	Alcool rectifié,	29,0

4 à 8 gouttes dans un demi-verre d'eau sucrée, trois fois par jour. On arrive progressivement à 20 gouttes trois fois par jour.

Nous avons signalé ailleurs les graves inconvénients de cette préparation comme de toutes celles qui prescrivent l'Iode libre à l'intérieur ; aussi malgré l'autorité, d'ailleurs un peu surannée du *Codex*, la teinture d'Iode n'est plus jamais prescrite pour l'usage interne.

Teinture éthérée d'Iode (Magendie).

Ether sulfurique,	4,0 grammes.
Iode,	0,3 »

Dissolvez.

Liquide noir.

30 gouttes contiennent 0,05 d'Iode. — Jusqu'à 10 gouttes dans un véhicule approprié.

Mauvais mode d'aministration de l'Iode. Mêmes remarques que pour la teinture alcoolique.

Teinture chloroformée d'Iode (Viton).

Chloroforme,	100 grammes.
Iode,	20 »

Mêlez.

Liquide violet-foncé.

Pour inhalations dans la phthisie. (Voyez inhalations). — L'auteur semble conseiller de la conserver sous l'eau, ce que permet la densité de cette teinture ; toutefois, il ne s'explique pas catégoriquement à cet égard.

Topique pulvérulent-iodé (Chaberly).

Amidon en poudre,	60 gr.	» cent.
Iode en poudre,	» »	50 »
Acétate de morphine,	» »	15 »

F. une poudre homogène.

On saupoudre une peau de cygne que l'on maintient sur le lieu engorgé.

Trochisques iodés (Lenglebert).

Charbon pulvérisé,	20 grammes.
Azotate de potasse,	5 »
Iode,	10 »
Mucilage très-léger de gomme adragant,	Q. S.

Pour 20 trochisques.

(Voyez fumigations.)

2°. PRÉPARATIONS D'IODE IODURÉ.

BAINS.

Bains d'Iode ioduré (Lugol.)

Pour enfants :

	No 1.	No 2.	No 5.	No 4.	
Iode,	2,5	5,0	4,0	5,0	grammes.
Iodure de potassium,	5,0	6,0	8,0	10,0	»
Eau distillée,	600,0	600,0	600,0	600,0	»

Pour adultes :

	Nᵒ 1.	Nᵒ 2.	Nᵒ 3.	Nᵒ 4.	
Iode,	8,0	10,0	12,0	16,0	»
Iodure de potassium,	16,0	20,0	24,0	52,0	»
Eau distillée,	600,0	600,0	600,0	600,0	»

Triturez l'Iode et l'Iodure dans un mortier de verre ou de porcelaine; ajoutez peu à peu l'eau et conservez chaque bain dans une bouteille pour l'usage.

Ces solutés sont rouge-brun.

Ces bains ont été formulés par Lugol pour être administrés selon les âges, selon les individus et selon les diverses époques du traitement.

Chacun de ces solutés est destiné à être étendu dans l'eau d'un bain, savoir : Pour adultes, de 300 litres ; pour adolescents, de 200 litres ; pour enfants de huit à douze ans, de 75 à 100 litres ; pour les enfants au-dessous de cet âge, de 25 à 50 litres.

Ces bains, en raison de l'Iode libre qu'ils contiennent, ne peuvent être pris dans des baignoires en métal (cuivre ou zinc), mais seulement dans des baignoires de bois.

Comme le fait remarquer le docteur Lugol, qui donne une très-grande importance à ce mode d'administration de l'Iode qu'il a le premier mis en usage, les bains iodurés, outre l'action générale profonde qu'ils impriment à l'économie, ont une action locale prononcée. La peau est rubéfiée légèrement; quelquefois cette rubéfaction est très-prononcée, l'épiderme est écaillé, surtout aux bras et aux jambes. En sortant de ces bains les malades ont la peau teinte légèrement en jaune, coloration qu'ils conservent quelquefois plusieurs jours.

Pendant que les malades sont dans le bain , s'ils ont des ulcérations au nez , aux yeux ou autres parties de la tête , Lugol leur recommandait de les baigner de temps en temps dans l'eau du bain.

Les bains locaux (*pédiluves, brachiluves, manuluves*) iodurés de Lugol se préparent en ajoutant à de l'eau du soluté ioduré rubéfiant , en quantité suffisante pour teindre assez fortement celle-là en jaune. Ils doivent être pris aussi eux dans des vases en bois ou en terre.

Ces mêmes préparations peuvent être employées en *douches.*

Cataplasme iodo-ioduré (Lugol).

On prépare la pâte du cataplasme ordinaire dans un vase de terre vernie ; après l'avoir retiré du feu , et lorsqu'il est suffisamment refroidi , on ajoute la quantité de *soluté ioduré rubéfiant* dont on veut charger le cataplasme ; on mesure cette quantité dans une cuillère de bois qui sert également à opérer le mélange.

Lugol employait ce mode d'application dans quelques cas de tumeurs tuberculeuses très-dures. Il n'applique ce cataplasme qu'après la friction sur la tumeur avec la pommade, ou après le pansement ioduré s'il y a des ulcérations. Il l'emploie aussi pour hâter la chute des croûtes des surfaces d'esthiomène.

Collyre iodo-ioduré (Magendie).

Eau de rose,	180,0 grammes.
Iodure de potassium ,	1,2 »
Iode ,	0,1 »
F. S. A. un soluté.	

Autre (Desmarres).

Eau distillée,   20,0 grammes.
Iodure potassique,   1,0   »
Iode,   0,01 à 0,05   »
F. S. A. un collyre.

Contre les taches de la cornée, lorsqu'il n'y a aucune trace d'inflammation.

Soluté iodo-ioduré (Furnari).

Iode,   0,15 centigr.
Iodure de potassium,   4,0 grammes.
Eau,   500,0   »

Une cuillerée à bouche, matin et soir, dans un verre de tisane de houblon, contre l'ophthalmie scrofuleuse.

Soluté iodo-ioduré rubéfiant (Lugol).

Iode,   50,0 grammes.
Iodure de potassium,   60,0   »
Eau distillée,   575,0   »

Pour exciter favorablement les ulcères scrofuleux de toute nature, tuberculeux, cutanés, esthiomènes, celluleux, ainsi que l'orifice extérieur des trajets fistuleux produits par la carie ; pour toucher les ulcères des paupières et même du globe oculaire.

Il sert encore, après guérison, à toucher les ulcères cicatrisés, afin de les rendre plus lisses, moins proéminents, moins livides, à faire perdre, en un mot, le plus possible, les stigmates des tubercules scrofuleux.

Enfin, l'auteur s'en servait pour arroser des cataplasmes (Voir ce mot).

Gargarisme iodo-ioduré (Ricord).

Eau distillée,	200 gr.	» centig.
Iodure potassique,	0 »	50 »
Teinture d'Iode,	4 »	» »

F. S. A. un gargarisme.

On peut augmenter progressivement la proportion d'Iodure et celle de la teinture.

L'action est ici celle de l'Iode.

Gargarisme iodo-ioduré (Gauthier).

Eau distillée,	140,0 grammes.	
Iodure potassique,	0,6	»
Teinture d'Iode,	2,0	»

F. S. A. un gargarisme.

Ces deux gargarismes, qui se ressemblent beaucoup par la composition, sont destinés à combattre les ulcères syphilitiques de la bouche dans laquelle on en promène de temps en temps. On s'en sert aussi pour toucher, à l'aide d'un pinceau, les ulcérations du gosier et des fosses nasales. On fait renifler dans les cas d'ozène, dont il enlève la fétidité, selon le docteur Gauthier, aussi bien que le chlorure d'oxide de sodium. Enfin, on peut encore s'en servir en *lotions*, dans les cas d'ulcération de la peau. — M. Boinet pense, et avec raison, croyons-nous, que les badigeonnages avec la teinture produisent les mêmes effets plus promptement.

Injection iodo-iodurée (Lugol).

	No 1.	No 2.	No 3.
Iode ,	0,1	0,15	0,2
Iodure de potassium ,	0,2	0,8	0,4
Eau distillée ,	500,0	500,0	500,0

F. S. A. un soluté.

Pour stimuler les trajets fistuleux chez les scrofuleux. Proposé en outre par son auteur pour *collyre*, *fomentations*, *lotions*, pour combattre l'ozène, etc.

Injection iodo-iodurée (Bonnet).

Iode ,	5,0 grammes.
Iodure de potassium ,	10,0 »
Eau ,	40,0 »

F. S. A.

Pour combattre les hydropisies et les abcès des articulations. La quantité de liquide à injecter ne doit jamais dépasser celle du liquide que l'on fait sortir de l'articulation.

Injection iodo-iodurée (Guibourt).

Iode ,	5,0 grammes.
Iodure de potassium .	5,0 »
Alcool à 90°,	50,0 »
Eau distillée ,	100,0 »

F. S. A.

19.

Mixture contre la galactorrhée (Roëseberg).

Iode,	0,1	gramme.
Iodure de potassium,	1,0	»
Eau,	200,0	»
Sirop de sucre,	50,0	»

F. S. A.

A prendre par cuillerées dans la journée.

Cette mixture est évidemment une véritable potion.

Pommade iodo-iodurée (p. iodurée du *Codex*).

Iode,	1,0	grammes.
Iodure de potassium,	12,0	»
Axonge,	90,0	»

Triturez d'abord le sel et l'Iode avec quelques gouttes d'eau ; puis, ajoutez peu à peu l'axonge.

Cette pommade est de couleur acajou, mais avec le temps elle blanchit par la raison que nous avons donnée en parlant de la pommade iodée simple.

La pommade d'Iodure iodée a le même usage que la pommade iodée simple. Elle est plus irritante. Elle sert aussi en pansements.

Pommade iodo-iodurée (Lugol).

	No 1.	No 2.	No 3.	No 4.	
Iode,	0,6	1,0	1,2	1,4	gr.
Iodure de potassium,	5,2	8,0	10,0	12,0	»
Axonge,	60,0	60,0	60,0	60,0	»

F. S. A.

En frictions sur les tumeurs tuberculeuses, sur celles

des os, pour panser les ulcères tuberculeux et cutanés, la scrofule esthiomène, ainsi que les orifices extérieurs des fistules scrofuleuses.

L'action locale de cette pommade est vive pendant les trois premières heures.

Pommade iodo-iodurée opiacée (Foy).

Iodure de potassium,	4,0 grammes.
Iode,	0,8 »
Axonge,	60,0 »
Laudanum de Rousseau,	8,0 »

F. S. A.

Conseillée par l'auteur pour le pansement des ulcères scrofuleux.

L'association de l'Iode libre au laudanum est peu faite pour favoriser l'action calmante de l'opium. On se rappelle que l'Iode *libre* a été préconisé comme contre-poison des alcalis végétaux, et par conséquent de la morphine et de ses composés.

Potion anti-épileptique (Magendie).

Iodure de potassium,	15,0 grammes.
Iode,	0,1 »
Eau de fleurs-d'oranger,	
— de menthe,	} aa. 90,0 »

F. S. A.

Cette potion est un simple soluté.

Une cuillerée à bouche trois fois par jour.

Potion fondante (Ph. Batave.)

Bugrane (ononis spinosa),	30,0 gram.
Eau,	q. s.

Pour obtenir 180 grammes de décoclé, ajoutez à la colature :

    Soluté de Coindet (1) ,   40   gouttes.
    Sirop de sucre ,   30,0 grammes.
F. S. A.

Dans les maladies scrofuleuses.

Sirop d'Iodure de potassium iodé alcoolique (Puche).

    Teinture d'Iodure de potassium iodée,   15,0 grammes.
    Eau de menthe ,   15,0   »
    Sirop de menthe ,   500,0   »
Mêlez.

Sirop anti-syphilitique (Puche).

    Iodhydrargyrate d'Iodure de potassium ,   1,0 gr.
    Iodure de potassium ,   20,0
    Iode ,   1,0
    Sirop de coquelicot ,   478,0
F. S. A.

25 à 100 grammes par jour dans un liquide approprié , contre les affections syphilitiques constitution-
nelles invétérées chez les individus lymphatiques.

Sirop tannique-iodo-ioduré (Puche).

    Iodure de potassium,   20,0 grammes.
    Iode ,   1,0   »
    Tannin ,   2,0   »
    Sirop d'écorce d'orange ,   450,0 »
F. S. A. — Sirop rougeâtre. — Contre les scrofules.

(1) Voir plus loin ce soluté.

Soluté iodo-ioduré (Coindet).

Iodure de potassium ,	2,0 gram.
Iode ,	0,5 »
Eau distillée	50,0 »

F. S. A.

6 à 10 gouttes trois fois par jour dans de l'eau ou une tisane.

Soluté iodo-ioduré (Lugol).

Iode ,	1,2 grammes.
Iodure de potassium ,	2,4 »
Eau distillée ,	25,0 »

F. S. A. — Liquide rouge-brun.

Cette préparation est en quelque sorte la base du traitement antiscrofuleux de Lugol; c'est à elle qu'il avait le plus souvent recours pour l'usage interne de l'Iode. Elle est destinée à remplacer, comme étant plus économique, l'eau minérale iodurée du même praticien.

Lugol commençait chez les adultes, par 6 gouttes le matin à jeun, et 6 gouttes dans l'après-midi, une heure avant le dîner, dans un demi-verre d'eau sucrée. Chaque semaine il augmentait la dose de 2 gouttes par jour, jusqu'à 30 ou 36 gouttes dans les vingt-quatre heures.

Pour les enfants, il débutait par 2 gouttes deux fois par jour, qu'il augmentait graduellement jusqu'à 5 gout-tes le matin et autant dans l'après-midi. Pendant le deuxième septénaire, il ne prescrivait guère plus de 16 gouttes de soluté par jour.

Soluté iodo-ioduré caustique (Lugol).

Iode,	50,0 gram.
Iodure de potassium,	50,0 »
Eau.	60,0 »

F. S. A. — Liquide rouge-noirâtre.

Pour cautériser la peau rouge, hypertrophiée, imprégnée de pus, les ulcères tuberculeux et cutanés, l'esthiomène. Lugol l'employait dans tous les cas où le soluté rubéfiant n'a plus d'effet local, ou n'en a qu'un insuffisant.

Soluté d'Iodure de potassium composé (Ph. Londres).

Iode,	0,3 grammes.
Iodure potassique,	0,6 »
Eau distillée,	50,0 »

Dissolvez.

La *Pharmacopée de Dublin* prescrit : Iode, 8,0, Iodure potassique 31,0, eau distillée, 384,0.

Soluté ou topique iodo-ioduré (Hancke).

Iode,	1,0 grammes.
Iodure de potassium,	3,0 »
Eau distillée,	200,0 »
Alcool,	50,0 »

F. S. A.

En compresses contre les démangeaisons dartreuses.

Teinture d'Iode composée (Ph. Londres).

Iode,	51,0 grammes.
Iodure de potassium,	62,0 »
Alcool rectifié à 86 cent.,	900,0 »

Laissez en contact jusqu'à dissolution et filtrez.

10 à 20 gouttes par jour dans un liquide approprié.

ART. 3. — ACIDE IODHYDRIQUE.

Soluté d'acide iodhydrique (Buchanam).

Iodure de potassium,	550 parties.
Acide tartrique,	264 »
Eau,	Q. S.

Pour que 4 grammes contiennent 5 gouttes d'acide iodhydrique.

Préparation très-défectueuse en ce qu'il n'est ni facile de doser la solution, ni possible de conserver à l'état libre l'acide iodhydrique.

C'est par un raisonnement assez difficile à comprendre que Buchanam est arrivé à prescrire l'acide iodhydrique. Lorsqu'il prescrivait l'Iodure d'amidon, il ne doutait pas qu'il ne se formât de l'acide iodhydrique dans l'estomac. Puisque cet acide se forme, disait-il, autant vaut l'administrer tout formé. On comprendrait ce raisonnement, si la formation de l'acide, dans l'administration de l'Iodure, n'était pas un inconvénient; mais, comme c'en est un véritable et très-grand, il nous semble qu'il valait mieux renoncer à la fois à l'Iodure d'amidon et à l'acide, que d'en prendre prétexte pour adopter ce dernier. — Du reste, personne ou à peu près n'a adopté la méthode de Buchanam.

Iodures inorganiques simples.

Art. 4. — IODURE D'AMMONIUM.

(Hydriodate d'ammoniaque.)

Pommade d'Iodure d'ammonium (Biett).

Iodure d'ammonium,	1 gramme.
Axonge,	9 »

F. S. A.

Recommandée en frictions le matin et le soir contre plusieurs maladies de la peau, notamment contre le psoriasis. Ce sel, quoique paraissant plus actif que l'Iodure de potassium, sans doute à cause de son altérabilité par suite de laquelle il se transforme en Iodure iodé, est cependant resté à peu près inusité. Il n'a pas, que nous sachions, été prescrit à l'intérieur.

Art. 5. — IODURE D'ANTIMOINE.

N'a pas encore donné lieu à des formules déterminées.

Art. 6. — IODURE D'ARGENT.

Pilules d'Iodure d'argent (Patterson).

Iodure d'argent,	20 centigr.
Conserves de roses,	Q. S.

Pour 20 pilules.

Une par jour.

Autre (Mialhe).

Azotate d'argent,
Iodure de potassium,
Amidon,
Gomme arabique,
Eau,
Pour 100 pilules.

Pommade d'Iodure d'argent (Serre).

Iodure d'argent,	» gr. 60 cent.
Axonge,	50 » » »

Art. 7. — IODURE D'ARSENIC.

Pilules d'Iodure d'arsenic (Todd Thompson).

Iodure arsénieux,	» gr. 5 cent.
Extrait de ciguë,	1 » » »
Pour 10 pilules.	

Une à trois dans les 24 heures contre le cancer des mamelles, la lèpre vulgaire, l'impétigo grave, le favus.

Pommade d'Iodure d'arsenic.

Iodure arsénieux,	» gr. 20 cent.
Axonge,	50 » » »

Art. 6. — IODURE DE BARYUM.

Soluté d'Iodure de Baryum.

Iodure de baryum,	» gr. 50 cent.
Eau,	500 » » »

Pommade d'Iodure de Baryum (Foy).

Iodure de baryum,   1 gramme.
Axonge,   20 »

Contre la scrofule, ainsi que le soluté précédent.

Poudre d'Iodure de Baryum (Burgraeve).

Iodure de baryum,   de 5 à 50 cent.
Canelle pulvérisée,   5 gr.
Sucre,   5 »
Pour 10 paquets.

Art. 9. — IODURE DE CALCIUM.

Pilules fondantes (Brera).

Iodure de calcium,   50 à 60 cent.
Extrait d'aconit,   1 gr. 20 »
Pour 6 pilules.

Une toutes les 4 heures dans la phthisie.

Pilules emménagogues (Brera).

Iodure de calcium,   50 centigr.
Extrait de sabine,   60 »
Pour 4 pilules.

Une toutes les 4 heures dans l'aménorrhée compliquée de scrofule.

Pommade d'Iodure de calcium (Giordano).

Iodure de calcium,   1 gramme.
Axonge,   16 »
Mêlez.

Art. 10. — IODURE DE MANGANÈSE.

Pilules d'Iodure manganeux (Hannon).

Iodure de potassium,
Sulfure manganeux,   } aa. part. ég.
Miel,   Q. S.

Faites des pilules de 20 centigr.

Il n'est pas permis de donner à de telles pilules le nom de pilules d'Iodure manganeux.

Sirop d'Iodure manganeux (Hannon).

Carbonate manganeux,   4 gram.

Dissolvez dans quantité suffisante d'acide iodhydrique et mêlez le soluté à 550 grammes de sirop de gayac et de salsepareille.

Art. 11. — IODURE DE MERCURE.

a. — *Proto-Iodure* (1).

Collutoire d'Iodure mercureux.

Proto-Iodure de mercure,   5 centigr.
Miel rosat,   8 gram.

Pour toucher les ulcères de la gorge.

---

(1) A propos de ce sel, il faut se rappeler que M. Mialhe a constaté dans les pharmacies l'existence de deux produits différents, confondus sous le nom de Proto-Iodure hydrargyreux : l'un de ces produits est neutre, d'un jaune verdâtre; c'est le véritable Proto-Iodure; l'autre est d'un vert d'herbe, tirant sur le jaune et contient un excès de mercure.

En outre, d'après M. Thierry, le Proto-Iodure renferme habituellement

Pilules de Proto-Iodure de mercure (Lugol).

Proto-Iodure de mercure ;   50 centigr.
Amidon ,   1 gram. 50 »
Sirop de gomme ,   q. s.
Pour 50 pilules.

Une ou deux pilules par jour.

Pilules de Proto-Iodure de mercure (Magendie).

Proto-Iodure de mercure ,   5 cent.
Extrait de genièvre ,   50 »
Poudre de réglisse ,   q. s.
Pour 10 pilules.

2 matin et soir. On augmente progressivement.

Pilules d'Iodure mercureux (Biett).

Iodure mercureux ,   5 grammes.
Poudre de guimauve ,   5 »
Pour 100 pilules.

Pilules d'Iodure mercureux (Biett).

Iodure mercureux ,   50 centigr.
Rob de sureau ,   2 gr. » »
Poudre de réglisse ,   q. s.
Pour 50 pilules.

Une le matin et une le soir.

une certaine quantité de bi-Iodure, laquelle peut aller jusqu'à neuf pour cent. Le Proto-Iodure basique étant celui qui en contient le moins, il convient de le préférer pour l'emploi médical, encore fera-t-on bien de le dépouiller le plus possible, par l'alcool bouillant, de la petite quantité de bi-Iodure qu'il retient toujours.

Contre les affections scrofuleuses avec complication de syphilis.

Pilules de Proto-Iodure de mercure composées (Biett).

Iodure mercureux,	5 grammes.
Thridace sèche,	5 »
Extrait de gayac ,	10 »

Pour 100 pilules.

Une pilule les trois premiers jours; on augmente d'une pilule tous les deux jours jusqu'à quatre , que l'on prend en deux fois. On boit par-dessus de la tisane de salsepareille. — Contre la syphilis.

Pilules de Proto-Iodure de mercure composées (Ricord).

Proto-Iodure de mercure,	3 gram.	
Thridace sèche,	5 »	
Extrait d'opium ,	1 »	20 cent.
Feuilles de belladone pulvérisée ,	5 »	» »

Pour 60 pilules.

Dans les cas d'iritis syphilitique.

Pilules de Proto-Iodure de mercure composées (Ricord).

Proto-Iodure de mercure ,	3 gram.	
Thridace sèche ,	5 »	
Extrait d'opium ,	1 »	20 cent.
Extrait sec de ciguë,	6 »	» »

Pour 60 pilules.

Une pilule le soir , cinq heures après le repas. Lorsqu'on augmente la dose, on doit en prendre une le matin et une le soir.

*Pommade de **Proto-Iodure** de mercure* (Biett).

Proto-Iodure de mercure ,   1 gramme.
Axonge ,   50   »

**1 gramme par friction , dans la syphilis et les affec-
tions squameuses.**

*Pommade de **Proto-Iodure** de mercure.*

Proto-Iodure de mercure ,   5 gram.
Axonge ,   50   »

Ulcères vénériens.

*Pommade de **Proto-Iodure** de mercure* (Lugol).

Proto-Iodure de mercure ,   1 gr. —   2 gr. —   5 gr. —   4 gr.
Axonge ,   24   — 24   — 24   — 24

*Pommade de **Proto-Iodure** de mercure composée* (Duval).

Axonge ,   45 grammes.
Proto-Iodure de mercure,   1   »
Extrait de ciguë ,   5   »
Extrait de jusquiame ,   5   »
Camphre ,   5.   »

Mêlez.

**Pour frictionner deux fois par jour le ventre des en-
fants qui ont le carreau.**

Poudre d'Iodure mercureux (Form. Radius).

Proto-Iodure de mercure ,   0,05 — 0,01
Magnésie carbonatée ,   5

Pour 10 paquets.

Un paquet trois fois par jour. Chaque paquet contient cinq milligrammes ou un milligramme d'Iodure mercureux.

Trochisques d'Iodure mercureux (Lenglebert).

Ces trochisques pèsent 60 cent., et contiennent 5 cent. de Proto-Iodure de mercure.
Préparation inutile et mal conçue.

b. — *Bi-Iodure.*

Alcoolé de bi-Iodure de mercure.

Bi-Iodure de mercure,	1 partie.
Alcool à 90 degrés centésimaux,	45

Ethérolé de bi-Iodure de mercure.

Bi-Iodure de mercure,	1 partie.
Ether sulfurique,	45

Pilules de bi-Iodure de mercure (Magendie).

Bi-Iodure de mercure,	5 centigr.
Extrait de genièvre,	50 »

Pour 10 pilules. Deux pilules le matin et deux pilules le soir, puis quatre le matin et quatre le soir dans les affections scrofuleuses compliquées de syphilis.

Pilules de deuto-Iodure de mercure (Form. Radius).

Deuto-Iodure de mercure,	50 cent.
Mie de pain, sucre et eau,	q. s.

Pour 60 pilules.

Deux le matin et deux le soir. Une pilule contient 5 milligrammes d'Iodure.

Pommade de bi-Iodure de mercure.

Bi-Iodure de mercure,	60 centigr. à 1 gramme.
Axonge,	50 gram. 45 »

Art. 12. — IODURE D'OR.

Iodure d'or,	1 gramme.
Extrait de gayac,	10 »
Gomme arabique pulvérisée,	q. s.

Pour 20 pilules.

De 1 à 2 par jour. Syphilis rebelle.

Art. 13. — IODURE DE PLOMB.

L'Iodure de plomb, qui a été l'un des médicaments les plus préconisés de la thérapeutique, sous forme de pommade surtout, est aujourd'hui presqu'abandonné à cause de son peu d'activité.

Emplâtre d'Iodure de plomb (Ricord).

Emplâtre de ciguë,	260 gram.
Huile d'olive,	10 »
Iodure de plomb,	30 »

Délayez l'Iodure avec l'huile, faites fondre l'emplâtre, ajoutez l'huile et l'Iodure, et mêlez.

Bubons, engorgements chroniques des testicules.

Pilules d'Iodure de plomb (Cottereau).

Iodure de plomb,	2 gram.
Conserve de roses,	q. s.

Pour 144 pilules.

Une le matin et une le soir. On augmente progressivement jusqu'à douze. On prescrit ces pilules pour
combattre les scrofules, les tumeurs squirreuses, etc.

Pommade d'Iodure de plomb composée (Duval).

Axonge,	64 grammes,
Iodure de plomb,	8 »
Extrait de ciguë,	8 »
Camphre,	8 »

Mêlez.

Pour combattre les affections scrofuleuses.

Poudre fondante.

Iodure de plomb,	20 centigr.
Digitale pulvérisée,	20 »
Extrait alcoolique de stramonium,	10 »
Sucre ou poudre de réglisse,	5 gram.

Pour 20 paquets.

Art. 14. — IODURE DE POTASSIUM.

Comme pour l'Iode, nous diviserons les préparations
iodo-potassiques en deux catégories, suivant que l'Iode
sera ou non associé à l'Iodure de potassium ; quand
l'association aura lieu, il est entendu que l'Iode era
l'élément accessoire.

1°. *Iodure de potassium seul.*

163. *Baume ioduré.*

Iodure de potassium,	15,0 grammes.
Alcool à 54°,	60,0 »

Faites dissoudre.

20

D'autre part, prenez :

Savon animal,	25,0	»
Alcool à 54°,	60,0	»

Faites dissoudre à une douce chaleur, mêlez les deux solutés ; aromatisez à volonté et coulez dans des flacons à large ouverture ; bouchez exactement après refroidissement.

Cette préparation est incolore et solide.

M. Schaeuffèle, pharmacien distingué de Thann , a proposé la modification suivante :

Savon animal,	60,0 grammes.	
Iodure de potassium,	42,0	»
Alcool à 85°,	500,0	»
Essence de citron,	4,0	»

Dissoudre l'Iodure dans l'alcool ; faire fondre le savon dans le soluté au bain marie ; aromatiser, filtrer et distribuer en flacons.

Cette préparation est incolore, solide.

Le baume ioduré est employé avec succès en Suisse contre le goître. Son usage peut être étendu à combattre d'autres affections ; les engorgements scrofuleux les engelures. On l'emploie en frictions.

Baume contre les engelures (Lejeune).

Camphre,	3,0 grammes.	
Teinture de benjoin ,	15,0	»

Faites dissoudre, et ajoutez :

Iodure de potassium ,	15,0	»
Acétate de plomb liquide,	30,0	»
Alcool ramené à 34° par de l'eau de rose ,	60,0	»

D'autre part :

Savon animal,	30,0	»
Alcool comme ci-dessus,	60,0	»

Faites dissoudre à une douce chaleur ; mêlez les deux solutés avant que le dernier soit entièrement refroidi ; aromatisez à volonté et coulez dans des flacons à large ouverture. Bouchez.

On s'en frotte matin et soir les parties engelurées, en ayant soin d'agiter le flacon chaque fois au moment de s'en servir.

. L'addition dans cette préparation de l'acétate de plomb ne peut qu'en diminuer l'énergie, en transformant inévitablement une partie de l'Iodure de potassium en Iodure de plomb, c'est-à-dire en un composé infiniment moins actif. L'Iodure de plomb se précipite et la liqueur surnageante contient de l'acétate de potasse, et la petite partie non décomposée de l'Iodure de potassium (1).

(1) Peut-être ne lira-t-on pas sans intérêt les formules suivantes employées en médecine vétérinaire et dont les auteurs disent avoir obtenu de bons résultats dans les affections scrofuleuses du porc, et dans les affections goîtreuses et farcineuses des animaux en général.

Breuvages fondants (Delafont et Lassaigne).

Nᵒ 1. *Breuvage avec de l'Iode :*

Teinture d'Iode,	16,0 grammes.
Eau commune,	1000,0 »

Nᵒ 2. *Breuvage avec l'Iodure de potassium :*

Iodure de potassium,	4,0 gram.
Eau commune,	1000,0 »

Nᵇ 5. *Breuvage avec l'Iodure iodé de potassium :*

Iodure de potassium,	2,0 grammes.
Iode,	0,5 »
Eau commune,	1000,0 »

On triture l'Iode avec l'Iodure, puis on ajoute peu à peu l'eau.

Nᵒ 4. *Breuvage ioduro-mercuriel :*

Iodure de potassium,	1,5 grammes.
Bichlorure de mercure,	0,5 »
Eau distillée,	1000,0 »

Triturez les deux sels ensemble et ajoutez peu à peu l'eau.

Biscuits d'Iodure de potassium (Dorvault).

Iodure de potassium,	10 grammes.
Pâte à biscuits,	q. s.

Pour 100 biscuits de 10 grammes chacun. — On dissout l'Iodure dans 10 grammes d'eau ; on mêle le soluté à la pâte ; on étend la masse à l'aide d'un rouleau; on la découpe à l'aide d'un emporte-pièce, et on la fait cuire au four.

Bols contre le goître (Righini).

Charbon animal purifié.,	20 grammes.	
Gomme arabique,	10	»
Iodure de potassium,	5	»
Cannelle de Ceylan,	1	»
Sirop d'écorce d'oranges amères ,	q. s.	

Pour 50 bols.

Un le matin et un le soir. — L'auteur conseille de *les laisser fondre* dans la bouche; c'est supposer trop de résignation aux malades.

Bougies d'Iodure de potassium (Dorvault).

Gélatine,	2 parties,	
Gomme,	2	»
Sucre,	1	»
Eau de rose ,	4	»

Faites fondre au bain marie et ajoutez :

Iodure de potassium ,	1	»

Plongez dans ce mélange des cylindres de caoutchouc ou de gutta-percha.

Contre les blennorraghies chroniques.

Collyre d'Iodure de potassium (Evermann).

Iodure de potassium,	1,0 gram.
Eau distillée,	50,0 »

Contre les taches de la cornée, suite d'une ophthal-mie scrofuleuse négligée.

Eau iodurée.

Iodure de potassium,	4 grammes.
Eau,	1000 »

Pour boisson. Une cuillerée à café 3 fois par jour. On peut augmenter progressivement jusqu'à une cuillerée et demie à deux cuillerées à bouche.

Eau gazeuse iodurée (Mialhe).

Iodure de potassium,	» gram.	50 centigr.	
Bicarbonate de soude,	2 »	»	»
Acide citrique pur,	2 »	50	»
Eau pure,	500 »	»	»

On dissout les deux composés salins dans l'eau, on filtre; on introduit le produit filtré dans une demi-bouteille à eau gazeuse; on ajoute l'acide citrique, on bouche immédiatement, et l'on assujettit convenablement le bouchon.

Cette préparation n'a aucun avantage sur l'eau gazeuse ordinaire dans laquelle on dissoudrait la quantité voulue d'Iodure de potassium, que le praticien pourra varier suivant les indications.

Limonade gazeuse iodurée (Mialhe).

En ajoutant à l'eau gazeuse iodurée un mélange de 25 grammes de sirop de limon , et 25 grammes de sirop simple , on obtient une sorte de limonade d'une saveur agréable.

Eau gazeuse iodo-ferrée (Mialhe).

Eau ,	525 gram.	» cent.
Bicarbonate de soude ,	50 »	
Tartrate ferrico-potass.		} 50 cent.
Iodure potassique ,		
Acide citrique ,	4 »	

Pour une demi-bouteille.

Une ou deux demi-bouteilles par jour.

Malgré la dénomination imposée par l'auteur à cette préparation, nous avons cru devoir la placer parmi les préparations d'Iodure de potassium, parce qu'il n'est nullement démontré que dans un pareil mélange, il se forme de l'Iodure de fer ; il est même à peu près certain que si on l'y introduisait tout formé, il ne tarderait pas à s'y décomposer entièrement. L'Iodure de potassium, au contraire, résiste très-probablement, au moins en très-grande partie, à la décomposition, et c'est lui qui doit rester le principal élément actif de la préparation.

Cette formule a d'ailleurs été inexactement reproduite dans des formulaires spéciaux, ce qui a pu faire penser aux auteurs de ces formulaires qu'elle ne prescrivait qu'une très-faible quantité d'Iode et de fer.

L'auteur prescrivant deux demi-bouteilles de cette eau, il est évident que la dose d'Iode et de fer est, au contraire, assez élevée.

Eaux naturelles iodées.

L'Iode renfermé dans certaines eaux minérales, s'y trouve habituellement à l'état d'Iodure de potassium. C'est ici que nous devons mentionner celles qui sont le plus employées dans le rapport de l'Iode qu'elles contiennent. Naguère encore, c'étaient celles de Challes et de Heilbrun; mais la source de Saxon, en Suisse, qui contient une quantité d'Iode bien plus considérable que celle des eaux connues auparavant, doit aujourd'hui être préférée dans tous les cas où l'on veut administrer des eaux sérieusement iodées.

Emplâtre ioduré (Roderburg).

Iodure de potassium , 5 grammes.

Broyez l'Iodure avec quelques gouttes d'alcool, puis incorporez-le dans :

Emplâtre simple ramolli à la chaleur , 40 grammes.

Malaxez avec soin sans l'intervention de l'eau.

Cet emplâtre est blanc, au moins pendant quelque temps, mais, si on le conserve, il ne doit pas tarder à se former de l'Iodure de plomb. La substitution de l'emplâtre de cire à l'emplâtre simple préviendrait cet inconvénient. Mais ce qui vaudrait mieux encore, ce serait, d'employer extérieurement l'Iodure potassique dissout dans la glycérine, de faire avec la solution des badigeonnages, comme en fait **M.** Boinet avec la teinture d'Iode.

Emplâtre d'Iodure de potassium (Pharmacopée de Londres).

Iodure de potassium,	50 grammes.
Oliban purifié,	180 »
Cire,	24 »
Huile d'olives,	8 »

On fait fondre d'abord l'oliban et la cire ensemble; on ajoute l'Iodure trituré préalablement avec l'huile; on retire du feu et l'on agite continuellement jusqu'à refroidissement. A Londres, on l'étend sur de la toile.

Gargarisme iodurée (Cullerier).

Iodure de potassium,	1 gramme.
Sirop de miel,	50 »
Eau d'orge,	125 »

F. S. A.

Lavement d'Iodure de potassium (Dorvault).

Iodure potassique,	1 gramme.
Eau distillée,	250 »

« Lorsque les voies digestives sont irritées, dit **M.** Boinet, on peut avoir recours à ces lavements. Ainsi ingéré, l'Iodure de potassium agit à peu près avec la même intensité que par la bouche.

Mixture ou boisson antisyphilitigue (Plisson).

Infusé de feuilles d'oranger ,	500 gram.
Iodure potassique ,	50 centigr.
Sirop de sassafras ,	50 gram.

F. S. A.

A prendre en trois doses dans la journée.

On augmente tous les cinq jours la dose d'Iodure de 2 décigrammes en arrivant ; si les accidents l'exigent et si la constitution dn malade le permet , jusqu'à 2 et 3 grammes par jour.

Mixture antiblennorrhagique.

Iodure potassique ,	2 grammes.	
Copahu,	15	»
Huile de cubèbe,	15	»
Eau de potasse ,	30	»
Chlorhydrate de morphine,	10 centigr.	

F. S. A. une mixture.

Une cuillerée à café toutes les quatre heures dans un décocté d'orge. Agiter chaque fois que l'on s'en sert.

L'eau de potasse ayant pour but, ou tout au moins pour résultat de saponifier l'huile de cubèbe, il faut éviter qu'il n'y ait pas dans la mixture un excès d'alcali, par conséquent l'eau de potasse devra être préalablement titrée avec soin.

Mixture antigoîtreuse (Veret).

Hydriodate de potasse ,	40 centigr.	
Sirop de gomme,	45 grammes.	
Teinture de cannelle ,	15	»
Eau distillée ,	125	»

F. S. A. une mixture.

Cette mixture étendue est une véritable potion.

Une cuillerée à bouche tous les matins à jeun.

Usitée en Suisse pour dissoudre les engorgements strumeux.

Pastilles d'Iodure de potassium (Giordano).

Iodure de potassium ,	5,4 gram.
Sucre ,	85,0 »
Mucilage de gomme adragante ,	Q. S.

Faites des pastilles de 6 décigrammes. — Elles sont blanches.

N° 1 à 6 par jour. — L'Iodure de potassium est très-rarement employé sous forme de pastilles, et c'est à juste titre, ses propriétés hygrométriques le rendent peu propre à ce genre de préparation.

Pastilles iodurées au moka (Pierquin).

Iodure de potassium ,	4 grammes.
Café moka porphyrisé ,	1,9 »
Sucre en poudre ,	122 »
Mucilage adragant préparé avec un fort infusé de café ,	Q. S.

F. S. A. 300 tablettes contenant chacune 0,013 d'Iodure.

Contre les fleurs blanches, le goître, l'aménorrhée, le carreau, les scrofules.

Mêmes remarques que pour la préparation précédente.

PILULES.

On peut également appliquer aux pilules les observations que nous venons de présenter à propos des pas-

tilles, et c'est là un des grands inconvénients de l'Iodure de potassium ; car la forme pilulaire étant la plus
commode, et pour quelques malades presque la seule
possible dans de certaines circonstances, on se trouve
quelquefois obligé de renoncer à prescrire l'Iodure potassique. Malgré la difficulté de conserver ce produit
en pilules, sans les voir tomber promptement en dele-
quium, beaucoup de formules de pilules iodo-potassiques ont cependant été proposées. Pour remédier à ce
grave inconvénient, M. Dorvault a proposé la dragéifi-
cation des pilules dont il a donné la formule ; par cette
opération, on remédie, en effet, en grande partie à
l'inconvénient que nous signalons, mais non pas d'une
manière complète.

Pilules d'Iodure de potassium (Pierquin).

Iodure de potassium,	15 grammes.
Eau distillée,	25 »
Pain biscoté,	Q. S.

F. S. A. 300 pilules dont chacune contiendra 0,05 d'Iodure.

Goitre, leucorrhée, tumeurs blanches.

Pilules d'Iodure de potassium (Dorvault).

Iodure de potassium,	5 grammes.
Poudre de guimauve,	5 »
Sirop simple,	Q. S.

F. S. A. 100 pilules que vous enduirez légèrement de sirop, et
que vous roulerez ensuite dans la boîte ordinaire à argenter, dans
un mélange pulvérulent à P. E. aromatisé *ad libitum*, de gomme,
d'amidon et de sucre, et cela à deux ou trois reprises, de manière

à obtenir de petites dragées aussi bien faites que possible ; vous les ferez sécher et les enfermerez ensuite dans un flacon exactement bouché.

Chaque dragée du poids de 20 à 25 centigr. contiendra 0,05 d'Iodure. Dose : jusqu'à 20 et plus par jour.

Pilules antiscrofuleuses (Vogt).

Iodure de potassium,	9 grammes.
Eau distillée,	Q. S.
Eponge brûlée,	
Extrait de douce-amère,	} aa. 19,0 »

F. S. A. 180 pilules.

6 trois fois par jour.

Dans la scrofule, le goître, la coxalgie, la syphilis constitutionnelle, la teigne, les tumeurs blanches.

Pilules antiscrofuleuses (Bailly).

Eponge calcinée,	2 grammes.
Sulfate de potasse,	1 »
Baume de soufre,	10 gouttes.
Sirop de sucre,	Q. S.

F. S. A. des pilules de 20 centigr.

2 à 4 par jour en deux fois. Boire par-dessus un verre d'eau de mer.

Nous plaçons ici cette formule parce qu'elle renferme une petite quantité d'Iodure provenant de la calcination de l'éponge, mais cette proportion est tellement faible qu'elle est insignifiante à côté de celles que renferment les pilules précédentes.

Pommade d'Iodure de potassium (Pommade hydriodatée du codex).

Iodure de potassium,	4 gr.
Axonge,	50 »

Triturez d'abord le sel avec quelques gouttes d'eau, puis ajoutez peu à peu l'axonge.

Préparation fondante très-fréquemment employée. 2 à 5 grammes en frictions soir et matin sur le goître, les engorgements scrofuleux, etc.

Nous devons présenter, à propos de cette pommade, une observation qui est applicable à toutes les pommades faites avec les Iodures solubles. Les acides de la graisse réagissent sur les bases de tous ces Iodures et forment des savons qui laissent une partie d'Iode à nu ; de là il résulte que les pommades *iodurées* jaunissent, en se transformant en pommades *iodées* ; celles-ci, à leur tour, deviennent des pommades *iodhydriques*, parce que l'Iode, à son tour, ne tarde pas à se transformer en acide hydrogéné. Il serait donc préférable d'employer les iodures solubles dans de la glycérine ; la pénétration en serait d'ailleurs ainsi plus facile à travers la peau, dont les pores ne sont pas obstrués par la glycérine comme par les corps gras. On ferait avec le glycérolé des onctions que l'on recouvrirait d'une compresse.

Pommade iodurée (Riecke).

Iodure de potassium,	4,0 gr.
Savon médicinal,	8,0 »
Eau de rose,	2,0 »
Onguent rosat,	24,0 »

F. S. A. une pommade.

Cette pommade a été présentée par son auteur comme rancissant plus difficilement que la pommade iodurée ordinaire. Si cette propriété existe bien réellement, elle ne peut être due qu'à un excès d'alcali contenu dans le savon.

Pommade iodurée calmante (Chomel).

Iodure potassique,	1 gramme.
Chlorhydrate de morphine,	20 centigr.
Graisse balsamique,	40 grammes.

F. S. A.

Cette pommade est moins sujette à se colorer et à se décomposer que la pommade iodurée simple, parce que la graisse benzinée ne rancit que difficilement.

Pommade fondante (Gray).

Iodure de potassium,	4 gr.
Alcool,	4 »
Triturez et ajoutez :	
Axonge,	50 »
Pommade mercurielle,	50 »
Camphre,	8 »

F. S. A.

Le mélange, même dans un corps gras, de l'Iodure de potassium et de la pommade mercurielle, donne constamment lieu, après un temps plus ou moins long, à la formation d'une certaine quantité d'Iodure mercureux. Les précautions proposées par M. Kupfferschlalger, pour éviter cette réaction, sont complétement impuissantes ; il faut donc savoir que c'est une véritable pommade iodo-mercurique que l'on prescrit, quand on formule la prescription précédente et celle qui suit :

Pommade anti-herpétique (Blasius).

Iodure potassique,	0,7 à 1,4 gr.
Onguent gris,	15,0 »

Contre diverses affections cutanées.

Pommade fondante (Walther).

Iodure de potassium..... ⎫	
Carbonate de soude...... ⎬	àa 4 grammes.
Onguent rosat,	22 »

Contre les engorgements chroniques des testicules.

Le carbonate de soude paraît avoir pour fonction dans cette préparation de neutraliser l'acidité de la graisse quand cette acidité se produit.

Potion iodurée (Ricord).

Iodure de potassium ,	50 centigr.
Sirop de pavots,	50 gr.
Eau distillée,	90 »

F. S. A. — Liquide jaune ambré.

A prendre en trois fois dans la journée, pure ou dans de la tisane de salsepareille, de houblon ou de saponaire.

Le judicieux auteur du *Manuel de pharmacie* demande pourquoi M. Ricord prescrit 50 centigrammes d'Iodure en *trois fois* et non 45 ou 60 centigrammes, nombres divisibles par trois. Il paraît qu'aux yeux de cet habile critique, c'est l'arithmétique qui doit régler les prescriptions des thérapeutistes. **M.** Ricord apprendra sans doute cette nouvelle avec plaisir, nous doutons cependant qu'il consente à accepter de **M.** Deschamps cette leçon de calcul thérapeutique.

Potion iodurée (Payan).

Iodure potassique,	25 à 75 centigr.
Eau distillée de laitue,	200 gr.
Sirop simple,	50 »

F. S. A. — Soluté incolore.

A prendre en quatre fois dans les vingt-quatre heures. Tous les quatre ou cinq jours, on élève la dose de l'Iodure de 25 centigrammes, jusqu'à ce qu'on soit arrivé à 1,5 grammes. Passé cette dose, on fait prendre la potion dans une tisane appropriée.

Potion antiphthisique (Magendie).

Soluté d'iodure de potassium ;	15 gouttes.
Acide prussique médicinal,	12 »
Eau de laitue,	125,0 »
Sirop de guimauve,	50,0 »

F. S. A. — Liquide incolore.

Une cuillerée à café d'heure en heure dans la phthisie.

La petite quantité d'Iodure de potassium que renferme cette potion ne peut évidemment agir sensiblement sur les tubercules. C'est donc plutôt une potion calmante qu'une potion antiphthisique, et nous ne l'aurions pas reproduite si les habitudes adoptées par les formulaires et le nom de l'auteur ne lui avaient donné une certaine notoriété.

Potion antirhumatismale (Bounyer).

Iodure de potassium,	0,25 gr.
Sirop de pavots blancs,	15,0 »
Eau distillée,	90,0 »

F. S. A. — Liquide de couleur ambrée, due au sirop de pavots blancs.

Pour une potion à prendre en trois fois, le matin, à midi et le soir. Contre le rhumatisme aigu.

Potion antirhumatismale (Wardeleworth).

Iodure de potassium,	2,0 gr.
Sirop de safran,	15,0 »
Eau de menthe,	175,0 »

F. S. A. — Couleur safranée.

Trois ou quatre cuillerées par jour dans le rhumatisme articulaire aigu.

Potion atrophique (Magendie).

Iodure de potassium,	15,0 gr.
Eau distillée en laitue,	250,0 »
« de menthe,	8,0 »
Sirop de guimauve,	50,0 »

F. S. A. — Liquide incolore.

Une cuillerée à bouche matin et soir dans un peu d'eau. On peut porter la dose à deux cuillerées soir et matin.

Contre l'hypertrophie du ventricule du cœur.

Lorsqu'il y a accélération des mouvements du cœur,

le docteur Magendie fait ajouter à la formule ci-dessus 4 à 8 grammes de teinture de digitale , et remplace l'eau de menthe par celle de fleur d'oranger.

Savon d'Iodure de potassium (Béral).

Savon amygdalin non terminé	500 gr.
Soluté d'Iodure potassique à P. E.,	20 »

Mêlez et laissez saponifier. — Produit blanc , solide.

Emploi intérieur en pilules , emploi extérieur en lotions.

Sirop d'Iodure de potassium (Cadet).

Iodure de potassium ,	4 gr.
Sirop simple ,	500 »

F. S. A. — Liquide incolore.

Sirop antisyphilitique (Mistler).

Racine de saponaire ,	
« de patience ,	aa. 30 grammes.
Douce-amère ,	
Gayac ,	
Houblon ,	6,0 »

Faites macérer dans 750 grammes d'eau, passez et ajoutez :

Sucre ,	1500 grammes.

Clarifiez , faites un sirop et ajoutez encore :

Iodure de potassium ,	12 gr.
Hydrolat de fenouil,	500 »
Sirop de morphine,	50 »

Mêlez. — Sirop noirâtre.

4 à 8 cuillerées par jour dans de la tisane de chiendent.

Sirop antirachitique (Vanier).

Huile de foie de raie ,	125 gr.
Extrait de feuilles de noyer ,	15 »
Iodure de potassium ,	10 »
Miel,	735 »
Sirop de quinquina ,	575 »
« simple,	1125 »
Essence d'anis ,	Q. S.

F. S. A. — Liquide brun trouble. L'agiter au moment de l'emploi.

Dans le rachitisme et les diverses formes de la scrofule. L'auteur a voulu réunir les antiscrofuleux les plus puissants.

Sirop antistrumeux (Breschet).

Glands torréfiés en poudre ,	500 gr.
Eau bouillante ,	Q. S. »

Pour obtenir par lixiviation 1000 grammes de colature dans laquelle on fera fondre :

Sucre,	2000 gr.
Iodure de potassium ,	30 »

Sirop brunâtre qui contient sensiblement un centième de son poids d'Iodure.

2 à 4 cuillerées par jour dans la syphilis constitutionnelle ou les scrofules.

Sirop de salsepareille iodurée (Ricord).

Sirop de salsepareille ,	500,0 gr.
Iodure de potassium ,	15,0 »

F. S. A. — Sirop noirâtre.

3 à 12 cuillerées par jour dans une tisane amère.

Sirop d'Iodure de potassium ferro-potassique.

(Sirop *iodo-ferré* de M. Mialhe).

Sirop simple,		500 gr.
Tartrate de potasse et de fer,		
Iodure de potassium,	aa.	8 »
Eau de canelle,		

Faites dissoudre les sels dans l'eau de cannelle, filtrez et mêlez au sirop.

1 à 2 cuillerées par jour pour les adultes.

Nous plaçons ici cette formule quoique M. Mialhe l'ait désignée sous le nom de sirop iodo-ferré. Notre habile confrère suppose d'abord qu'il se forme de l'Iodure de fer dans cette préparation et ensuite, ce qui est assez contradictoire, que l'Iodure de fer étant excessivement altérable et très-promptement transformé par les liquides de l'économie, il vaut mieux donner une association d'une préparation martiale avec l'Iodure de potassium que de donner simplement l'Iodure de fer. M. Mialhe suppose que les réactions chimiques s'exécutent dans l'estomac et dans le sang comme dans son laboratoire. Dans cette circonstance, il a oublié que M. Bernard avait constaté l'Iodure de fer dans le fluide salivaire, ainsi que nous l'avons dit ailleurs (*voy. ci-dessus,* p. 18), preuve évidente que l'Iodure de fer agit bien à l'état d'Iodure, et qu'il vaut mieux, quand on veut administrer l'Iode et le fer, le donner sous cet état que de recourir à des associations de fantaisie, dont il est presque impossible d'apprécier rigoureusement les réactions chimiques et les effets thérapeutiques.

Soluté d'Iodure de potassium (Merci).

Iodure de potassium ,   8 à 12 gr.
Eau distillée ,   150   »

Une ou deux cuillerées à café , trois fois par jour dans les diarrhées atoniques des enfants.

Soluté d'Iodure de potassium.

Iodure de potassium ,   2 gr.
Eau ,   50 »

Faites dissoudre. — Liquide incolore.

Les praticiens comprendront sans peine que les simples solutés d'Iodure de potassium peuvent varier à l'infini, suivant les indications que chacun veut remplir. La formule que nous venons de donner comme spécimen représente les proportions de sel et de liquide adoptées par Boris, Cadet, Foy, Magendie, Radius, Soubeiran. — Au lieu d'eau distillée, on peut se servir de décoctions diverses pour dissoudre l'Iodure de potassium. Nous croyons également inutile de rapporter chacune des décoctions que chaque praticien préfère par des raisons plus ou moins plausibles. Nous dirons seulement qu'on doit exclure de ces solutés toutes les tisanes acides.

Tisane de chiendent iodurée (Magendie).

Tisane de chiendent ,   1000 gr.
Iodure potassique ,   2 »
Sirop de menthe ,   60 »

Mêlez. — Liquide opalin.

Par verres dans les vingt-quatre heures dans la syphilis , dans le rhumatisme , etc.

21.

Les remarques précédentes sont entièrement applicables aux tisanes, c'est-à-dire que la dose d'Iodure peut varier suivant chaque indication ; toutes les tisanes peuvent êtres iodurées, à l'exception des tisanes acides qui décomposeraient l'Iodure.

Tisane de houblon iodurée (Usphur).

Infusé de houblon,	250 gr.
Iodure de potassium,	1 »

Mêlez. — Liquide ambré.

En trois fois dans les vingt-quatre heures.

M. Usphur se loue beaucoup de cette préparation dans la pneumonie chronique, mais il ne nous met pas à même de juger si sa prédilection est suffisamment motivée, ce dont il est permis de douter, si l'on adopte l'opinion de tous nos auteurs qui croient que rien n'est plus rare que de constater une pneumonie chronique. (*Voir* Grisolle, *Traité de la pneumonie.*)

Tisane de salsepareille iodurée (Magendie).

Tisane de salsepareille,	1000 gr.
Iodure potassique,	4 »
Sirop d'écorce d'oranges,	100 »

Mêlez. — Liquide brunâtre.

Par verrées dans les vingt-quatre heures.

Maladies syphilitiques anciennes, rhumatismes chroniques.

Tisane de saponaire iodurée (Ricord).

Infusé de saponaire,	1000 gr.
Iodure de potassium,	2 »
Sirop de sucre,	60 »

Mêlez. — Liquide ambré.

A prendre dans les vingt-quatre heures.

La dose d'Iodure peut être portée à 8 ou 9 grammes.

Vin d'Ioduré.

Vin blanc,	500 gr.
Iodure de potassium ,	20 »

Une cuillerée à bouche trois fois par jour ou même en mangeant.

Si l'on se décide à prescrire cette préparation, il faudra avoir soin de n'en préparer qu'une très-petite quantité à la fois; en le conservant pendant quelques temps, le vin ne tarderait pas à s'acidifier, et il se formerait de l'acide iodhydrique.

PRÉPARATIONS D'IODURE DE POTASSIUM IODÉ.

De même qu'on ajoute quelquefois, dans les préparations pour l'usage externe, l'Iodure de potassium à l'Iode, afin de rendre celui-ci plus soluble, de même, mais beaucoup plus rarement, on ajoute l'Iode à l'Iodure pour rendre ce dernier plus actif. Mais cette association, beaucoup moins utile que la première, ou plutôt réellement nuisible, est généralement abandonnée et à juste titre. Nous ne reproduirons ici que les deux spécimens suivants, à cause de la vogue dont ils ont joui pendant quelque temps.

Eau antidotaire iodurée.

Iodure de potassium,	4 gr.
Iode,	0,5 centigr.
Eau ,	1000 gr.

F. S. A. un soluté.

A boire par demi-verrées dans les empoisonnements par les alcalis végétaux ou les plantes qui en contiennent.

Eau iodurée pour boisson (Lugol).

	N° 1.	N° 2.	N° 5.
Iode,	0,04	0,05	0,06
Iodure de potassium,	0,08	0,10	0,12
Eau distillée,	250,0	250,0	250,0

F. S. A. — A boire dans la journée.

Cette eau, d'une belle couleur ambrée, est principalement destinée aux enfants, qui la boivent facilement, surtout si elle est légèrement sucrée. Mais il ne faut faire l'addition du sucre qu'au moment, car autrement il y aurait décoloration du liquide.

Aux repas, le docteur Magendie fait remplacer l'eau ordinaire par l'eau iodurée.

IODURE DE SODIUM.

Inusité, quoiqu'on suppose qu'il possède les mêmes propriétés que l'Iodure de potassium.

IODURE DE SOUFRE.

Les préparations d'Iodure de soufre sont assez nombreuses, et actuellement assez en faveur, à cause des excellents résultats que M. Cazenave paraît en avoir obtenu dans certaines maladies de la peau. Nous ne pouvons nous dispenser néanmoins de faire remarquer que ce qu'on appelle Iodure de soufre étant un composé extrêmement instable, ce médicament ne pourra

être employé avec sécurité par les praticiens que lorsque quelqu'un aura trouvé le moyen de lui donner la
fixité que nous sommes parvenu à donner à l'Iodure de
fer. C'est sous la réserve de cette remarque générale
que nous donnons les formules suivantes :

Lotion antipsorique.

Iodure de potassium ,	6 gr.
« de soufre ,	6 »
Eau ,	1000 »

Pilules d'Iodure de soufre (Escolar).

Iodure de soufre,	2 gr.
Mucilage de gomme ,	Q. S.

Pour 40 pilules.

Une le matin et une le soir. On augmente progressivement jusqu'à six par jour. — Contre les affections
dartreuses. ·

Autre.

Iodure de soufre,	1 gr.
Sucre , huile d'amande et gomme arabique,	Q. S.

Pour amener à l'état pilulaire et faire 20 pilules argentées.

Entr'autres reproches qu'on pourrait faire à cette
formule, nous ferons observer qu'elles ne peuvent être
argentées ainsi que l'exige l'auteur, l'Iode, qui ne tarde
pas à se dégager de cette combinaison instable, s'unissant promptement à l'argent.

Sirop dépuratif sulfo-iodé.

Séné de la palthe,	50 gr.
Fleurs de pêcher,	50 »
Eau,	400 »
Eau de rose,	100 »
Sucre,	900 »

Faites un sirop et ajoutez :

Iodure de soufre,	1 gr.
Alcool absolu,	Q. S.

Pour dissoudre l'Iodure : ajoutez cette solution au sirop quand il est refroidi à moitié.

Contre diverses affections cutanées.

IODURE DE ZINC.

Ce sel, très-déliquescent, est à peu près inusité. M. Barlow dit l'avoir employé avec succès dans la *chorée hystérique*. M. Deschamps a proposé un soluté, une pommade, un collyre et un sirop ayant ce sel pour base ; mais aucun praticien que nous ·sachions n'a cru devoir préconiser ces préparations.

Préparations de combinaisons multiples d'Iode ou de mélanges de ce métalloïde avec d'autres substances inorganiques.

Dans les préparations qui vont suivre, l'Iode, ordinairement sous la combinaison première d'Iodure de potassium, est associé à d'autres sels, et de ces mélanges, il résulte tantôt des combinaisons doubles, bien définies, et cristallisables, comme dans le cyanhydrargyrate d'Iodure de potassium proposé par M. de Castelnau, tantôt des combinaisons mal définies jusqu'ici et dont quelques-unes peuvent n'être que des mélanges fort instables, comme l'Iodure de chlorure mercureux, si utilement appliqué par M. Rochard au traitement des maladies rebelles et incurables de la peau. Nous donnerons ici ces formules telles quelles, ne pouvant avoir la prétention de déterminer toutes les réactions qui se passent dans chacune d'elles.

CYANHYDRARGYRATE D'IODURE DE POTASSIUM (DE CASTELNAU).

Soluté de cyanhydrargyrate d'Iodure de potassium, pour usage interne.

Cyanhydr. d'Iod. de potass.	20 cent.
Eau distillée,	125 gr.

A prendre par cuillerées (une cuillerée équivalant à 15 grammes) l'une le matin, l'autre le soir. On pourra porter progressivement la dose, s'il est nécessaire, jusqu'à 125 grammes dans les 24 heures.

Soluté de cyanhydrargyrate d'Iodure de potassium pour usage externe (de Castelnau).

Sel de Caillot (cyanh. d'Iod. de potass.)	20 à 125 cent.
Eau distillée,	125 gr.

La dose de 20 centigrammes suffira pour les collyres et gargarismes ; celle de 1 gramme 25 pourra convenir pour panser certains ulcères chroniques et indolents. Pour les pansements des ulcères syphilitiques ordinaires, la solution à 60 centigrammes sera celle qu'il faudra préférer. (*Annal. des malad. de la peau et de la syphilis*, t. 1, p. 370.)

Tout récemment, M. Venot, de Bordeaux, a répété avec beaucoup de succès les expériences thérapeutiques de M. de Castelnau. (*Journ. de méd. de Bordeaux*, août 1856 ; *Moniteur des hôpitaux*, octobre 1856.)

IODHYDRARGYRATE D'IODURE DE POTASSIUM.

Comme le précédent, ce sel double est un composé défini.

Pilules d'iodhydrargyrate d'Iodure de potassium (Puche).

Bi-Iodure de mercure,	40 centigr.
Iodure potassique,	40 »
Sucre de lait,	5 grammes.
Mucilage,	Q. S.

F. S. A. 52 pilules.

Le sel double renfermé dans ces pilules étant extrêmement déliquescent, il est nécessaire de les gélatiniser ou de les dragéifier.

1 à 4 par jour dans la syphilis compliquée de scrofules.

Sirop d'iodhydrargyrate d'Iodure de potassium (Puche).

Iodhydrargyrate d'Iodure de potassium,	1 gr.
Teinture de safran,	10 »
Sirop simple,	490 »

F. S. A. — Liquide de couleur safranée.

25 gram. de ce sirop contiennent 5 centigr. de sel.

25 à 100 grammes par jour dans une tisane appropriée, contre les maladies syphilitiques anciennes.

Pommade d'iodhydrargyrate d'Iodure de potassium (Puche).

Iodhydrargyrate d'Iodure de potassium ,	4 gr.
Axonge ,	100 »

F. S. A.

Cette pommade est sensiblement blanche ; mais elle s'altère au bout de quelques temps.

Soluté d'iodhydrargyrate de potasse (Puche).

Bi-Iodure de mercure ,	40 cent.
Iodure de potassium ,	40 »
Eau distillée ,	250 gr.

F. S. A. — Liquide incolore.

10 à 25 gouttes dans les vingt-quatre heures. Dans les mêmes cas que la liqueur de Van-Swieten.

ASSOCIATIONS DIVERSES.

Pilules de deuto-iodure ioduré de mercure (Gibert).

Bi-Iodure de mercure ,	1 décigr.
Iodure de potassium ,	5 gr.
Gomme arabique pulvérisée ,	5 décigr.
Miel ,	Q. S.

F. S. A. une masse à diviser en 20 pilules.
2 pilules le matin à jeun.

Boire de l'eau de gomme ou de l'hydrogala pour empêcher l'action irritante sur la muqueuse gastrique.

Ces pilules contiennent le même composé chimique que les précédentes , mais avec un grand excès d'Iodure de potassium.

Lotion sulfo-iodée (Baumès).

Sulfure de potassium,	5 gr.
Iodure de potassium,	5 »
Eau,	200 »

Contre les dartres squameuses, papuleuses et tuber-culeuses.

Lotion contre la gale (Cazenave).

Iodure potassique,	} aa. 6,0 grammes.
« de soufre,	
Eau,	1000,0 »

F. S. A. un soluté.

La plus grande partie de l'Iodure de soufre est décomposée dans ce mélange ; l'Iodure potassique s'empare de son Iode, qui colore fortement en rouge la liqueur, tandis que le soufre se dépose sous forme de poudre jaunâtre ; il faut donc agiter au moment de l'usage.

Le docteur Cazenave, qui se loue de cette préparation contre la gale, en aide l'action par des bains sulfureux.

Cette préparation est passible des mêmes remarques que celles d'Iodure de soufre, c'est-à-dire que l'on n'a qu'un mélange d'Iodure de potassium iodé et de soufre très-divisé qui se dépose dans les vases qui la renferment.

Sirop sulfo-iodo potassique.

(Sirop d'Iodure de soufre du docteur (Levrat).

Iodure de soufre du codex,	1 gr.
Iodure de potassium,	1 »
Séné de la Palthe,	60 »
Eau commune,	260 »
Sucre,	680 »

F. S. A.

Préparation préconisée par son auteur contre les affections chlorotiques, scrofuleuses et cutanées.

Potion stimulante iodurée.

(Formulaire de Radius).

Iodure de potassium,	0,1 gr.
Sulfate de magnésie,	15,0 »
Tartre stibié,	0,025 »
Eau,	184,0 »

Cette potion serait mieux rangée parmi les solutés.
Une cuillerée à café trois ou quatre fois par jour dans la scrofule.

Poudre hydragogue (Jahn).

(Ph. de Phœbus).

Iode,	» gr. 5 cent.
Calomel,	1 »
Digitale,	1 »
Sucre,	60 »

F. S. A. Une poudre homogène à diviser en 16 prises.

Une toutes les trois heures dans l'hydrocéphale.

Dans ce mélange, l'Iode réagissant sur le calomel donne naissance à une certaine quantité de Proto et de bi-Iodure de mercure, ainsi qu'à du bichlorure de ce métal. Mais ce ne serait pas là une raison, comme le pense un certain auteur, pour que les médecins se dispensassent de prescrire cette formule, s'ils en avaient reconnu l'utilité.

Poudre de Sency.

Cette poudre, qui a obtenu l'approbation de l'Académie de médecine, est constituée par une algue, l'*hutchinsia atro-rubescens*, selon M. Guibourt, par un *spherococus*, selon M. Léveillé, et par une vingtaine de végétaux marins, selon son auteur, M. Bazière. Nous savons que toutes ces plantes contiennent de l'Iode.

Eponges charbonnées en vase clos,	
Racine de zostère id.	
Poivre noir,	
» long,	
Gingembre,	aa. P. E.
Cannelle,	
Pyrèthre,	
Os de sèche,	
Sel ammoniac,	

F. S. A. — Une poudre dont on prendra de 5 à 12 décigrammes par jour dans du vin blanc.

Cette poudre est analogue à la poudre anti-scrofuleuse d'Arnaud de Villeneuve.

Il en est de même de la suivante proposée par M. Bouchardat, pour remplacer la poudre de Sency.

Poudre contre le goître (Bouchardat).

Poudre d'éponge à peine torréfiée,	20 gr.
Chlorydrate d'ammoniaque,	1 »
Charbon végétal,	1 »

On l'administre par prises de 1 gramme, aux malades âgés de plus de dix ans, on en donne trois prises par jour. On porte la dose au fond de la bouche avec une cuillère à café et on fait avaler la poudre toute sèche.

Sachet ioduré (Breslau).

Iodure de potassium,	10 gr.
Sel ammoniac,	80 »

Pilez séparément les sels bien desséchés ; mêlez-les et formez-en un sachet.

Contre le goître et les autres engorgements lymphatiques.

Sachet résolutif (Tanchou).

Iodure de potassium,	5 gr.
Éponges torréfiées,	10 »
Sel ammoniac,	40 »
« marin,	10 »

Contre les tumeurs du sein. On peut y ajouter, selon les cas, du camphre, de l'opium, de la valériane, etc.

Pour comprendre l'action de ces deux sortes de sachets, il faut se reporter à ce que nous avons dit sur la réaction qui s'opère éntre le sel ammoniac et l'Iodure de potassium.

Sachet dit collier de Morand.

Sel ammoniac,
Sel commun décrépité, } aa. P. E.
Eponges calcinées,

Faites une poudre; répandez-la sur une carde de coton en forme de cravate, recouvrez d'une mousseline piquée en losange.

Contre le goître l'application se fait, le côté de la poudre étant sur la tumeur. On renouvelle ce collier tous les mois.

M. Dorvault fait observer avec raison que l'Iode ne doit jouer ici qu'un faible rôle, et que c'est au sel ammoniac qu'il faut attribuer presque toute l'action médicatrice.

Savon résolutif contre les engelures (Cadet).

Camphre,	4 grammes.
Teinture de benjoin,	21 »
Ajoutez à la solution en triturant :	
Iodure de potassium ,	8 »
Extrait de Saturne,	15 »
Ajoutez encore en mèlant bien :	
Huile d'amandes douces,	150 »
Lessive des savonniers ,	60 »
Essence de lavande,	2 »

Contre les engelures non ulcérées.

Cette formule revient à peu de chose près à celle du *baume de Lejeune*, dont nous avons donné ailleurs la formule, et faisant remarquer qu'il se formait de l'Iodure de plomb. Cette remarque est applicable au savon de Cadet.

Sirop de deuto-iodure ioduré de mercure (Gibert).

Bi-iodure de mercure,	1 gramme.
Iodure de potassium ,	50 »
Eau ,	50 »

Dissolvez , puis ajoutez :

Sirop de sucre marquant 50° à froid ,	2400,0 gr.

Mèlez. — Sirop incolore.

Dose : une cuillerée. Le docteur Gibert double la dose au bout de quelque temps , en en faisant prendre une seconde cuillerée le soir. La cuillerée contient sensiblement 1 centigramme de bi-iodure de mercure , et 50 centigrammes d'iodure de potassium.

Cérat de Proto-Iodure de mercure ioduré (Golfin).

Proto-Iodure de mercure ,	2 gram.
Iodure de potassium ,	4 »
Camphre ,	2 »
Cérat,	52 »

Mèlez.

Dans l'hydrocéphale aiguë.

Dans cette préparation , le Proto-Iodure de mercure doit être décomposé, au moins en partie, par l'Iodure de potassium, en bi-iodure de mercure et en mercure métallique.

Solution iodo-arsénicale-mercurique.

(Pharmacopée américaine).

Iodure d'arsénique	1 gram.
Iodure rouge de mercure ,	1 »
Eau distillée ,	08 »

Broyez les Iodures avec 15 grammes d'eau et lorsque la dissolution est opérée, ajoutez le reste de l'eau, chauffez jusqu'à ébullition, et filtrez.

Très-bonne préparation, d'après les médecins anglais et américains, pour les maladies de la peau, de forme squameuse principalement. Dose : de 10 à 30 gouttes, trois fois par jour, à l'intérieur, dans une grande quantité d'eau distillée; à l'extérieur en lotions, 4 grammes pour 32 grammes d'eau distillée.

Pilules épispasiques (Rochard).

Iodure de chlorure mercureux,	25 centig.
Gomme arabique,	1 gr.
Mie de pain,	0 »
Eau de fleur d'oranger,	Q. S.

F. S. A. 100 pilules.

Contre les maladies rebelles de la peau dans les mêmes cas que la *pommade épispasique* (*Voir plus loin ce mot*) et concurremment avec elle.

Pommade épispasique (Rochard).

Iodure de chlorure mercureux,	0,75 centig.
Axonge,	60 gr.

F. S. A.

Cette pommade est employée par l'auteur, dans les cas de maladies rebelles de la peau et contre les engorgements strumeux. Dans ces maladies de la peau, on pratique une onction *sur les parties malades*, et on la renouvelle pendant trois jours consécutifs; on suspend, pendant trois ou quatre jours, et l'on recommence ainsi de nouvelles séries d'onctions jusqu'à guérison complète. — Après chaque onction, la peau s'anime, la circulation s'accélère, la chaleur augmente, il se développe en un mot une *poussée* plus ou moins énergique, qui se calme pendant l'intermission. On commence les onctions par cette pommade ; ce n'est que dans le cas où la poussée ne serait pas assez intense que l'on a recours à une pommade plus active. — L'auteur a guéri, à l'aide des applications de ces pommades, des couperoses, des psoriasis, des eczémas qui avaient résisté à tous les traitements.

PRÉPARATIONS IODO-FERRO-MANGANIQUES.

Depuis que M. Hannon surtout a appelé l'attention sur les préparations du manganèse, plusieurs formules ont été publiées, dans lesquelles ce métal entre, soit comme base, soit comme élément co-actif ; le rôle que joue aujourd'hui l'Iode ne permettait guère qu'on l'oubliât dans les combinaisons du manganèse. On y a donc songé. Outre les combinaisons simples que nous avons fait connaître, on en a proposé de doubles dont l'utilité n'est guère mieux établie, mais que nous ne pouvons nous dispenser de reproduire à cause du retentissement qu'on leur a donné.

Soluté officinal de Proto-Iodure de fer et de manganèse.
(Dupasquier).

Acide tartrique,	28 grammes.
Eau distillée,	50 »
Dissolvez.	
Iodure de potassium,	54 grammes.
Eau distillée,	50 »

Mèlez, laissez déposer le bitartrate de potasse et filtrez douze heures après, ajoutez : eau, quantité suffisante pour obtenir cent grammes de liquide, chauffez-le à 55 degrés environ, puis ajoutez du carbonate manganeux humide jusqu'à ce qu'il ne se dégage plus d'acide carbonique, filtrez et lavez le filtre pour obtenir 150 grammes de soluté. Il se précipite une nouvelle quantité de bitartrate potassique, plus un peu de tartrate manganeux. Prenez :

Iode,	65 grammes.
Fer,	20 »
Soluté d'iodure manganeux,	150 »

Pesez l'Iode, puis le soluté, et enfin le fer dans un ballon, agitez et chauffez jusqu'à décoloration complète. Filtrez le liquide dans un flacon contenant 20 à 30 grammes de fil de fer bien décapé. Lavez le ballon avec 50 grammes d'eau distillée et filtrez. (On lave pour obtenir 50 autres grammes d'eau.)

On peut remplacer 30 grammes d'eau par parties égales de gomme et de sucre que l'on fait dissoudre dans de l'eau distillée du lavage du ballon et du filtre.

L'iodure ferreux et l'iodure manganeux entrent pour un tiers en poids dans ce soluté, les deux Iodures sont entr'eux dans le rapport de 3 d'Iodure ferreux et 1 d'iodure manganeux.

Sirop de Proto-Iodure de fer et de manganèse (Burin du Buisson).

Soluté officinal;	6 grammes.
Sirop,	294 »

Une à trois cuillerées dans la chlorose, les engorgements scrofuleux, les affections tuberculeuses.

50 grammes contiennent 20 centigrammes de Proto-Iodure de fer et de manganèse, ou bien 5 centigrammes d'Iodure de manganèse et 15 centigrammes d'Iodure de fer.

Pilules d'iodure ferro-manganeux (Burin du Buisson).

Soluté officinal ,	16 gram.	
Miel ,	5	»
Poudre de guimauve et de réglisse ,	9	» 50 c.

Pour 100 pilules.

Mêlez le miel et le soluté , évaporez jusqu'à ce que le poids du mélange soit de 10 grammes , ajoutez la poudre et divisez la masse en quatre parties égales que vous roulerez dans du fer réduit par l'hydrogène. Divisez chaque masse en vingt-cinq pilules , roulez-les dans du fer réduit et recouvrez-les d'une couche de baume de Tolu.

Chaque pilule contient 5 centigr. d'Iodure ferro-manganeux.

PRÉPARATIONS BROMO-IODURÉES (Lunier) (1).

Pilules bromo-iodurées.

Iodure de potassium,	No 1.	1 gr. 80 cent.	—No 2.	1 gr. 20 c.
Bromure de potass.,	—	1 20	— —	1 80
Racine de gentiane,	—	2	— —	2

Pour 60 pilules ; deux ou trois par jour.

Solutions bromo-iodurées.

Iodure de potassium,	No 1.	60 centigr.	— No 2	40 centigr.
Bromure de potassium,		40 —	—	60 »
Extrait de gentiane,		1 gram. —		1 gram.
Eau,		20 cuil. —		20 cuil.

Deux ou trois cuillerées par jour.

En remplaçant l'Iodure et le bromure de potassium par de l'Iodure et du bromure de fer , on a les formules des pilules n° 3 et n° 4 et les solutions des n° 3 et n° 4.

(1) Voir ci-dessus, p. 208.

Huile de foie de morue bromo-iodurée.

Iodure de potassium ou de fer,	25 centigram.
Bromure de potassium ou de fer,	25 »
Huile de foie de morue brune,	500 grammes.

Pour une mixture à prendre de 1 à 5 cuillerées par jour.

L'auteur n'indique pas la manière de préparer ce qu'il appelle sa mixture, faut-il dissoudre les sels, et dans ce cas dans quoi? ou bien faut-il simplement les broyer avec l'huile?

Huiles bromo-iodurées.

Iodure de potassium ou de fer,	50 centigr.
Bromure de potassium ou de fer,	50 »
Huile d'amande ou de pied de bœuf,	500 »

F. S. A. une mixture à prendre de une à cinq cuillerées par jour. Même incertitude sur le mode de préparation que pour la précédente formule.

Chocolat bromo-iodurée.

Iodure de potassium ou de fer,	20 centigr.
Bromure de potassium ou de fer,	20 »
Cacao des îles en pâte,	q. s.
Sucre blanc,	q. s.

F. S. A. une masse de 250 grammes que vous diviserez en tablettes de 50 grammes; une à cinq tablettes par jour.

Biscuits bromo-iodurés.

Iodure de potassium ou de fer,	25 centigr.
Bromure de potassium ou de fer,	25 »
Pain biscoté,	q. s.

Pour dix biscuits ordinaires; un à cinq par jour.

Ces pains contiennent chacun 2 centigrammes d'Iodure et de bromure.

Sel bromo-ioduré.

Iodure de potassium ou de fer,	25 centigr.
Bromure de potassium ou de fer,	25 »
Sel gris de cuisine,	100 »

Mêlez avec soin et conservez en vase clos. De 10 20 grammes
en salaisons.

10 grammes contiennent 25 milligrammes d'Iodure, etc.

Beurre bromo-iodurée.

Sels bromo-iodurés,	20 grammes.
Beurre frais,	250 »

A consommer *en deux ou trois jours.*

Potion emménagogue.

Iodure de potassium ou de fer,	25 cent.
Bromure de potassium ou de fer,	25 »
Sirop d'armoise,	40 gram.
Eau distillée d'armoise,	80 »
Eau distillée de menthe,	80 »

Une ou deux cuillerées chaque matin, à jeun.

*Beurre médicamenteux destiné à remplacer l'huile de foie
de morue* (Trousseau).

Beurre frais,	125 gram.
Iodure de potassium,	5 centigr.
Bromure de potassium,	20 »
Chlorure de sodium,	2 gram.

22.

On consomme ce beurre, dans la journée, sur de très-minces tartines.

On l'emploie contre l'action désorganisante des tubercules.

Pilules antiscrofuleuses (Werneck).

Iodure de fer,	4 grammes.
Bromure de sodium,	2 »
Extrait de réglisse,	q. s.

Pour des pilules de 12 centigrammes. Une matin et soir.

MÉDICATION CHLORO-BROMO-IODURÉE (1).

Soluté chloro-bromo-ioduré (Deschamps).

Chlorure de sodium,	10 gram.
Bromure de sodium,	2 »
Iodure de sodium,	1 »
Eau,	q. s.

Pour obtenir 150 grammes de soluté.

15 grammes dans un verre d'eau ordinaire.

De un à deux, puis de trois à quatre verres par jour; dans les scrofules, le goître, la coxalgie, la syphilis constitutionnelle, les tumeurs blanches, etc., etc.

15 grammes représentent 1 gramme de chlorure, 20 centigrammes de bromure et 10 centigrammes d'Iodure de sodium.

Lotion chloro-bromo-iodurée (Deschamps).

Chlorhydrate d'ammoniaque,	20 grammes.
Bromure de potassium,	10 »
Iodure de potassium,	5 »
Eau,	q. s.

Pour obtenir 500 grammes.

(1) Voir ci-dessus, p. 209.

Un gramme représente 1 centigramme d'Iodure et 2 centigrammes de bromure de potassium, puis 4 centigrammes de chlorhydrate d'ammoniaque.

ALBUMINE IODÉE (Renault).

Albumine sèche du commerce,	100 gram.
Eau,	1000 »
Teinture alcoolique d'Iode au 10ᵉ,	100 »
Eau,	200 »

On pulvérise l'albumine, on la met macérer pendant environ vingt-quatre heures dans l'eau froide, afin qu'elle s'hydrate et se dissolve en partie. On verse dans la teinture l'eau prescrite pour précipiter l'Iode ; puis, sans avoir filtré le liquide albumineux, on y verse, par petites portions successives et en agitant, la teinture étendue d'eau. Cela fait, on porte le tout au bain-marie ; on l'y maintient, sans cesser d'agiter, jusqu'à ce que le résidu de l'évaporation cesse de perdre de son poids. Finalement, on pulvérise, et l'on passe au tamis de soie.

Desséchée, l'albumine iodée est en poudre d'un jaune clair, inodore, de saveur à peine iodique, tout à fait sans action sur le décoctum d'amidon. L'eau la gonfle et la rend opaque, à la manière de la gomme adragante, et elle se partage en deux portions, l'une soluble, l'autre insoluble.

L'albumine iodée de **M. Renault** est, sans contredit, la préparation qui permet d'administrer l'Iode pur (c'est-à-dire combiné seul avec une matière organique) avec le moins d'inconvénient, et il est à regretter que l'académie de médecine n'ait pas mieux accueilli cette préparation que le rapporteur (**M. Lecanu**) avait jugée très-favorablement, et, suivant nous, avec raison. Est-il facile ou même possible de faire avec cette albumine un sirop , ainsi que l'a proposé **M. Renault**? Nous en doutons , et nous croyons que l'association de l'albumine iodée au chocolat , comme l'a proposé **M. Soubeyran** , serait plus avantageuse. Mais la thérapeutique n'en est pas moins redevable à **M. Renault** pour avoir imaginé de combiner l'Iode à l'albumine et pour avoir réalisé cette idée.

M. Mouchon a ainsi modifié la formule de **M. Renault,** sans avantages bien sensibles.

Saccharure iodo-albumineux (Mouchon).

Albumine fraîche ,	1 kilogr. ,	500 grammes.
Sucre ,		508 »
Iode ,		12 »

Faites dissoudre l'Iode dans une quantité suffisante d'alcool ; dissolvez le sucre dans l'albumine ; ajoutez le soluté alcoolique d'Iode ; agitez jusqu'à ce que la combinaison soit terminée et faites évaporer au bain-marie.

L'auteur propose de préparer avec cette albumine des tablettes contenant 25 milligrammes d'Iode.

IODURÉ D'AMIDON.

Nous ne reviendrons pas sur ce que nous avons dit ailleurs touchant l'instabilité des préparations d'Iodure d'amidon , et par conséquent touchant la variabilité des effets physiologiques et thérapeutiques qu'elles peuvent produire. Nous dirons seulement que les moins imparfaites préparations sont encore beaucoup trop instables pour constituer des médicaments sûrs , et

que pour cette raison sans doute, elles ont été délais-
sées, quoiqu'elles aient été tout récemment l'objet d'é-
tudes sérieuses de la part de pharmaciens distingués,
notamment de M. Quesneville et Soubeyran.

Iodure d'amidon (Buchanam).

Iode,	1 partie.
Amidon pulvérisé,	24 »

Triturez l'Iode avec un peu d'eau, ajoutez peu à peu l'amidon,
et laissez sécher.

La dose est de 50 centigrammes, elle contient 2 centigrammes d'Iode.

Tisane d'Iodure d'amidon (Id.)

Amidon,	20,0 gram.
Délayez dans :	
Eau bouillante,	1000,0 »
Ajoutez :	
Teinture d'Iode,	10,0 »
Sirop de gomme,	60,0 »

Liquide avec dépôt bleu,

Topique d'Iodure d'amidon (Chaberly).

Amidon,	60 gr.
Iode pur,	50 centigr.
Acétate de morphine,	45 »

Contre les indurations de la peau et les engorgements.

On saupoudre une peau de cygne qu'on applique
sur la partie engorgée.

Autre.

Amidon, 100 gr.
Iode, 60 centigr.
Acétate de morphine, 10 »

Pour panser les ulcères de toute nature, les plaies sanieuses engorgées, les ulcères, les bubons en suppuration.

L'acétate de morphine est profondément modifié dans ces deux préparations.

Sirop d'Iodure d'amidon (Quesneville).

Iodure d'amidon soluble, 50 gram.
Eau, 750 »
Sucre, 1 kilogr. 250 »

F. S. A.

Ce sirop contient, par 20 grammes, 5 centigrammes d'Iode. Une cuillerée le matin et deux dans la journée.

Ce sirop, qui est d'un beau bleu-indigo, ne tarde pas à se décolorer tout en conservant, suivant l'auteur, toutes ses propriétés, voire même sa qualité d'Iodure d'amidon dans les mêmes proportions chimiques. Il est à peine utile de dire que ce sont là des illusions inexplicables chez un chimiste aussi habile que M. Quesneville.

Autre (Magnes-Lahens).

Iodure d'amidon soluble préparé avec de l'amidon torréfié et exposé à l'air pour qu'il reprenne de l'humidité, 25 gram.
Eau, 525 »
Sucre, 650 »

Introduisez l'Iodure et l'eau dans un matras, plongez le matras dans un bain-marie d'eau bouillante. Lorsque la solution d'Iodure est complète, ajoutez le sucre finement concassé, bouchez et agitez jusqu'à ce que la solution soit achevée.

Autre (Soubeiran).

Amidon nitrique (1),	56 gram.	
Iode pur,	4 » 50 c.	
Éther,	q. s.	

Mettez l'amidon dans un mortier de porcelaine, introduisez l'Iode dans un petit tube, ajoutez de l'éther par parties pour le dissoudre et versez chacune des parties sur l'amidon, triturez pour avoir un mélange exact et laissez évaporer la majeure partie de l'éther. Lorsque l'amidon est devenu bleuâtre, introduisez-le dans un flacon taré, pesez 520 grammes d'eau et exposez ce flacon à la chaleur du bain-marie, en laissant le flacon ouvert d'abord pour achever de dissiper l'éther; plus tard, on met le bouchon, qu'on attache avec une ficelle lâche pour qu'il puisse être soulevé par la vapeur sans être projeté; on agite de temps en temps.

Au bout d'une heure à une heure et demie, l'Iodure d'amidon est complétement formé. On pèse le flacon, on y ajoute la quantité d'eau qui a pu s'évaporer et l'on fait fondre dans cette liqueur, à une douce chaleur, 1 kilogramme et 40 grammes de sucre blanc.

Ce sirop contient sensiblement par 1000 grammes 2 grammes et demi d'Iode, dont une partie est à l'état d'acide iodhydrique.

Poudre d'Iodure d'amidon non soluble (Quesneville).

Iode,	100 grammes.
Amidon,	1000 »

Faites selon l'art.

(1) Pour préparer l'amidon nitrique, on emploie : amidon, 500 grammes; acide nitrique, 1 gramme; eau, 150 grammes. On mêle l'acide et l'eau; on fait absorber cette liqueur à l'amidon et on le laisse sécher.

Cette poudre se prend en pilules, en bols et même délayée simplement dans de l'eau.

On l'emploie de 5 grammes à 40 grammes par jour dans les maladies syphilitiques et les maladies de la peau.

Tablettes d'Iodure d'amidon ou de santé (Quesneville).

Iodure d'amidon non soluble au 10e	50 gram.
Sucre et mucilage,	700 »

Faites des tablettes de 1 gramme 50 centigrammes. Chaque tablette contient 1 centigramme d'Iode. Une, deux ou trois tablettes par jour.

On pourrait les préparer ainsi :

Iodure d'amidon,	10 gram.		
Gomme adragante,			80 c.
Gomme arabique,		1 »	60
Sucre,		87 »	69

Pour des tablettes de 1 gramme. Chaque tablette contiendrait 10 centigrammes d'iodure ou 1 centigramme d'iode, si l'amidon pouvait fixer tout l'Iode qu'on emploie pour préparer l'Iodure. Une partie de l'Iode se volatilise pendant la dessication et même pendant la conservation de l'Iodure.

Poudre d'Iodure d'amidon soluble (Quesneville).

C'est l'Iodure insoluble rendu soluble, *secundum artem*, dit M. Quesneville. On ne l'emploie que pour faire le sirop d'Iodure d'amidon.

D'après M. Magne-Lahens, on prépare cet amidon en chauffant au bain-marie, dans un ballon, 9 parties d'amidon, 1 partie d'Iode délayée avec un peu d'eau et en faisant sécher le produit; on l'obtient sous forme d'écailles. Beaucoup d'Iode se volatilise pendant la dessication et pendant la conservation de cet Iodure.

Pilules d'iodure d'amidon et de fer (Quesneville).

Iodure d'amidon soluble,	10 grammes.
Oxide noir de fer,	1 »
Limaille de fer porphyrisée,	1 »
Extrait de gentiane,	q. s.

Pour faire des pilules de 30 à 40 centigrammes.

M. Quesneville se plaît à croire que cette formule constitue la meilleure manière de prescrire de l'iodure de fer, sans craindre qu'il ne contienne de l'Iode à nu ; il conseille même aux pharmaciens de conserver le mélange d'Iodure d'amidon soluble, d'oxide et de limaille, pour pouvoir préparer les pilules d'iodure de fer lorsqu'ils en auront besoin.

Il serait superflu sans doute de réfuter une telle opinion, et de démontrer qu'en prescrivant la formule dite *d'Iodure de fer* de Quesneville, on ne sait pas ce qu'on prescrit.

IODURE DE CYANOGÈNE.

Cyanure de mercure pulvérisé,	1 partie.
Iode *id.*	2 »

Composé mal défini qui n'a pas été expérimenté.

IODURE DE CINCHONINE.

Il se prépare comme l'Iodure de quinine formulé ci-dessous.

IODURE DE QUININE (Thompson).

Quinine,	1 équivalent.
Iode,	1 »

On mêle ces deux corps par trituration , puis on les fait bouillir dans de l'eau. On ajoute assez d'eau pour qu'il y en ait 30 grammes pour 1 gramme d'Iodure. Par le refroidissement, il se sépare en matière résineuse inodore, sans saveur, insoluble dans l'eau , mais soluble dans l'alcool. Cette dissolution alcoolique est légèrement colorée ; elle répand une faible odeur d'Iode, et elle a la saveur des alcaloïdes. On peut facilement y constater la présence de l'Iode et des alcaloïdes.

IODURE D'IODHYDRATE DE QUININE (Bouchardat).

On verse une dissolution d'Iodure de fer, contenant un léger excès d'Iode , dans une solution acide de sulfate de quinine ; il se forme un précipité marron qui est traité par l'alcool bouillant. On filtre , et , par le refroidissement, l'Iodure se dépose. Il se présente sous la forme de belles écailles verdâtres foncées, à reflet très-éclatant. Ces écailles sont insolubles dans l'eau et solubles dans l'alcool. M. Bouchardat conseille de les employer dans les fièvres intermittentes.

Pilules d'iodure d'iodhydrate de quinine (Bouchardat).

Iodure d'iodhydrate de quinine,	1 gram.
Conserve de roses ,	q. s.

Pour 10 pilules. 3 pilules par jour, à une demi-heure d'intervalle.

IODHYDRATE DE MORPHINE (Bouchardat).

On prépare l'iodhydrate de morphine en mêlant une

dissolution de sulfate de morphine et d'Iodure de potassium. On lave et sèche le précipité.

On obtient de l'iodhydrate de morphine dont une partie se dissout. Cet iodhydrate est mêlé avec un peu de morphine qui a été précipitée par l'alcali libre que contient toujours l'Iodure de potassium. Pour séparer la morphine, on peut faire dissoudre l'iodhydrate dans de l'eau chaude et le laisser cristalliser. On peut encore faire évaporer l'eau de lavage, et purifier l'iodhydrate par plusieurs cristallisations, ou bien précipiter la morphine pour l'employer à un autre usage.

Pommade d'iodhydrate de morphine ioduré (Burggraeve).

Iodure de potassium,	5 grammes.	
Iodhydrate de morphine,	1	»
Axonge,	40	»

Une friction matin et soir.

IODURE D'IODHYDRATE DE MORPHINE (Bouchardat).

On mêle du sulfate acide de morphine avec de l'Iodure de potassium ioduré, on maintient les liqueurs, pendant une heure, à une température de 60 degrés; on décante le liquide, on lave le précipité par décantation, on le recueille sur un filtre, et on le fait sécher.

Cet Iodure d'iodhydrate se présente en paillettes brillantes insolubles dans l'eau et dans l'éther, mais très-solubles dans l'alcool.

Pilules d'Iodure d'iodhydrate de morphine.

Iodure d'iodhydrate de morphine,	1 gramme.	
Conserve de roses,	q. s.	

Pour 20 pilules. Une chaque soir.

Chaque pilule contient 5 centigrammes d'Iodure.

IODURE D'IODHYDRATE DE STRYCHNINE (Bouchardat).

On verse une solution d'Iodure de potassium ioduré dans une dissolution d'un sel de strychnine ; il se forme un précipité floconneux d'une couleur marron clair. On le fait sécher, on le traite par de l'alcool à 85 degrés centésimaux bouillant ; on filtre, et il se dépose, pendant le refroidissement, des cristaux d'Iodure d'iodhydrate de strychnine.

Cet Iodure se présente sous la forme d'aiguilles transparentes d'une couleur rouge rubis foncé.

Pilules d'Iodure d'iodhydrate de strychnine (Bouchardat). .

Iodure d'iodhydrate de strychnine,	50 centigr.
Conserve de roses,	q. s.

Pour 30 pilules.

Chaque pilule contient 1 centigramme d'Iodure.

Cet Iodure est moins vénéneux que les sels de strychnine, et son action est un peu plus lente.

IODURE DE ZINC ET DE MORPHINE (Bouchardat).

On fait bouillir 1 gramme d'Iodure d'iodhydrate de morphine avec 50 grammes d'eau et 10 grammes de zinc. Après quelques jours, on filtre le liquide bouillant. On obtient un sel qui cristallise facilement en aiguilles disposées en beaux cristaux radiés. Ce sel est calmant et antispasmodique.

Pilules d'Iodure de zinc et de morphine. (Bouchardat).

Iodure de zinc et de morphine,	10 centigr.
Guimauve,	1 gram.

Pour 10 pilules.

Gastralgie et affections nerveuses.

Chaque pilule contient 1 centigramme d'Iodure double.

Potion d'Iodure de zinc et de morphine (Bouchardat).

Iodure de zinc et de morphine ,	25 centigr.
Sirop de fleur d'oranger ,	50 grammes.
Mélisse ,	4 »
Infusé (eau bouillante pour faire l'),	120 »

Une cuillerée toutes les heures.

Une cuillerée représente 2 centigrammes et demi d'iodure double.

IODURE DE ZINC ET DE STRYCHNINE (Bouchardat).

On l'obtient en faisant chauffer, pendant plusieurs jours, de l'eau, de l'Iodure d'iodhydrate de strychnine et du zinc. On filtre les liqueurs bouillantes, et l'Iodure double cristallise par le refroidissement.

Pilules d'Iodure de zinc et de strychnine (Bouchardat).

Iodure de zinc et de strychnine ,	10 centigr.
Conserve de roses ,	q. s.

Pour faire 10 pilules. Une chaque soir. On augmente successivement.

Chaque pilule contient 1 centigramme d'Iodure double.

Potion d'Iodure de zinc et de strychnine (Bouchardat).

Iodure double ,	2 centigr.
Sirop de fleur d'oranger ,	50 gram.
Eau distillée ,	100 »

A prendre en deux fois dans la journée.

IODURE DOUBLE DE MERCURE ET DE MORPHINE (Bouchardat).

On l'obtient en traitant par l'alcool un mélange de parties égales de bi-iodure de mercure et d'iodhydrate de morphine. Par le refroidissement, il se dépose des grains cristallins du composé double d'une couleur blanche légèrement jaunâtre.

Pilules d'Iodure de mercure et de morphine (Bouchardat).

Iodure double de mercure et de morphine,	1 gram.	
Poudre de réglisse,	2	»
Miel,	q. s.	

Pour 100 pilules.

Chaque pilule contient 1 centigramme d'Iodure double. Une chaque soir dans la syphilis constitutionnelle.

IODURE DE TANNIN (1).

Sirop iodo-tannique (Socquet et Guilliermond).

Iode,	2 grammes.	
Extrait de ratanhia,	8	»
Eau et sucre,	q. s.	

Pour 1 kilogramme de sirop.

On aura soin d'employer un extrait de ratanhia entièrement soluble.

Faites dissoudre l'Iode dans une très-petite quantité d'alcool, et mélangez-le avec une solution aqueuse d'extrait de ratanhia; versez le tout dans un matras de verre, laissez opérer la réaction pendant l'espace de quelques heures. Séparez, en filtrant la liqueur, le dépôt brun pulvérulent qui s'est déposé, lavez-le avec de l'eau

(1) Avant de prescrire une des formules suivantes, on fera bien de lire ce qui est dit à la page 212 des préparations iodo-tanniques.

pour enlever tout l'Iode qu'il peut retenir ; réunissez les colatures, versez-les sur une assiette, et concentrez-les à la vapeur. Lorsqu'elles sont suffisamment concentrées, ajoutez le sucre, et faites le sirop.

Ce sirop a une belle couleur ; son goût est agréable, et il contient invariablement 6 centigrammes d'Iode par 30 grammes, et peut être conservé indéfiniment.

Il ne faut employer, pour préparer ce sirop, que des vases de verre ou des bassines de fonte émaillée.

Solution iodo-tannique normale (id.).

La solution iodo-tannique neutre s'obtient en mêlant par trituration,

Iode,	5 grammes.
Tannin,	45 »
Eau,	1000 »

La solution est complète au bout de peu de temps ; on la filtre et on la concentre par une évaporation ménagée, jusqu'à ce qu'elle soit réduite à 100 grammes, après avoir eu soin toutefois de bien l'examiner au papier amidonné.

Cette préparation peut servir en injection dans les divers conduits recouverts d'une membrane muqueuse, tels que le canal de l'urètre, le vagin ; elle peut être employée avec avantage en gargarisme, dans les gingivites scorbutiques.

Solution iodo-tannique iodurée (id.).

Tannin,	10 grammes.
Iode,	5 »
Eau,	90 »

Opérez la dissolution par trituration, et achevez-la à

l'aide d'une douce chaleur, dans un matras de verre placé au bain marie.

Cette solution servira surtout à toucher les ulcères du col utérin, ceux qui surviennent aux gencives et déchaussent les dents, ceux qui ont leur siége à la voûte du palais. Elle peut être employée sur les vésicatoires dénudés, pour faire absorber l'Iode, ou en fomentations sur les genoux tuméfiés, à la suite d'une hydarthrose. Étendue d'une plus grande quantité d'eau, elle peut servir en injections pour les grandes surfaces séreuses, comme le péritoine, l'hydrocèle et les diverses tumeurs enkistées.

Sirop iodo-tannique ou de ratanhia iodé (Mouchon).

M. Mouchon prépare ce sirop en ajoutant 2 grammes d'Iode, en solution dans l'alcool, à 1 kilogramme de sirop de ratanhia préparé avec :

Ratanhia en poudre grossière,	250 gram.
Eau pure,	1 kilog.
Alcool à 20° centésim.,	500 »
Sirop simple,	2 »

On traite le ratanhia par déplacement ; on évapore pour obtenir 2 kilogrammes de sirop. Il contient 4 centigrammes d'Iode modifié, et le déplacé de 2 grammes 50 centigrammes de racine de ratanhia.

Sirop de noix de galle iodé.

M. Mouchon prépare ce sirop de la même manière

que le sirop de ratanhia , en employant du sirop de noix
de galle au lieu de sirop de ratanhia.

Ce sirop contient par cuillerée la matière extractive
de 1 gramme 20 centigrammes de noix de galle.

Sirop de raifort iodé (Grimault).

Sirop de raifort fait à froid ,   1 kilog.
Iode ,   1 gr. 60 cent.

Dissolvez l'Iode dans une petite quantité d'alcool absolu , et
mêlez ce soluté avec le sirop ; laissez en contact dans un vase de
verre , en agitant de temps à autre jusqu'à ce que l'amidon ne dé-
cèle plus la présence de l'Iode ; passez à couvert à la pâte de papier et conservez.

Une cuillerée à café le matin , à jeun , pour les enfants ; on augmente graduellement. Deux à six cuillerées progressivement , dans les vingt-quatre heures ,
pour les adultes.

20 grammes, ou la cuillerée, représentent 32 milligrammes d'Iode.

ETHER IODHYDRIQUE.

On l'obtient en distillant de l'alcool saturé d'acide
iodhydrique. Son odeur est éthérée ; il bout à 64°, 8.
Il est incolore, mais il est difficile à conserver. Son instabilité sera toujours un obstacle à son emploi.

M. le docteur Huette a préconisé, en s'appuyant sur
quelques succès, l'emploi de cet éther dans quelques
affections chroniques des poumons. Il le prescrit sous
forme d'inhalation lorsque la constitution de ses mala-

des fait craindre les tuberculisations latentes, dont les ravages se manifestent souvent avec une rapidité qui enlève tout espoir de guérison; il l'emploie encore dans les scrofules, mais son utilité dans cette affection est encore beaucoup plus douteuse que dans les maladies précédentes.

M. Titon a proposé de remplacer l'éther iodhydrique par une solution d'Iode dans le chloroforme. Les proportions sont 20 d'Iode pour 100 de chloroforme.

M. Titon se sert d'un flacon pour faire des inhalations, par l'une des narines, pendant deux, quatre ou six minutes. Pour activer l'évaporation on agite un peu le flacon ou bien on l'échauffe dans la main.

Ce moyen demande à être étudié.

IODOFORME.

Ce corps dont on doit la découverte à Sérullas qui a donné en 1822 le moyen de le préparer, a été employé sans résultats décisifs contre le goître et les scrofules. On le prépare aujourd'hui d'après l'un des procédés suivants :

1er *procédé* (Bouchardat).

Iode,	100 grammes.
Eau,	750 »
Alcool,	250 »
Potasse caustique,	100 »

Pesez le tout dans un flacon, et mettez le flacon dans de l'eau froide; puis élevez la température de l'eau pour favoriser la réaction. Lorsque la liqueur est décolorée, ajoutez 25 grammes d'Iode; chauffez de nouveau jusqu'à décoloration, et ajoutez de l'Iode

jusqu'à ce que ce liquide cesse de se décolorer. Ne dépassez pas beaucoup le point de saturation , et décolorez la liqueur avec quelques
gouttes de soluté de potasse caustique. Laissez refroidir , lavez
l'iodoforme qui s'est déposé.

2me procédé (Filhol).

Carbonate de soude cristallisé,	2 parties.
Iode ,	1 »
Alcool,	2 »
Eau ,	10 »

On fait dissoudre le carbonate dans l'eau ; on ajoute l'alcool, et
l'on projette l'Iode par partie. Le précipité qui se forme par le refroidissement est de l'iodoforme. On traite les eaux mères par une
nouvelle dose de carbonate et d'alcool ; on chauffe à 60 ou 80 degrés ; on fait passer un courant de chlore, et il se précipite une
nouvelle quantité d'iodoforme. On laisse la liqueur se décolorer ,
on sépare l'iodoforme , et l'on recommence le traitement. Lorsque
la liqueur ne donne plus d'iodoforme ; elle contient encore de l'iode
qu'on peut retirer. Ce procédé fournit 40 à 50 pour 100 d'iodoforme.

Cérat d'iodoforme.

Iodoforme ,	2 grammes.
Cérat simple,	18 »

On l'emploie pour combattre quelques affections de la
peau : le psoriasis , l'eczéma chronique , etc.

Poudre d'iodoforme (Bouchardat).

Iodoforme pulvérisé ,	10 gram.
Sucre id.,	80 »
Sucre vanillé id.,	10 »

Mêlez, et divisez en 100 prises. 3 prises par jour
pour combattre le goître. Chaque prise contient 10 centigrammes d'iodoforme.

Pilules d'iodoforme (Bouchardat).

Iodoforme,	2 grammes.
Extrait d'absinthe,	2 »

Pour 40 pilules. 5 à 6 par jour dans les affections scrofuleuses : le goître, l'aménorrhée, le cancer.

Chaque pilule contient 5 centigrammes d'iodoforme.

Tablettes d'iodoforme (Bouchardat).

Iodoforme,		5 gram.		
Gomme adragante,			80 centig.	
Gomme arabique,	1	»	60	»
Sucre pulvérisé,	92	»	60	»
Essence de menthe,	8 gouttes.			
Eau,	q. s.			

Pour des tablettes de 1 gramme. 5 ou 6 par jour pour combattre les affections scrofuleuses. Chaque tablette contient 5 centigrammes d'iodoforme.

APPENDICE.

QUELQUES REMARQUES CHIMIQUES

ET THÉRAPEUTIQUES

SUR L'HUILE DE FOIE DE MORUE.

Beaucoup de médecins ayant attribué, non sans quelques raisons à l'Iode les vertus thérapeutiques accordées un peu légèrement peut-être à l'huile de foie de morue, il est naturel que nous disions ici quelques mots de ce produit, naguère presque universellement accepté comme un véritable spécifique du rachytisme , de la scrofule, de la phthisie, et de beaucoup d'autres maladies , jugé aujourd'hui avec moins d'enthousiasme et plus de sévérité, avec une sévérité d'autant plus grande, qu'on est devenu plus difficile sur les observations cliniques. C'est qu'en effet , à mesure que ces observations ont été faites avec plus de rigueur, on n'a pas tardé à s'apercevoir de tout ce qu'avait d'exagéré l'opinion de certains observateurs ; la désillusion a même été telle,

que les fabricants d'abord , et ensuite quelques praticiens de bonne foi ont attribué aux falsifications , puis
à la mauvaise préparation et , enfin , à l'espèce d'huile
employée , les insuccès observés , chacun prétendant
qu'avec l'espèce qu'il adoptait (quand c'était un praticien) ou qu'il préparait (quand c'était un fabricant) , on
n'éprouvait pas les échecs auxquels on était exposé depuis quelques années. Mais cette explication elle-
même , qui , ainsi que nous le dirons dans un instant , n'était sans doute pas entièrement dénuée de
fondement, ne pouvait pas suffire longtemps à concilier
tous les faits. Les insuccès, en effet , se multipliaient et
s'observaient , quelle que fût la variété d'huile employée ; seulement , suivant que des séries heureuses ou
malheureuses avaient coïncidé avec telle ou telle huile,
tel observateur préférait les huiles blanches , tel autre
les huiles brunes , tel autre , enfin , celles dont la coloration allait presque jusqu'au noir. C'est ainsi qu'on
assiste aujourd'hui à ce singulier spectacle de voir *presque
tous* les médecins anglais n'accorder leur confiance qu'à
l'huile blanche , tandis que *presque tous* les médecins
français ne lui reconnaissent qu'une action infiniment
moins puissante qu'à l'huile brune; MM. Trousseau et
Pidoux disaient même naguère « *qu'elle n'a* AUCUNE
vertu médicale.» (Trait. de thér. t. 1, p. 287, 2me édition); mais aujourd'hui ils se contentent de dire «*qu'elle*
PASSE *pour n'avoir aucune vertu médicale.* » (Trait.-
de thér., t. 1, p. 287 , 5me édit.)

Pour expliquer ces préférences, on ne s'en est pas
tenu aux simples faits d'observation; encore moins a-

t-on voulu laisser croire que le principal fondement de certaines sympathies se trouvait dans un intérêt industriel. On a cherché alors à expliquer la supériorité de l'action thérapeutique par la composition chimique du produit, et comme l'huile de foie de morue ne contient guère, comme principe actif, que de l'Iode, du moins en quantité à peu près suffisante pour produire des effets sensibles, chacun a voulu trouver dans son huile plus d'Iode que dans celle de son compétiteur. C'est ainsi que le chef des travaux chimiques de la faculté de médecine de Paris a trouvé 23 centigrammes d'Iode dans 1,000 grammes d'huile de foie de morue blanche d'un célèbre fabricant, tandis qu'il n'en a trouvé que 15 centigrammes dans de l'huile brune commune. En général, cependant, la supériorité, sous le rapport de la richesse en Iode, est restée à l'huile brune, et les résultats auxquels est arrivé un de nos confrères les plus habiles, M. Berthé, pharmacien à Paris, sont aujourd'hui considérés comme les plus exacts. Son procédé d'analyse, qu'il serait trop long de décrire ici, procédé fort laborieux, et que, pour cette raison sans doute, on s'est abstenu d'employer, ce procédé a été contrôlé par une commission de l'Académie de médecine, qui l'a, à juste titre, considéré comme le plus satisfaisant et qui lui a donné son approbation. Voici les résultats que ce procédé a donnés entre les mains de M. Berthé, opérant sous les yeux de la commission.

	HUILE BLANCHE, décolorée par le charbon.	HUILE BLONDE CLAIRE, décolorée par les alcalis et le charbon.	HUILE BLONDE, obtenue par fermentation.	HUILE BLONDE BRUNE, obtenue par fermentation.	HUILE BRUNE, obtenue par fermentation.	HUILE BRUNE TYPE, obtenue par les procédés de M. BERTHÉ, soumis à l'Académie.
Huile................	96,50	97,30	97,50	98,00	96,50	97,50
Iode................	0,02	0,01	0,02	0,025	0,02	0,03
Phosphore...........	0,01	0,00	0,01	0,01	0,01	0,01
Principes biliaires.....	0,20	0,00	0,40	0,65	1,10	1,00
Phosphate de chaux....	des traces.	0,00	0,50	0,30	0,45	0,44
Sulfates de soude et de magnésie..........	0,20	0,10	0,25	0,20	0,20	0,25
Chlorures de sodium et de magnésium......	0,20	0,10	0,50	0,25	0,25	0,22

PRODUITS ANORMAUX DÉVELOPPÉS PENDANT LA PUTRÉFACTION.

Acide phocénique et phocénate d'ammoniaque.	0,00	0,00	0,01	0,025	0,02	0,00
Acide acétique........	0,00	0,00	0,00	0,01	0,02	0,00
Perte................	2,87	2,49	1,21	0,53	1,43	0,55
Total........	100,00	100,00	100,00	100,00	100,00	100,00

M. Berthé n'a d'ailleurs pu établir aucune distinction constante entre les diverses huiles colorées qu'il a analysées, ainsi que le prouveront les analyses faites sur les 19 échantillons suivants; la seule généralisation qu'il ait pu faire, c'est que les huiles blanches sont *presqu'entièrement*, et quelquefois même *tout-à-fait entièrement dépourvues d'Iode*. Voici les résultats donnés par les analyses des 19 échantillons dont nous venons de parler. Les chiffres représentent la quantité d'Iode pour 100 grammes d'huile.

Quantité d'Iode.

Echant. N° 1. Huile de Hollande... 0 gr. 13
        2. *id.*   *id.* ...... 0 » 21
        3. *id.* Londres...... 0 » 11
        4. *id.* Dunkerque ... 0 » 16
        5. *id.*   *id.* ...... 0 » 13
        6. *id.* Grandville.... 0 » 23
        7. *id.* Paris........ 0 » 22
        8. *id.*   *id.* ...... 0 » 31
        9. *id.*   *id.* ...... 0 » 16
     10. *id.*   *id.* ...... 0 » 31
     11. *id.*   *id.* ...... 0 » 13
     12. *id.*   *id.* ...... 0 » 21
     13. *id.*   *id.* ...... 0 » 13
     14. *id.*   *id.* ...... 0 » 16
     15. *id.*   *id.* ...... 0 » 26
     16. *id.*   *id.* ...... 0 » 28
     17. *id.*   *id.* ...... 0 » 21
     18. *id.*   *id.* ...... 0 » 20
     19. *id.*   *id.* ...... 0 » 11

Ne pouvant pas attribuer à des différences si minimes une grande importance pour expliquer la différence d'action des diverses huiles, d'autres causes ont été recherchées. L'habile confrère auquel sont dues les analyses précédentes ayant démontré l'existence du phosphore dans les huiles brunes, à la dose *maximum* de 1 centigramme pour 100 grammes d'huile, a pu croire d'abord qu'à ce principe étaient dues les propriétés de l'huile ; mais lui-même n'a pas tardé à renoncer à une telle opinion, qui se rapprochait par trop de la doctrine

des doses infinitésimales; il n'y a guère d'aliment animal qui ne fasse chaque jour pénétrer dans nos organes plus de phosphore que n'en contient quatre onces
d'huile de foie de morue, dose cependant que peu de
personnes voudraient se résigner à prendre chaque
jour.

Un auteur, M. Winckler, a cru sans doute concilier
tout le monde et satisfaire toutes les huiles de foie de
morue, en avançant que ces huiles n'étaient en aucune
façon composées comme les autres ; qu'elles ne contenaient point de la glycérine, mais un corps tout particulier, l'*oxide de propyle*, et que ce corps était le véritable agent thérapeutique de l'huile. Il n'y a qu'une
difficulté à cette explication, c'est que personne jusqu'à
présent n'a retrouvé ce prétendu principe.

Enfin, en désespoir de cause, quelques observateurs,
et notre distingué confrère M. Berthé est de ce nombre, ont mis sur le compte des *principes biliaires* la
supériorité par eux attribuée aux huiles brunes en général, et à certaines d'entr'elles en particulier. Mais
ici, c'est faire trop bon marché de ce qui peut appar-
tenir à l'huile proprement dite, et, sans partager en
aucune façon l'opinion de M. Hogg sur la supériorité
de l'huile blanche, tout au contraire nous ne pouvons
nous empêcher de reconnaître la justesse de la remarque qu'a faite ce fabricant : Si les détritus produits par
la désagrégation du foie (car il ne faut pas se faire illusion, ce qu'on appelle *principes biliaires* n'est autre
chose que ces détritus, si les détritus sont la partie active de l'huile, l'huile est inutile ; il faut l'en séparer

et la conserver pour l'industrie, en réservant seulement les principes dits biliaires pour l'usage médical. Ce serait encore ce qu'il faudrait faire, si l'on partageait l'opinion des personnes qui attribuent la vertu de l'huile de foie de morue aux produits d'une putréfaction plus avancée (car la désagrégation est déjà un premier degré de putréfaction), tels que l'acide phocénique, le phocénate d'ammoniaque, etc.; **MM.** Trousseau et Pidoux semblent assez disposés à adopter cette manière de voir, en accordant une partie des propriétés de l'huile au *phocénate de glycérine*, sans être bien sûrs que ce phocénate se forme pendant la putréfaction. Evidemment l'huile proprement dite, par sa nature, reste étrangère aux réactions de ce genre, et elle serait, si ces auteurs avaient raison, la partie la moins utile des foies de morue.

La seule explication qui nous paraisse conciliable avec tous ces faits, en apparence contradictoires, est celle que nous avons réservée pour la dernière, et que la force des choses suggère aujourd'hui à l'esprit de tous les praticiens : c'est que l'huile de foie de morue agit surtout comme corps gras. Sans doute, il est très-possible, il est probable même que la très-petite quantité d'Iode (1 *à* 2 *centigrammes par* 100 *grammes d'huile*) qu'elle renferme concourt faiblement à l'action thérapeutique; peut-être même en est-il ainsi des autres éléments (ceux toutefois qui ne dépendent pas de la putréfaction); mais il est hors de doute pour nous comme pour la plupart des praticiens attentifs qui nous ont communiqué leur opinion, que c'est au corps gras qu'il faut rattacher la plus grande partie de l'action thérapeutique de l'huile de foie de morue. Au reste, M. Trousseau, mieux inspiré cette fois que lorsqu'il parle du phocénate de glycérine, a voulu soumettre à l'épreuve l'opinion qui se faisait jour, et à ceux de ses malades qui ne prenaient qu'avec répugnance l'huile de foie de morue, il a fait prendre simplement du beurre, ajoutant à ce beurre quelques-uns des principes que renferme l'huile de poisson, « *plutôt*, dit-il, *pour ne pas ébranler la confiance des parents* qui ne comprennent pas comment peut agir un médicament aussi simple que le beurre. »

« Lorsque la quantité de beurre ingérée était assez considérable, ajoute-t-il (60 à 150 grammes par jour), l'amélioration dans la santé des enfants rachytiques était rapide. En un mot, le beurre agissait d'une manière analogue à l'huile de foie de morue. » (Trait. de thér., t. 1, p. 299, 5e édit.)

Voici la formule adoptée par M. Trousseau.

Beurre,	300 grammes.
Iodure de potassium,	15 centigr.
Phosphore,	1 »
Bromure de potassium,	1 »
Chlorure de sodium,	5 grammes.

Quoique la dose de 15 centigrammes d'Iodure de potassium ne puisse être considérée, selon nous, comme étant sans action, ainsi que semble le croire M. Trousseau, d'après la citation précédente, on n'en doit pas moins rapporter au corps gras une bonne partie des effets qu'il a observés. Ainsi, ce qui résulte de plus important de ces tentatives, c'est qu'à l'aide d'un corps gras plus ou moins additionné de principes minéraux, on peut obtenir les mêmes résultats qu'avec l'huile de foie de morue. Mais nous ne pensons pas qu'il se trouve un seul praticien pour douter que l'on ne puisse obtenir des résultats bien plus prononcés, si au corps gras on associe des médicaments d'une puissance comme celle de l'Iode ou de l'Iodure de fer. Aussi tout médecin dépouillé de préjugés et d'une routine irrationnelle préférera-t-il, dans l'immense majorité des cas, à l'huile de foie de morue l'huile l'Iodure de fer, et même l'huile iodée, lorsqu'on sera parvenu à la débarrasser des inconvénients qu'elle présente aujourd'hui. (Voir ci-dessus, l'art. *Huile iodée*.) Est-ce à dire qu'il faille proscrire d'une manière absolue l'huile animale ? Nous sommes loin d'aller jusque-là. Quand on est assez heureux pour rencontrer dans la thérapeutique des moyens qui ont, sinon une certitude en leur faveur, du moins de grandes probabilités, il faut les conserver, car l'indication de s'en servir ne manque pas de se présenter un jour ou l'autre. Il est à peu près certain qu'il se rencontrera des malades qui ne pourront pas supporter notre huile, quoiqu'elle soit habituellement sans comparaison plus supportable que l'huile de foie de morue ; il s'en trouvera probablement aussi qui, ayant obtenu des avantages plus ou moins marqués de notre huile, ne pourront cependant être complétement guéris par elle, et chez lesquelles l'huile de foie de morue, agissant quand celle d'Iodure de fer ne produit plus rien, complétera la cure. Ainsi donc, bien loin de nous l'idée de proscrire l'huile de foie de morue ; mais le progrès de la thérapeutique rationnelle exige que du premier rang des huiles médicamenteuses , elle descende au second , en attendant que des pharmaciens plus heureux que ceux qui ont imaginé des huiles iodées la fassent descendre plus bas.

L'indication une fois trouvée d'employer l'huile de foie de morue, laquelle devra-t-on choisir?

Les analyses précédentes nous paraissent répondre d'une manière péremptoire à cette question. Par cela même qu'à l'huile de foie de morue on doit préférer une huile plus riche en principe actif, comme l'huile d'Iodure de fer , entre deux huiles de foie de morue, on doit évidemment préférer la plus riche. Or, l'immense majorité des chimistes s'accorde à reconnaître que c'est l'huile brune qui se trouve dans ce cas. Les partisans, intéressés ou non, de l'huile blanche, n'accordent pas, il est vrai, que cette huile puisse être moins riche que l'autre en principe actif, c'est-à-dire en Iode, car, suivant eux, les produits de la putréfaction ne sauraient être considérés comme principe actif, médicalement parlant. Or, qu'est-ce que l'huile brune , sinon de l'huile naturelle , qui est blanche, plus des produits variables de putréfaction ? c'est de l'huile naturelle rendue répugnante, et voilà tout.

En cela les partisans de l'huile blanche ont parfaitement raison : l'huile qui découle naturellement des foies frais de morue est blanche; et il est évident qu'elle doit contenir au moins la même quantité d'Iode que l'huile brune; son peu de saveur devrait donc la faire préférer à l'huile brune. Seulement pour que cette préférence fût justifiée, il faudrait que l'huile blanche fût réellement naturelle, ce qui n'a pas lieu. L'huile naturelle blanche s'écoule en si petite proportion des foies frais, quel que soit le procédé d'extraction employé, que cette huile ne pourrait être livrée qu'à des prix bien supérieurs à ceux du commerce. Aussi, toutes les huiles blanches sont-elles, non des huiles naturelles, mais des huiles brunes que l'on a décolorées à l'aide de procédés qui dénaturent l'huile et en font un produit bien moins naturel que l'huile brune la plus commune. Au reste, M. Berthé est parvenu à fabriquer une huile brune presqu'aussi naturelle que la véritable huile blanche elle-même; mais les expériences nombreuses qui ont été faites mettent hors de doute la supériorité de l'huile d'Iodure de fer sur l'huile de foie de morue. M. le professeur Vigla, établissant un parallèle entre ces deux huiles, s'exprime ainsi :

« En résumé, il résulte de mes observations que l'*huile de Proto-Iodure* de fer de M. GILLE a été administrée par moi chez un certain nombre de malades au lieu de l'huile de foie de morue; qu'elle a été supportée avec la plus grande facilité ; que quelques-uns d'entre ceux qui avaient préalablement pris *l'huile de foie de morue, ont exprimé leur satisfaction du changement de médicament*, et que, dans tous les cas, *l'huile de Proto-Iodure de fer* produit comme résultat thérapeutique *tout ce que j'avais le droit d'attendre d'un médicament qui contient* l'IODURE DE FER SOUS FORME LIQUIDE, sans aucune saveur, et au sein d'un corps gras qui en rend l'assimilation facile et qui constitue peut-être lui-même un médicament avantageux. »

M. le professeur Maillot a constaté d'autre part que : « Sous le rapport de la facilité de son administration, ce médicament (l'huile d'Iodure de fer de Gille) remplit toutes les conditions désirables. Les malades auxquels je l'ai prescrit, dit-il, l'ont pris sans la moindre répugnance, *contrairement à ce qui a lieu, dans la majorité des cas, pour l'huile de foie de morue.* »

FIN.

LISTE ALPHABÉTIQUE

DES PRINCIPAUX AUTEURS

QUI ONT FAIT DES OBSERVATIONS OU DES RECHERCHES

SUR L'IODE ET SES COMPOSÉS.

ABEILLE. — Mémoire sur les injections iodées (*Rev. méd.*, Paris 1849).—Quelques mots sur les injections iodées (*Moniteur des hôpitaux*, 1853, t. 1).—Mémoire sur les abcès symptomatiques de lésions osseuses (*Moniteur des hôpitaux*, 1853, t. 1). — Travail très-important. — Traité des hydropisies, un vol. in-8°, Paris, 18 .— Injection iodée pratiquée avec succès dans un cas d'hydro-épiplocèle(*Gaz. des hôpit.*, 1851).

ALGAY (Hipp.).—Des injections iodées comme méthode générale de traitement dans les maladies chirurgicales et quelques affections internes (*Thès. de Paris*, 1854, n° 181).

ALLISSON. — Cure de kyste ovarique par l'injection iodée (*Journ. des conn. méd. chir.*, août 1849).

ANGELOT.—Emploi de l'Iode contre le goître; mémoire adressé à l'Académie; rapport de MM. Orfila et Desportes (Compte-rendu dans : *Arch. gén. de méd.*, 1826, t. XII).

Ausiaux.—Fumigations iodées, poudre d'amidon iodurée et sparadrap ioduré dans le traitement des ophthalmies et de certains engorgements chroniques (*Presse médicale belge*, 1854).

Aran. — Bons effets de l'administration à l'intérieur de la teint. d'Iode dans le traitement de la fièvre typhoïde (*Bull. de thér.*, 1853, t. LXIV). — Pleurésie chronique avec épanchement purulent, trait. avec succ. par l'injection iodée (*Bull. de thér.*, 1853).—Hydropéricarde guéri par l'injection iodée (*Moniteur des hôpitaux*, 1855, t. III).

Artaud. —Quelques mots sur l'emploi de l'Iodure de fer (*Rev. thér. du midi*, 1853).

Ashwell. — Observat. de tumeurs dures guéries par l'Iode (*Gaz. méd. de Paris*, 1837, t. 5, 2e série, p. 26).

Aubrun.—Iodure de potass. dans le rhumatisme artic. aigu. (*Bull. de thér.*, 1843, t. XXIX).

Barlow.— Chorée hystérique traitée avec succès par le sirop d'Iodure de zinc (*the lancet*, 1853).

Barrère. — Moyen très-simple d'administrer les vapeurs d'Iode (*Gaz. méd. de Toulouse*, juin 1854, et *Moniteur des hôpitaux*, 1854, t. II.)

Barreswil. — Fait pour servir à l'histoire de l'Iode (*Journ. de pharm.*, novembre 1853, et *Moniteur des hôpitaux*, 1853, t. II, p. 269).

Barrier.—De l'emploi de la solution iodo-tannique en chirurg. et de son action coagulante sur le sang (*Gaz. méd. de Lyon*, 1854).

Baudelocque.—Etudes sur les scrofules, broch. in-8°, Paris 1838.

BAUP. —Observations sur les effets de l'Iode contre le goître (*Biblioth. univers. de Genève*, 1821 et *Bibl. thér. de Bayle*).

BAUYER. — De l'emploi de l'Iodure de potass. dans le rhum. art. (*Gaz. méd.*, 1842, t. X).

BAYLE. —Mémoire sur l'emploi de l'Iode contre les tumeurs blanches (*Rev. méd.*, 1829, t. XXI, p. 237).—(*Bibliothèque de thérap.*, t. I.—Ce recueil renferme les observations de Coindet, de Baron, de Brera, de Magendie et de beaucoup d'autres auteurs que nous citons plus loin).

BELOUINO. —Iodure de fer dans la phthisie (*Moniteur des hôpitaux*, 1855, t. III).

BENABEN. — Observations sur l'emploi de l'Iode dans plusieurs maladies (*Rev. méd.*, 1824, t. IX, p. 83 et *Biblioth. thérap.*).

BERNARD (Paul).—De la conjonctivite rapportée à l'action pathogénique de l'Iodure de potassium (*Annales d'oculistiq.*, mai 1843).

BERNEDAT. — Epanchement pleurétique considérable guéri par l'usage d'une pommade iodée appliquée en pansements sur la surface d'un vésicatoire (*Bull. de thér.* 1853, t. LXIV).

BIENFAIT. — De l'emploi de la solution d'iod. de pot. en inject. dans les cavités suppurantes. (*Gaz. hebdom.*, 1854).

BIETT. —Consid. prat. sur l'emploi du Proto-Iod. de merc. dans le trait. des syphil. (*Bull. de thér.*, 1831, t. I). — De l'Iode dans le trait. des scrofules (Même recueil, même vol.).

BLACHE et GUERSANT. — Dict. de méd. en 30 vol., article Iode.

BLASIUS. — Fractures non consolidées traitées avec succès par l'emploi topique de l'Iode. (*Bull. de thér.*, 1852, t. LXIII) (3 cas curieux de guérison).

BLONDIN. — Observ. de phthisie scrofuleuse au 3ᵉ degré, guérie en 45 jours par l'Iodure de potass. (*Rev. de thér.* du midi, 1854).

BOINET. — Cet expérimentateur habile et zélé de l'Iode et surtout des injections iodées, a publié dans divers recueils un grand nombre d'observations, et a soutenu diverses discussions dignes de l'attention des praticiens. Tous ces travaux partiels sont réunis dans l'*Iodothérapie* de cet auteur, un vol. in-8°, Paris, 1855 ; cet ouvrage renferme en outre plusieurs observations et remarques nouvelles.

BOLUT. — Dissertation sur l'Iode. (*Thès. de Paris*, 1823).

BONNECAZE. — De l'emploi thérap. de l'Iode. (*Thèses de Paris*, 1853).

BONNET (de Lyon). — A également publié sur l'Iode plusieurs notes qui se trouvent réunies dans son *Traité des maladies articulaires.*

BORELLI. — Grenouillette guérie par l'inject. de teint. d'Iode. (*Gaz. méd. di Stati Sardi*, 1854).

BOUCHACOURT. — Traitement de la grenouillette par les inject. iod. (*Bull. de thér.*, 1843, t. XXIV).

BOUCHARDAT et STUART-COOPER. — De l'action physiologique du chlorure, du bromure et de l'Iodure de potassium. (*Gaz. méd.*, 1846, 3ᵉ série, t. I).

Boullay (Polydore).— Mémoires sur les Iodures doubles. (*Ann. de chim. et de phys.*, 1827).

Boutigny (d'Evreux).—Note sur la préparat. de l'Iodure de chlorure mercureux. (*Bull. de thér.*, t. VIII).— Cette combinaison est devenue la base du trait. du docteur Rochard contre la couperose et les maladies de la peau. —*Voy.* Rochard.

Brainard.—Cas de spina-bifida traité avec succès par les inject. d'Iode. (*med. times and gaz.*, 1848, et (*Bull. de thér.* même année).—Cas d'ivresse iod. à la suite d'un traitem. prolongé; élimination tardive de l'Iode; démence; mort (*Archiv. belges de méd. milit.*, février 1848). — Iode, contrepoison du curare et du woorara. (*Moniteur des hôpitaux*, 1854, t. II).

Bréra. — Saggio clinico sull iodio, Padoue, 1822. (Analyse dans : *archiv. génér. de méd.*, 2e série, t. II, p. 430 et *thér. de Bayle*).

Bricheteau.—Iodure de fer dans la phthisie pulmon. (*Bull. de thér.*, 1844, t. XVI).

Brosserio. — Sur l'usage de l'Iode contre le goître. (*Répert. méd. chir.* Turin, 1822).

Buchanan.—Mém. sur les eff. phys. et thér. de l'Iode. (*Gaz. méd.*, 1837, 2e série, t. V).

Buisson.—Essai sur l'Iode (*Thèses de Paris*, 1825).

Cabissol.—Note sur l'emploi de l'Iode dans l'hygroma. (*Bull. de thér.*, 1838, t. XIV).

Caviol.—Essai sur les principales applications de l'Iode et de ses composés les plus import. dans les mal. médic. et chirurg. (*Assoc. méd. journ.*, 1853).

Carré. — De l'emploi des prépar. iod. contre les tum.

blanches, les hydarthr. et les orchites (*Journ. des conn. méd. chir.*, 1835).

Carro. — Lettres sur l'emploi de l'Iode (dans *biblioth. de Genèv.*, t. XVII et XVIII, et dans *bibl. thér. de Bayle*).

Casaceca. — Iode dans les eaux, les plantes et l'air de la Havane (*Moniteur des hôpit.*, 1853, t. I).

Caventou. — Rapport sur une nouvelle préparation iodée (huile de Proto-Iodure de fer de Gille) (*Moniteur des hôpitaux*, 1853, t. I, p. 981).

Cazenave (Alphée). — Résumé des trav. thérap. sur l'Iode (*Journ. hebdom. de méd.*, t. V, p. 396).

Channing. — Rech. sur l'iodhydrargyrate de pot. (*the améric. journ. of the med. sc.*, 1835 ?)

Chapel (Louis). — Observ. et réflex. sur un abcès symptomat. d'une altér. osseuse du grand trochanter et des dern. vertèbres dorsales, trait. par les injections iodées et l'Iodure de fer (*Moniteur des hôpitaux*, 1854, 1re série, t. II). — Teinture d'Iode dans la kératite scrofuleuse (*Monit. des hôpitaux*, 1855, t. III).

Chassaignac. — Hydrorachis chez un enfant de cinq mois, guéri par l'injection iodée (*Bull. thér.*, 1853, t. LXV). — Injection iodée dans une fistule intestinale (*Moniteur des hôpitaux*, 1853, t. I, p. 306). — Hygroma guéri par les inj. iodées (*Monit. des hôpit.*, 1853, t. I).

Chateau. — Obs. de couperose incurable guérie par la méthode du docteur Rochard (*Gaz. hebdom. de méd. et de chir.*, 1856, et *Monit. des hôpit.* même année).

Chatin. — Présence de l'Iode dans l'air et absorption

de ce corps dans l'acte de la respiration animale (*Journ. de pharm.*, t. XIX). — Pour les nombreux travaux de M. Chatin sur l'Iode des plantes et des eaux d'un grand nombre de localités, voir les *Comptes rendus des séances de l'Académie des sciences* de 1847 à 1854 et le *Mon. des hôp.*, années 1853, 1854 et 1855.

Chavanne. — Injections iodées dans l'hydrophthalmie (*Moniteur des hôpitaux*, 1855, t. III).

Chopin (Ch.). — De la valeur des injections iodées dans les abcès symptom. d'une altér. osseuse. (*Thès. de Paris*, n° 7, 1854).

Choulant. — Die Heilung der scrofeln durchs Konisgs-hand. Denkschrift, etc., Leipzig, 1833.

Clément et Désormes. — Communic. de la découverte de l'Iode (*Ann. de chim. et de phys.*, 1812).

Clendinning. — Mémoire sur l'emploi de l'hydriodate de potasse contre la périostite et le rhum. artic. chron. (*Gaz. méd.*, 1835, 2ᵉ série, t. III).

Coindet. — Découverte d'un nouveau remède contre le goître (*Bibl. de Genèv.*, 1820, t. XIV). — Nouv. rech. sur les eff. de l'Iode (*ibid.*, t. XVI, et *archiv. génér. de méd.*, t. II). — Notice sur l'admin. de l'Iode en frictions (*ibid.*, t. XVI). — (Et dans *Bibl. thér. de Bayle*).

Collongue. — Abcès par congest. trait. par les injections iodées (*Gaz. méd. de Toulouse*, 1854).

Coster. — Analyse de l'*Essai* de Bréra dans *Arch. gén. de méd.*, t. II, p. 430. — Bons eff. de l'Iode dans quelques cas d'hydropisie génér. et partielle (*Bull. de thér.*, t. VII).

Costes. — Deux nouveaux faits d'hydropisies ascites traitées par les injections iodées, dont l'une avec succès (*Journ. de méd. de Bordeaux*, mai 1851).

Courtin. — Abcès ganglionnaires; inj. iod. (*Gaz. méd. de Strasb.*, 1854).

Courtois. — Découverte de l'Iode (*Bull. de pharm.*, t. V, p. 571).

Crawford (James). — Applicat. de la teint. d'Iode dans la variole (*New-York méd. times*, 1853).

Curie. — Des inj. iodées dans les cavit. closes et dans les abcès (*Assoc. méd. journ.*, 1853).

Defuisseaux. — Emploi de la vapeur d'Iode dans la phthis. pulmon. (*Ann. de la sociét. de méd. de Gand*, juin 1842).

Cowgwell. — Expérim. essay ou iodine (Edimburg, 1837).

Cullerier. — Observ. d'atrophies déterminées par l'Iode (*Rev. méd.*, 1848).

Dauvergne. — Des lotions iodo-sulfureuses dans le *melitagra flavescens* (*Bull. de thér.*, 1833, t. V).

Davy. — (H.). — Différents articles chim. sur l'Iode dans : *Ann. de chim. et de phys.*, 1813-1815.

Day. — Teinture d'Iode contre les engelures. (*Lancette franc.*, 1828, t. I, p. 304).

Decaisne. — Mém. sur l'emploi de l'Iodure de potassium dans les maladies saturnines accompagnées de rétrécissement des doigts. (*Bull. de l'acad. roy. de médecine de Belgique*, séance du 29 octobre 1853).

Declat de Nebout. — Abcès par congestion guéri par les dragées d'Iodure de fer de Gille (*Moniteur des*

hôpitaux, n° spécimen, 1852. — Note clinique sur
les dragées et l'huile de Proto-Iodure de fer de Gille,
(*Monit. des hôpit.*, 1855, t. III).

DELIOUX. — Inject. iodées dans la dyssenterie (*Moniteur des hôpit.*, 1853, t. I).

DELISSER. — Obs. de scrofules et de cancers trait. par
l'Iode (*Edimb. journ.*)

DEMEAUX. — Méthode très-simple pour pratiquer l'injection iodée dans les hernies (*Moniteur des hôpitaux*, 1854, t. II). — Injection iodée dans le catarrhe vésical (*Moniteur des hôpitaux*, 1855, t. III).

DESCHAMPS. — Emploi de l'iodoforme comme antiseptique et antimiasmatique (*Bull. de thér.*, 1853,
t. LXIV). — Manuel de pharmacie; Paris, 1856. —
Sur l'huile de Proto-Iodure de fer (*Bull. de thérap.*,
1854). — La critique de M. Deschamps, ainsi que
la polémique qui s'en est suivie, se trouve tout entière dans ce volume. Voir : *Huile d'Iodure de fer.*

DESMARRES. — De l'efficacité des scarifications et des
dragées d'Iodure de fer de Gille dans le trait. de kératite et de l'ophthalmie scrofuleuses. (*Monit. des
hôpit.*, n° supplém., 1853.)

DESGRANGES. — Etude comparative de la liqueur iodotannique et du perchlorure de fer, relativement aux
propriétés hémoplastiques et à l'absorption de ces
agents (*Gaz. méd. de Lyon*, 1854).

DEVERGIE. — Mém. sur l'empoisonn. par l'hydriod. de
potasse (*Arch. gén. de méd.*, 1825, 1re série, t. X).

DICHARRY. — Deux observations remarquables de kistes ovariques guéris par les injections iodées (*Monit.*

des hôpit., 1853, t. I, reproduites dans l'iodothérapie du docteur Boinet).

Dorvault. — Iodognosie ou monographie chimique , médicale et pharmacologique des iodiques en général et en particulier de l'Iode et de l'Iodure de potassium ; un vol. in-8°, Paris , 1850.

Dubois. — De l'Iode et de ses effets thérap. (*Bull. de thér.*, 1831, t. I).

Duchesne. — Diabète sucré traité avec succès par l'huile d'Iodure de fer de Gille (*Monit. des hôpit.*).

Dumont (G.). — Fistule à l'anus guérie par l'injection iodée (*Mon. des hôpit.*, 1853, t. I).—Kyste de l'ovaire guéri par une injection iodée. (*Monit. des hôpit.*, 1853 , t. I).

Dupasquier (Alph.). — Du Proto-iod. de fer contre la phthisie pulmon.; form. pour l'administr. de ce méd. (*Journ. de pharm.*, 1854).

Duroy. — De l'Iode comme antiseptique (*Moniteur des hôpit.*, 1853, t. I).—Histoire thérapeutique de l'Iode (*Moniteur des hôpitaux*, 1854, t. II).

Eimer. — Lavements iodées dans la dyssenterie (*Bull. de thér.*, 1852, t. LXIII).

Elliotson. — Leçon sur l'emploi de l'Iode contre les aff. chroniques de foie avec hypertrophie (*Gaz. méd.*, 1832, t. III).

Elward Monki.—Aphonie datant de 5 mois, guérie par les vapeurs d'Iode et l'usage interne du bisulfate de quinine et de l'acide iodique (*Bull. de thér.*, 1837, t. XXXIII).

Espégel. —Efficacité de l'Iodure de potass. contre les ulcères. (*Bull. de thér.*, t. XXV).

FANHESTOCK. — On the use of iodine in several diseases (*Lond. méd. aud. surg. journ.*, 1829).

FARRE. — Treatise ou the nature of scrofula; un vol. in-8°, London, 1818.

FAVROT (Alexis). — Emploi de l'Iodure de fer contre les écoulements chroniques de l'utérus (*Monit. des hôpit.*, n° du 4 mars 1854).

FIFE. — Expér. sur les pl. qui contienn. de l'Iode (*Ann. de chim. et de phys.*, t. XII).

FICINUS. — Hydropisie de l'ovaire gauche guéri par la teint. d'Iode administrée à l'extérieur. (*Algemeine médic. centr. Zeintung*, 1854).

FLEURY (Louis). — Tumeur du genou contre laquelle l'amputation avait été jugée comme la seule ressource guérie par l'hydrothérapie et les dragées d'Iodure de fer de Gille (*Moniteur des hôpitaux*, 1856, t. IV, n° 1).

FORGET. — Recherch. cliniq. sur le trait. du rhum. par l'Iod. de pot. (*Bull. de thér.*, t. XXV).

FORMEY. — Obs. sur le goître et sur l'Iode (*Nouv. journ. de méd.*, 1821). — Obs. et réflex. sur l'Iode comme méd. (*Hufel. journ.*, 1821. — *Biblioth. méd.*, t. LXXVIII. — Berlin, 1822).

FRIÈRE DE GOLDAPP. — Squirrhe de la glande mammaire guéri par l'Iodure de potass. (*Bull. de thér.*, 1842, t. XXIII).

FROMONT. — Granulations palpébrales trait. par la teint. d'Iode (*Bull. de thér.*, 1848, t. XXXV).

FUSTER. — Nouv. considér. sur l'emploi de l'Iode (*Bull. de thér.*, 1837, t. XIII).

GAIRDNER (W.).—Rech. sur les eff. de l'Iode, princip. dans le goître, les scrof. et les mal. tuberc. (*Rev. méd.*, t. I).

GAULTIER DE CLAUBRY (H.).—Rech. sur l'exist. de l'Iode dans les pl. marines (*Ann. de chim. et de phys.*, 1815).

GAUTHIER.— De l'Iodure de potass. contre les affect. syphil. (*Lyon et Paris*, 1845, broch. in-8°). — Observ. de mal. syphilit. extrêmem. grave, guéric par l'Iodure de potass. à très-fortes doses (8 gram. par jour; trait. sans résult. par l'Iod. de pot. à doses faibles, soit seul, soit associé à la médic. mercurielle.

GAY-LUSSAC.— Trav. chim. sur l'Iode (*Ann. de chim. et de phys.*, 1812 et 1815).

GENDRIN.—Trait. de la goutte par les prép. d'Iode (*Journ. génér. de méd.*, 1828, t. CIII, CIV et CV).

GÉRARD. —Emploi de l'Iodure de potass. dans quelques sciatiques et quelques rhumatismes de cause spécifique (3 obs. de guéris.)(*Bull. de thérap.*, t. LII).

GIBERT. —Note sur l'usage thér. de l'Iodure de merc. et de potass. (*Bull. de thér.*, t. XXVI). —Note sur l'usage thérap. du deuto-Iodure de merc. et sur un mode spécial d'administr. de ce médicam. (*Bull. de thér.*, 1844, t. XXVI).

GIMELLE. —Emploi de l'Iode contre le goître, la scrofule, la leuchorrhée, les dartres (*Rev. méd.*, 1821, t. VI).

GOOLDEN. — Iod. de potass. contre l'intoxication saturnine (*The lancet*, décemb. 1853).

GRÆFFE.—Indications de l'Iode contre le goître (*Nouv. journ. de méd.*, 1822, t. XIII).

GRASOURDY DE LYSÈRE (DE). — Dissert. chimiq. et méd. sur les iod. de fer, de plomb et de merc. (*Gaz. méd. de Paris*, 1837, t. V).

GREENE. — (*Voy.* BRAINARD).

GUÉRARD.—Tuméfaction énorme de l'orbite, de la joue et de la moitié du front guérie en peu de jours par l'Iodure de potassium (*Bull. de thér.*, 1846, t. XXXI).

GUÉRETIN. — Iodure de potass. dans les sympt. tertiaires de syphilis (*Bull. de thér.*, 1843, t. XXIV).

GUERSANT.—(*Voy.* BLACHE).

GUILLIERMOND.—(*Voy.* SOCQUET).

HAMELIUS.—Injection iodée dans un abcès par congestion; mort. (*Moniteur des hôpit.*, 1853, t. 1).

HANDFIELD (John). — Bons effets de l'Iod. de pot. dans cert. cas de rhum. chron. (*Ass. méd. journ.* 1853).

HANNON. — Douches de vapeur d'Iode et applications topiques d'Iode (*Bull. de thér.*, 1852, t. LXIII).

HANKE. — De l'action médicam. de l'Iode (*Gaz. méd.*, 1839, 2ᵉ série, t. VII).

HENNING.—Rech. de l'emploi de l'Iode contre les mal. scrof. (*Rev. méd.*, 1824, t. 1).

HOFFBANER.—Des applicat. externes de l'Iode contr. les mal. de la peau (*Gaz. méd.*, 1848, 3ᵉ série, t. III).

HOLSBECK (van).—De la teint. d'Iode contre la photophobie.—L'auteur *peint* avec un pinceau-aquarelle lesarcades sourcilières et la région circum-orbitaire; un seul badigeonnage suffit ordinair.; dans quelques cas on doit en faire plusieurs, et alors on les répète 2 ou 3 fois par jour). (*Scalpel*, 1854 et *Moniteur des hôpitaux*, janvier 1855).

HORN. —Sur un nouveau corps (iodosmon) (*Practisch. Heilkund.*, 1855, et *Moniteur des hôpitaux*, 1855, t. III).

HOSKINS. — Hydrocéphale chronique trait. par l'Iod. de potass. (*The lancet*, 1851).

HUETTE. — Recherches sur la médication iodée (*Thès. de Paris*, 1850).

HUFELAND.—Trait. de la mal. scroful. (trad. en franç., par Bousquet, Paris, 1821).

JAEGERSCHMITS. — Bons effets du deuto-iodure de mercure ioduré et de l'Iodure de potassium dans les accid. syphil. constit. (*Bulletin de thérap.*, 1849, t. XXXVI).

JOBERT (DE LAMBALLE). — Abcès enkysté; inject. de 150 gram. de teint. d'Iode pure; guérison (*Bull. de thér.*, 1848, t. XXXV). — Trait. des hernies par l'injection iodée (*Moniteur des hôpitaux*, 1854, t. II, p. 307 et 763).

KOLLEY (J. G.). Sur l'emploi de l'Iode. (*Journ. complém.*, 1823, t. XVII et *Bibl. thér.*)

KOPP ET HOPPER DE L'ORME. — Découverte de l'Iode dans l'huile de foie de morue (*Journ. des practischen Heilkund*, 1837, et *Gaz. méd.*, 1837, t. V),

LANDRY (O.). — Carie du sternum guérie par les dragées d'Iodure de fer de Gille et l'hydrothérapie (*Moniteur des hôpitaux*, 1856, t. IV).

LAFARGUE (G. V.). — Excell. eff. de l'Iodure de pot.

contre les accid. syphil. réput. incur. (*Bull. de thér.*, 1840, t. XIX).

LAFFORE (DE). — De l'Iodure de potassium à haute dose dans la méningite tuberculeuse (*Bull. de l'Ac. de méd.*, août 1850).

LEBERT. — Trait. des mal. scrof. et tuberc., Paris 1849. — Remarques sur la cachexie iodée (*Bull. de thér.*, juin 1854). (Suivant l'opinion de l'auteur, les accidents de la cachexie seraient dus à la résorption trop rapide des *éléments hypertrophiques* de la glande thyroïde, au passage brusque de ces éléments dans le sang ; ce serait un véritable empoisonnement thyroïdien.

LEGRAND (A.). — Des mal. scrof. (*Rev. méd.*, 1849).

LEGROUX. — Œdème grave de la glotte guéri en quelques jours par l'Iodure de potass. (*Bull. de thér.*, 1846, t. XXX).

LEMASSON. — Mém. sur l'emploi de l'opium joint à l'Iode dans la scrof. cutanée (*Journ. univers. et hebdom. de méd.*, 1831, t. IV).

LEPELLETIER (DE LA SARTHE). — Trait. compl. de la mal. scrof. ; Paris, 1818.

LERICHE. — Traitem. de l'ascite par les inject. iod. (*Union méd.*, févr. 1850). — Emploi intérieur de la teint. d'Iode dans cert. affect. thorac. (*Moniteur des hôpitaux*, 1854, t. II).

LEROY (A.) et DUMAS (G. A.). — Rech. pharm. sur l'Iode (*Bull. de la société d'émul.*, 1812).

LEROY-DESBARRES. — Empoisonnem. par la teinture de colchiq. traité par l'eau iodée (*Bull. de thér.*, 1848, t. XXXIV).

LIMAUGE. — Emploi de la teinture d'Iode comme moyen de diagnostic de l'orifice interne des fistules à l'anus (*Moniteur des hôpitaux*, 1854, t. II et *archives belges de médecine militaire*).

LISFRANC. — Résolut. et disparition de 124 tum. gommeuses sur diverses parties du corps par l'emploi intér. de l'Iodure de potass. et par la compress. (*Bull. de thér.*, 1845, t. XXIX).

LLOYD. — Treatise on the nat. of scrofula, London, 1821.

LOCHER-BALBER. — Obs. sur les eff. thér. de l'Iode dans la céph., etc. (*Rev. méd.*, 1825, t. VIII).

LOHMEYER. — Rapports de l'Iode et du goître (*Journ. de l'Institut* et *Monit. des hôpit.*, 1854, t. II, p. 269).

LOWENSTEIN. — Die drusenkrankheit. oder : die scrofelkrankheit der kinder und Erwachsenen, etc., Berlin, 1831.

LUGOL. — Mém. sur l'emploi de l'Iode dans les mal. scrof.; Paris, 1829. — Sur l'emploi des bains iodurées, Paris, 1830. — 3e mémoire, 1830 et 1831, et 4e mém. sur les causes de la scrofule, Paris, 1844.

MACARIO. — Efficacité des inhalations iodées dans un cas de phthisie pulmonaire (*Bull. de thér.*, 1852, t. LX). — L'auteur a employé simultanément l'Iodure de fer à l'intérieur et les inhalations iodées.

MAGNES-LAHENS. — De l'Iodure d'amidon soluble et du sirop du même nom (*Journ. de pharm.*, 3e série, t. XIX).

MAJISOWICS. — Sur les circonst. qui favorisent l'act. thér. de l'Iode (*Bull. de thér.*, t. XX).

MAILLOT. — Expériences cliniques sur l'huile d'Iodure

de fer de Gille dans le traitem. de la phthisie pulmonaire (*Moniteur des hôpitaux*, 1853, t. I, p. 983).

MALHERBE. — Iodure de potassium contre la maladie saturnine (*Moniteur des hôpitaux*, 1855, t. III).

MANSON. — *Medic. research. ou iodine*, Lond., 1825, et dans : *Bibl. thér.* de Bayle.

MARTIN. — Iode dans l'eau de pluie à Marseille (*Comptes rendus des séances de l'Académie des sciences*, 1853 et *Moniteur des hôpitaux*, 1854, t. II, p. 269).

MATHEY. — Considér. physiol. sur les eff. de l'Iode (*Bibl. univ.*, t. XVIII).

MENON. — Essai sur l'Iode (*Thèses de Paris*, 1827).

MILCENT. — Traité de la scrofule, un vol. in-8°, Paris, 1846.

MOLITOR. — Exposé de toutes les expériences faites jusqu'à ce jour sur l'Iode; Cologne, 1825 (*Trad. in : Bull. des sc. méd.*, de Ferrussac, 1825, t. V).

MONOD et DUPLAY. — Kystes guéris par les injections d'Iode (*Archiv. génér. de méd.*, février 1853).

MONS (VAN). — Considér. sur les scrof. et le rachit. (*Brux.*, 1829).

MONTAULT. — Obs. sur l'emploi de l'Iode dans le trait. de la gout. et du rhum. (*Journ. génér. de méd.*, 1829, t. CVII).

MOUCHON. — Un mot sur les Iodures de fer liquide et solide (*Bull. de thér.*, t. X).

MULLER. — Leucorrhée chroniq. guér. par des frict. iodées à la face int. des cuiss. (*Rev. méd.*, 1837, t. II). — Chorée dite scroful., trait. par l'Iod. de potass. (*Bull. de thér.*, 1847, t. XXXIV).

Murray (J.).—Diss. sur l'infl. de la chaleur et des inhalat. d'Iode dans la phthisie, etc., Lond., 1830 (*Anal. in : Archives générales de médec.*, 1831, t. XXV).

Musizzanno.—Effets remarquables de la teint. d'Iode contre la salivation mercurielle (*Bull. de thér.*, 1853, t. LXIV).

Nélaton. —Leçon cliniq. sur un cas de couperose incurable traitée par la méthode du docteur Rochard (*Moniteur des hôpitaux*, 1856, t. IV).

Nesse (Hil.). —Obs. sur les effets de l'Iode dans un cas d'ulcère cancér. (*Archiv. génér. de méd.*, 1826, t. XII).

Neumann.—Effets pernicieux de l'Iode à trop haute dose (*Archiv. génér. de méd.*, 1828, t. XVII).

Nicolls. — Efficacité de l'Iode dans la guérison des cicatrices suites de brûlures (*Bull. de thér.*, 1853, t. LXV).

Norris.—Sur l'emploi de la teint. d'Iod. en applicat. topiq. dans l'érysipèle et la péritonite puerpér. (*Bull. de thér.*, 1853, t. LXV).

Oke. — Chorée guérie par l'iod. de potass. (*Provinc. journ. of med. sc.*, 1852).

Oré (Cyprien).—Des injections iodées dans l'ascite (*Bull. de thér.*, 1852, t. LXIII).

Outram. — Elimination du plomb par l'Iodure de potassium (*New-York méd. times*, 1854.

Papavoine.—Obs. critiq. sur les trav. de Lugol (*Journ. des progrès*, 1830, t. III).

Payan. — Mém. sur l'emploi de l'Iodure de potass.

dans la syphil. (*Rev. méd.*, 1844).—Essai thérap. sur l'Iode, 1850.

PEARSON.— Effets de la teint. d'Iode dans le squirrhe de l'utérus (*Journ. des conn. méd. chir.*, 1835, t. III).

PELLETAN. — Note sur l'emploi des prépar. d'Iode (*Journ. de chim. méd.*, 1829, t. V).

PELTZ.— Chorea cured by iodine (*Lond. méd. aud surg. journ.*, 1828, t. I).

PEREIRA.—Elements of materia medica; London, 1842.

PEROSINO.—Sur les inject. d'Iode répétées (*Gaz. méd. di stati sard.*, 1854).

PHÉLIPPEAUX.—Consid. pratiq. sur les effets de l'Iode absorbé par les surfaces externes (*Bull. de thér.*, 1852, t. LXIII. — De la valeur des inject. iod. dans les ascites (*Bull. de thér.*, 1853, t. LXV).—Abcès par cong. guéri par les inj. iodées (*Bull. de thér.*, 1854).

PIACHAUD. —Spina-beifida guéri par les inject. iodées (*Bull. thérap.*, 1854).

PIORRY. — Du trait. iodé de la pneumophymie (phth. pulm.) (*Monit. des hôpit.*, 1853, t. I).— Iodure de potassium dans le mal de Pott. (*Moniteur des hôpitaux*, 1853, t. I).

PRESTAT.—Injections iodées dans diverses maladies (*Moniteur des hôpit.*, 1853, t. I, p. 774).

PUGLIATI-GARCIA-LOPEZ. — Iod. de potass. contre la cataracte (*El porvenir medico*, 1853).

PUTEGNAT (de Luneville). — Recherches sur la valeur thérapeutique de l'huile de Proto-Iodure de fer. (*Journ. de la soc. des sc. méd. de Bruxelles, et Moniteur des hôpitaux*, 1854).

Rabourdin. — Essai sur le dosage de l'Iode dans les substances organiques à l'aide du chloroforme (*Jour. de pharm.*, 3e série, t. XIX).

Raciborski. — Iodure de fer dans la phthisie (*Moniteur des hôpitaux*, 1855, t. III).

Raynaud. — Bons effets de l'Iod. de potass. dans un cas d'œdème de la glotte de nature syphilit. (*Bull. de thér.*, 1846, t. XXXI). — Aménorrhée guérie par l'administration de la teint. d'Iode (*Bull. de thér.*, 1847, t. XXXII).

Richond. — Considérat. génér. sur l'Iode et sur l'utilité de ce médic. dans la blennorrhagie et le bub. vénér. (*Arch. génér. de méd.*, 1824, t. IV).

Ricord. — De l'Iodure de fer dans la syphil. constitut. (*Bull. de thér.*, 1837, t. XII). — De l'Iodure de potass. dans la syphil. (*Bull. de thér.*, t. XIX à XXII). — De l'Iodure de fer dans le traitem. de la blennorrhée (*Moniteur des hôpitaux*, 1854, t. II).

Rivaud-Landrau. — De la teint. d'Iode en collyre pour activer la résorption de l'hypopion (*Union méd.*, 1847).

Robert (Alph.). — Fistule à la région du cou guérie par les injections iodées (*Bull. de thér.*, 1847, t. XXIII).

Rochard. — De la guérison radicale de la couperose et des maladies rebelles de la peau (eczéma, lichen, psoriasis, pytiriasis, scrofule), par l'Iodure de chlorure mercureux (*Moniteur des hôpitaux*, 11 juin, 28 septembre et 30 novembre 1855, 3 janvier, 26 avril, 22 juillet, 20 septembre et 7 octobre 1856).

Rodet. — Sur les accidents qui peuvent résulter de

l'emploi de l'Iodure de potassium et des moyens de les prévenir. (*Gaz. méd.*, 1847, 3e série, t. II).

RODOLFO RODOLFI. — Valeur thérap. des injections iodées dans la cavité péritonéale (*Gazette méd. italian. Lombard.*, 1854).

ROSTAN. — Iodure de fer dans le diabète sucré (*Bull. de thér.*, t. XXVIII).—Article renfermant une observ. favorable à la médication.

ROTTEMBURG. — Ganglion traité par l'emploi topique de l'iode aidé de la compression (*Bull. de thér.*, 1852, t. LXIII).

ROUX (J.). — Des injections iodées dans les hydarthroses (*Gaz. méd.* 1845, t. XIII).

RUL-OGEZ.—Céphalal. opiniâtre pendant 10 ans, guérie par l'Iodure de potass. (*Bull. de thér.*, 1843, t. XXIV). Sympt. chroniq. de rétrécissement de l'œsophage guéris par l'Iod. de pot. (*Bull. de thér.*, 1843, t. XXIV). — Ascite asthéniq. guérie par une inject. iod. dans la cavité péritonéale (*Bull. de thér.*, 1848, t. XXXIV).

SABLAIROLLES. — Observ. sur l'heureux emploi de l'Iode contre le scrofule et la leucorrhée (*Biblioth. thér. de Bayle*).

SAIZ RIOYO.—Empoisonnement par la belladonne guéri par l'Iodure de potassium (*Moniteur des hôpitaux*, 1853, t. I).

SALLES (Eusèbe de).—Emploi de l'Iode contre divers symptômes de la maladie vénérienne (*Rev. méd.*, 1824, t. XIX, *et Bibl. thér. de Bayle*).

— 442 —

SARPATHI. — Commentatio de iodo; Lugduni, 1835.

O'SAUGHNESSEY, — Essai ou the eff. of iodine ou scroful. disorders. London.

SCHMIDT. — Accidents prod. par l'Iode (*Bull. des sc. méd.*, 1825, t. IV).

SCUDAMORE. — Obs. sur les inhalations d'Iode et de cigue dans la phthisie pulmon. et plus. autres maladies des voies aériennes (*Lond. med. gaz.*, t. IIII, XV et XXV).

SEGUIN. — De la teint. d'Iode contre les fièvres intermittentes reb. (*Bull. de thér.*, t. XXXI).

SEYFER. — De l'action de l'Iode dans l'hydrocéphale äiguë (*Bull. de thér.*, 1843, t. XXIV).

SINOGOWITZ. — De l'Iode comme contre-poison de la belladone (*Medicin. zeitung herausgeg. V. D. Vereine J. Heilkunde in Preussen*, 1854).

SOCQUET et GUILLIERMOND. — Note sur une nouvelle combinaison d'Iode et sur son application méd. (*Gaz. méd. de Lyon*, 1854). — Note clinique sur l'emploi des préparations iodo-tanniques dans diverses malad. (*Gaz. med., de Lyon*, 1844).

STEDMAN. — Des effets de l'Iode sur l'épiderme et les chev. (*Gaz. méd.*, 1834, 2e série, t. III).

STEVENSON MACADAM. — De l'Iode dans l'air et dans quelques produits chimiques minéraux (*Journ. de pharm.*, avril 1853, et *Moniteur des hôpitaux*, 1854, t. II, p. 268).

SOUBEIRAN. — Sur l'Iodure de merc. et de potassium (*Bull. de thérap.*, t. XVI).

STRUMPF. — De l'éther iodhydrique (*Medicin-Zei-*

tung V. Preussen, 1854).—L'Iode et l'Iodure de potass. dans les ophthalm. (*Médicin-Zeitoln* Preussen, 1854).

SWIET.—Trait. des accidents Saturnins au moy. de l'Iod. de potass. (*New-York méd. times*, 1854, t. III).

THETFORD. —Case of indur. enlargement of uterus cured by iodine (*Lond. med. and surg. journ.*, 1828, t. LX).

THOMPSON. —Cas de morve guéri par l'Iode (*Gaz. méd.*, 1837, 2e série, t. VI). — Emploi de la teint. d'Iode, à l'intérieur, à la dose de 60 gouttes, contre les kystes de l'ovaire; cinq cas de succès.—Substitution de l'huile iodée à l'huile de foie de morue dans le trait. de la phthisie pulmon. (*Bull. de thér.*, 1852, t. LXIII).

TITON. —Rech. cliniq. et expérim. sur l'absorption et la valeur thérap. des prépar. iodées (*Thèses de Paris*, 1854).

TONNELÉ. — Insuccès de l'Iode (*Transaction méd.*, 1853, t. XIV).

TOTT.—De l'Iodure de potassium contre la dyscrasie compliquée et les affections pseudo -syphilitiques (*Deutsche Kliniq.*, 1854).

TURNER. — Prépar. de l'Iod. de potass. (*Bull. de thér.*, 1842).

VACCA.—Emploi des frictions iodées dans le traitement de la péritonite puerpérale.

VELPEAU.—Nouveau trait. de l'hydrocèle (*Gaz. méd.*, 1827, 2e série, t. IV).—Goître guéri par des inject. d'Iode (*Moniteur des hôpit.*, 1853, t. I).

Vering. —Heilart der scrofelkrankheit, Vienne, 1829.
— Manière de guérir la mal. scrof., Vienne, 1832.

Wallace. —Leçons sur l'emploi de l'Iodure de potassium dans la syphilis (*the lancet*, 1835-1836).

Vigla. — Ascite traitée par l'injection iodée (*Moniteur des hôpitaux*, 1853, t. I). —Observations cliniques sur l'huile iodo-ferrée de Gille dans la phthisie (*Moniteur des hôpitaux*, 1853, t. I, p. 983).— Kyste intrathoracique guéri par l'injection iodée (*Moniteur des hôpitaux*, 1855, t. III).

Zinck (C.).—Obs. sur l'usage abusif de l'Iode.—Considérations sur l'Iode. —Sur deux cas d'empoisonn. par l'Iode (*Journ. complém.*, 1824).

TABLE DES MATIÈRES.

1re PARTIE.

THÉRAPEUTIQUE.

Chapitre 1er.

Chapitre 2.

2ᵉ PARTIE.

PHARMACOLOGIE.

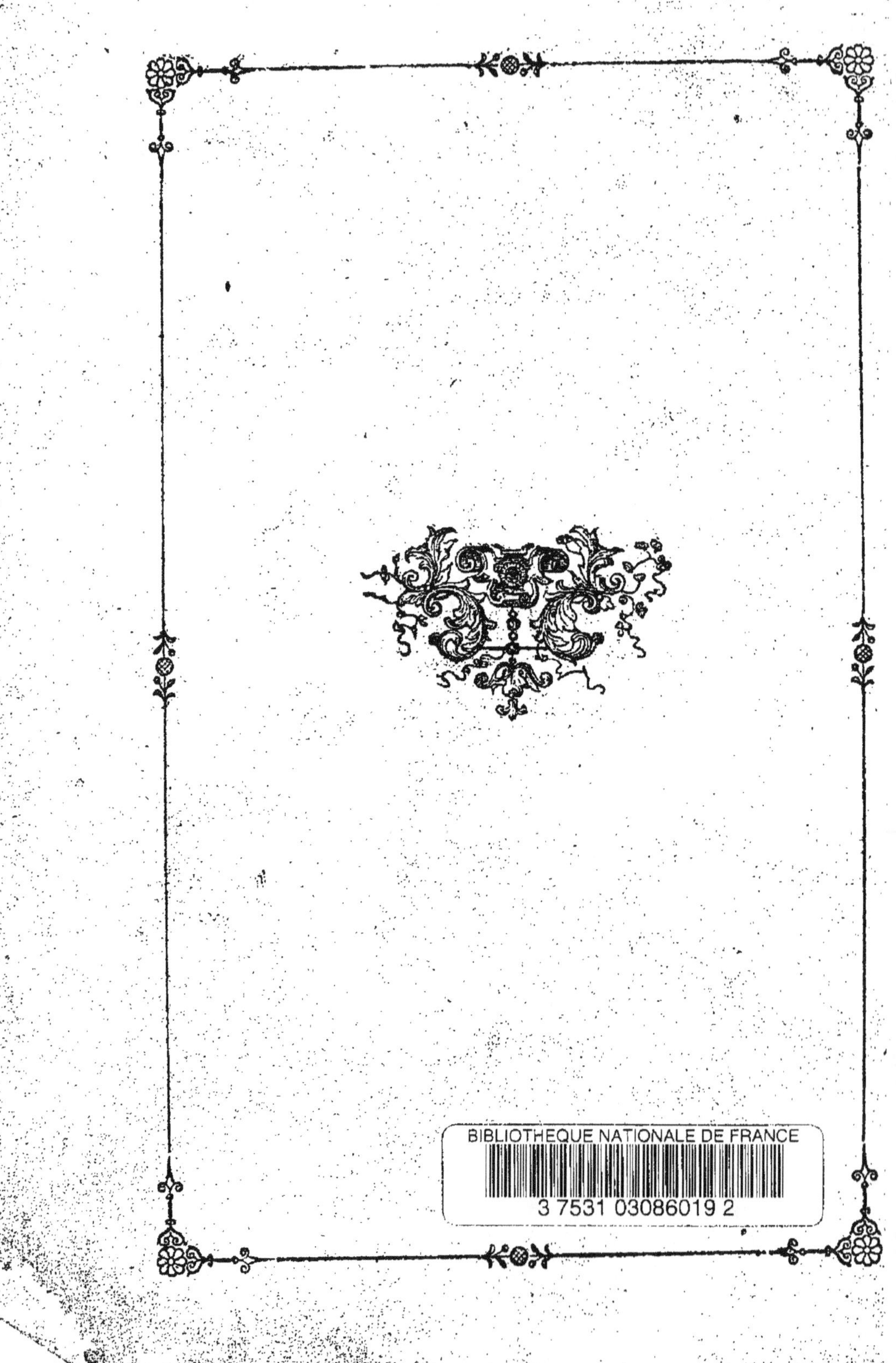